中國近現代頤養文獻彙刊·導引攝生專輯 第十八册

劉曉蕾 主編

重廣補注黄帝内經素問（二）

U0275436

廣陵書社

重廣補注黄帝内經素問（三）

上海涵芬樓　影明顧氏翻宋本

重廣補注黃帝內經素問（三）

[illegible]

重廣補注黄帝内經素問

三

重廣補注黃帝内經素問卷第十一

啓玄子次注林億孫奇高保衡等奉敕校正孫兆重改誤

舉痛論　腹中論

刺腰痛篇

舉痛論篇第三十九

新校正云按全元起本在第三卷名五藏舉痛所以名舉痛之義未詳按本篇乃黃帝問五藏卒痛之疾疑舉乃卒字之誤也

黃帝問曰余聞善言天者必有驗於人善言古者必有合於今善言人者必有厭於已如此則道不惑而要數極所謂明也善言天者言天四時之氣温涼寒暑生長收藏在人形氣五藏參應可驗而指示善惡故曰必有驗於人善言古者謂言上古聖人養生損益之迹與今養生損益之理可合而與論成敗故曰必有合於今也善言人者謂言形骸骨節更相枝拄筋脉束絡皮肉包

裹而五藏六府次居其中假七神五藏而運用之氣絶神去則之於死是以知彼浮形不能堅久靜慮於己亦與彼同故曰必有厭於己也夫如此者是知道要數之極悉無疑惑深明至理而乃能然矣

今余問於夫子令言而可知視而可見捫而可得令驗於己而發蒙解惑可得而聞乎言如發開童蒙之耳解於疑惑者之心令一一條理而目視手循驗之可得捫猶循也

岐伯再拜稽首對曰何道之問也請示問端也

帝曰願聞人之五藏卒痛何氣使然岐伯對曰經脉流行不止環周不休寒氣入經而稽遲泣而不行客於脉外則血少客於脉中則氣不通故卒然而痛帝曰其痛或卒然而止者或痛甚不休者或痛甚不可按者或按之而痛止者或按之無益者或喘動應手者或心與背相引而痛者或脇肋與少腹

相引而痛者或腹痛引陰股者或痛宿昔而成積者或卒然痛死不知人有少間復生者或痛而嘔者或腹痛而後泄者或痛而閉不通者凡此諸痛各不同形別之柰何欲明異候之所起岐伯曰寒氣客於脉外則脉寒脉寒則縮踡縮踡則脉絀急則外引小絡故卒然而痛得炅則痛立止脉左右環故得寒則縮踡而絀急縮踡絀急則衛氣不得通流故外引於小絡脉也衛氣不入寒內薄之脉急不縱故痛生也得熱則衛氣復行寒氣退辟故痛止炅熱也止已也因重中於寒則痛久矣重寒難釋故痛久不消

寒氣客於經脉之中與炅氣相薄則脉滿滿則痛而不可按也按之痛甚者其義具下文寒氣稽留炅氣從上則脉充大而血氣亂故痛甚不可按也脉既滿大血氣復亂按之則邪氣攻內故不可按也寒氣客於

腸胃之間膜原之下血不得散小絡急引故痛按之則血氣散故按之痛止膜謂鬲間之膜原謂鬲肓之原血不得散謂鬲膜之中小絡脉内血也絡滿則急故牵引而痛生也手按之則寒氣散小絡緩故痛止寒氣客於俠脊之脉則深按之不能及故按之無益也俠脊之脉者當中督脉也次兩傍足太陽脉也督脉者循脊裏太陽者貫膂筋故深按之不能及也若按當中則膂節曲按兩傍則膂筋蹙合曲與蹙合皆衞氣不得行過寒氣益聚而内畜故按之無益寒氣客於衝脉衝脉起於關元隨腹直上寒氣客則脉不通脉不通則氣因之故喘動應手矣衝脉奇經脉也關元穴名在齊下三寸言起自此穴即隨腹而上非生出於此也其本生出乃起於腎下也直上者謂上行會於咽喉也氣因之謂衝脉不通足少陰氣因之上滿衝脉與少陰並行故喘動應於手也寒氣客於背俞之脉則脉泣脉泣則血虚血虚則痛其俞注於心故相引而痛按之則熱氣至熱氣至則痛止矣背俞謂心

俞脉亦足太陽脉也夫俞者皆内通於藏故曰其俞注於心相引而痛也按之則温氣入温氣入則心氣外發故痛止　寒氣客於厥陰之脉厥陰之脉者絡陰器繫於肝寒氣客於脉中則血泣脉急故脇肋與少腹相引痛矣（厥陰者肝之脉入髦中環陰器抵少腹上貫肝鬲布脅肋故曰絡陰器繫於肝脉急引脇與少腹痛也）厥氣客於陰股寒氣上及少腹血泣在下相引故腹痛引陰股（亦厥陰肝脉之氣也以其脉循陰股入髦中環陰器上抵少腹故曰厥氣客於陰股寒氣上及於少腹也）寒氣客於小腸膜原之間絡血之中血泣不得注於大經血氣稽留不得行故宿昔而成積矣（言血爲寒氣之所凝結而乃成積）寒氣客於五藏厥逆上泄陰氣竭陽氣未入故卒然痛死不知人氣復反則生矣（言藏氣被寒擁胃而不行氣復得通則已也　新校正云詳注中擁胃疑作擁冒）寒氣客於腸胃厥逆上出故痛而嘔也

腸胃客寒留止則陽氣不得下流而反上行寒不去則痛生陽上行則嘔噬故痛而嘔也寒氣客於小腸小腸不得成聚故後泄腹痛矣小腸爲受盛之府中滿則寒邪不居故不得結聚而傳下入於迴腸迴腸廣腸也爲傳導之府物不得停留故後泄而痛熱氣留於小腸腸中痛癉熱焦渴則堅乾不得出故痛而閉不通矣熱滲津液故便堅也帝曰所謂言而可知者也視而可見柰何謂候色也岐伯曰五藏六府固盡有部謂面上之分部視其五色黃赤爲熱中熱則色黃赤白爲寒陽氣少血不上榮於色故白青黑爲痛血凝泣則變惡故色青黑則痛此所謂視而可見者也帝曰捫而可得柰何捫摸也以手循摸也岐伯曰視其主病之脉堅而血及陷下者皆可捫而得也帝曰善余知百病生於氣也夫氣之爲用虛實逆順緩急皆能爲病故發此問端怒則氣上喜則氣緩悲則氣消恐則氣下

寒則氣收炅則氣泄驚則氣亂新校正云按太素驚作憂勞則氣耗思則氣結九氣不同何病之生岐伯曰怒則氣逆甚則嘔血及飧泄新校正云按甲乙經及太素飧泄作食而氣逆故氣上矣怒則陽氣逆上而肝氣乘脾故甚則嘔血及飧泄也何以明其然怒則面赤甚則色蒼靈樞經曰盛怒而不止則傷志明怒則氣逆上而不下也喜則氣和志達榮衛通利故氣緩矣氣脉和調故志達暢榮衛通利故氣徐緩悲則心系急肺布葉舉而上焦不通榮衛不散熱氣在中故氣消矣布葉謂布蓋之大葉　新校正云按甲乙經及太素而上焦不通作兩焦不通又王注肺布葉舉謂布蓋之大葉疑非全元起云悲則損於心心系急則動於肺肺氣繫諸經逆故肺布而葉舉安得謂肺布為肺布蓋之大葉恐則精却却則上焦閉閉則氣還還則下焦脹故氣不行矣恐則陽精却上而不下流故却則上焦閉也上焦既閉氣不行流下焦陰氣亦還迴不散而聚為脹也然上焦固禁下焦氣還各守一處故氣不行也　新校正云詳氣不行當作氣下行也寒則腠理閉氣不行

故氣收矣腠謂津液滲泄之所理謂文理逢會之中閉謂密閉氣謂衛氣行謂流行收謂收斂也身寒則衛氣沈故皮膚文理及滲泄之處皆閉密而氣不流行衛氣收斂於中而不發散也　新校正云按甲乙經氣不行作營衛不行炅則腠理開榮衛通汗大泄故氣泄人在陽則舒在陰則慘故熱則膚腠開發榮衛大通津液外滲而汗大泄也驚則心無所倚神無所歸慮無所定故氣亂矣氣奔越故不調理　新校正云按太素驚作憂勞則喘息汗出外内皆越故氣耗矣疲力役則氣奔速故喘息氣奔速則陽外發故汗出然喘且汗出内外皆踰越於常紀故氣耗損也思則心有所存神有所歸正氣留而不行故氣結矣繫心不散故氣亦停留　新校正云按甲乙經歸正二字作止字

腹中論篇第四十新校正云按全元起本在第五卷

黄帝問曰有病心腹滿旦食則不能暮食此爲何病岐伯對曰名爲鼓脹心腹脹滿不能再食形如鼓脹故名鼓脹也　新校正云按太素鼓作穀帝曰治

之奈何岐伯曰治之以雞矢醴一劑知二劑已（按古本草雞矢並不治鼓脹惟大利小便微寒今方制法當取用處湯漬服之）帝曰其時有復發者何也（復謂再發言如舊也）岐伯曰此飲食不節故時有病也雖然其病且已時故當病氣聚於腹也（飲食不節則傷胃胃脉者循腹裏而下行故飲食不節時有病者復病氣聚於腹中也）帝曰有病胷脇支滿者妨於食病至則先聞腥臊臭出清液先唾血四支清目眩時時前後血病名爲何何以得之（清液清水也亦謂之清涕清涕者謂從窈漏中漫液而下水出清冷也眩謂目視眩轉也前後血謂前陰後陰出血也）岐伯曰病名血枯此得之年少時有所大脫血若醉入房中氣竭肝傷故月事衰少不來也（出血多者謂之脫血漏下鼻衄嘔吐出血皆同焉夫醉則血脉盛血脉盛則內熱因而入房髓液皆下故腎中氣竭也肝藏血以少大脫血故肝傷也然於丈夫則精液衰乏女子則月事衰少而不來）帝曰

治之柰何復以何術岐伯曰以四烏鰂骨一藘茹二物并合之丸以雀卵大如小豆以五丸爲後飯飲以鮑魚汁利腸中新校正云按别本一作傷中及傷肝也飯後藥先謂之後飯按古本草經云烏鰂魚骨藘茹等並不治血枯然經法用之是攻其所生所起爾夫醉勞力以入房則腎中精氣耗竭月事衰少不至則中有惡血淹留精氣耗竭則陰萎不起而無精惡血淹留則血痺著中而不散故先茲四藥用入方焉古本草經曰烏鰂魚骨味醎冷平無毒主治女子血閉藘茹味辛寒平有小毒主散惡血雀卵味甘溫平無毒主治男子陰萎不起強之令熱多精有子鮑魚味辛臭溫平無毒主治瘀血血痺在四支不散者尋文會意方義如此而處治之也　新校正云按甲乙經及太素藘茹作蕳茹詳王注性味乃蕳茹當改藘作蕳又按本草烏鰂魚骨冷作微溫雀卵甘作酸與王注異帝曰病有少腹盛上下左右皆有根此爲何病可治不岐伯曰病名曰伏梁伏梁心之積也　新校正云詳此伏梁與心積之伏梁大異病有名同而實異者非一如此之類是也帝曰伏梁何因而得之岐伯曰裹大膿血居腸胃之外不可治

治之每切按之致死帝曰何以然歧伯曰此下則因陰必下膿血上則迫胃脘生鬲俠胃脘內癰正當衝脉帶脉之部分也帶脉者起於季脇迴身一周橫絡於齊下衝脉者與足少陰之絡起於腎下出於氣街循陰股其上行者出齊下同身寸之三寸關元之分俠齊直上循腹各行會於咽喉故病當其分則少腹盛上下左右皆有根也以其上下堅盛如有潛梁故曰病名伏梁不可治也以裹大膿血居腸胃之外按之痛悶不堪故每切按之致死也以衝脉下行者絡陰上行者循腹故也上則迫近於胃脘下則因薄於陰器也若因薄於陰則便下膿血若迫近於胃則病氣上出於鬲復俠胃脘內長其癰也何以然哉以本有大膿血在腸胃之外故也生當爲出傳文誤也　新校正云按太素俠胃作使胃此久病也難治居齊上爲逆居齊下爲從勿動亟奪若裹大膿血居齊上則漸傷心藏故爲逆居齊下則去心稍遠猶得漸攻故爲從從順也亟數也奪去也言不可移動但數數去之則可矣論在刺法中今經亡

帝曰人有身體髀股䯒皆腫環齊而痛是爲何病歧伯曰病名伏梁此二十六字錯簡在奇病論中若不有此二十六字則下文無據也　新校正云詳此並無注解盡在下卷奇

病論中此風根也此四字此篇本有奇病論中亦有之其氣溢於大腸而著於肓肓之原在齊下故環齊而痛也不可動之動之為水溺濇之病亦衝脉也齊下謂脖胦在齊下同身寸之二寸半靈樞經曰肓之原名曰脖胦帝曰夫子數言熱中消中不可服高粱芳草石藥石藥發瘨芳草發狂多飲數溲謂之熱中多食數溲謂之消中多喜曰瘨多怒曰狂芳美味也夫熱中消中者皆富貴人也今禁高粱是不合其心禁芳草石藥是病不愈願聞其說熱中消中者脾氣之上溢甘肥之所致故禁食高粱芳美之草也通評虛實論曰凡治消癉甘肥貴人則高粱之疾也又奇病論曰夫五味入於口藏於胃脾為之行其精氣津液在脾故令人口甘此肥美之所發也此人必數食甘美而多肥也肥者令人內熱甘者令人中滿故其氣上溢轉為消渴此之謂也夫富貴人者驕恣縱欲輕人而無能禁之禁之則逆其志順之則加其病帝思難詰故發問之高膏粱米也石藥英乳也芳草濃美也然此五者富貴人常服之難禁也岐伯曰夫芳草之氣美石藥之氣悍二者其氣急

疾堅勁故非緩心和人不可以服此二者脾氣溢而生病氣美則重盛於脾消熱之氣躁疾氣悍則又滋其熱若人性和心緩氣候舒勻不與物爭釋然寬泰則神不躁迫無懼內傷故非緩心和人不可以服此二者悍利也堅定也固也勁剛也言其芳草石藥之氣堅定固久剛烈而卒不歇滅此二者是也帝曰不可以服此二者何以然岐伯曰夫熱氣慓悍藥氣亦然二者相遇恐內傷脾慓疾也脾者土也而惡木服此藥者至甲乙日更論熱氣慓盛則木氣內餘故心非和緩則躁怒數起躁怒數起則熱氣因木以傷脾甲乙爲木故至甲乙日更論脾病之增減也帝曰善有病膺腫新校正云按甲乙經作癰腫頸痛胷滿腹脹此爲何病何以得之膺胷傍也頸項前也胷膺間也岐伯曰名厥逆氣逆所生故名厥逆帝曰治之柰何岐伯曰灸之則瘖石之則狂須其氣并乃可治也石謂以石鍼開破之帝曰何以然岐伯曰陽氣重上有餘於上灸之則陽

氣入陰入則瘖石之則陽氣虛虛則狂灸之則火氣助陽陽盛故入陰石之則陽氣出陽氣出則內不足故狂須其氣并而治之可使全也并謂并合也待自并合則兩氣俱全故可治若不爾而灸石之則偏致勝負故不得全而瘖狂也帝曰善何以知懷子之且生也岐伯曰身有病而無邪脉也病謂經閉也脉法曰尺中之脉來而斷絕者經閉也月水不利若尺中脉絕者經閉也今病經閉脉反如常者婦人姙娠之證故云身有病而無邪脉帝曰病熱而有所痛者何也岐伯曰病熱者陽脉也以三陽之動也人迎一盛少陽二盛太陽三盛陽明入陰也夫陽入於陰故病在頭與腹乃䐜脹而頭痛也帝曰善新校正云按六節藏象論云人迎一盛病在少陽二盛病在太陽三盛病在陽明與此論同又按甲乙經三盛陽明無入陰也三字

刺瘧篇第四十一新校正云按全元起本在第六卷

足太陽脉令人腰痛引項脊尻背如重狀足太陽脉別下項循肩髆內俠脊抵腰中別下貫臀故令人腰痛引項脊尻背如重狀也新校正云按甲乙經貫臀作貫胂刺瘧注亦作貫胂三部九候注作貫臀刺其郄中太陽正經出血春無見血郄中委中也在膝後屈處膕中央約文中動脉足太陽脉之所入也刺可入同身寸之五分留七呼若灸者可灸三壯太陽合腎腎王於冬水衰於春故春無見血也少陽令人腰痛如以鍼刺其皮中循循然不可以俛仰不可以顧足少陽脉遶髦際橫入髀厭中故令腰痛如以鍼刺其皮中循循然不可俛仰少陽之脉起於目銳眥上抵頭角下耳後循頸行手陽明之前至肩上交出手少陽之後其支別者目銳眥下入大迎合手少陽於䪼下加頰車下頸合缺盆故不可以顧新校正云按甲乙經行手陽明之前作行手少陽之前也刺少陽成骨之端出血成骨在膝外廉之骨獨起者夏無見血成骨謂膝外近下䯒骨上端兩起骨相並間陷容指者也䯒骨所成柱膝髀骨故謂之成骨也少陽合肝肝王於春木衰於夏故無見血也陽明令人腰痛不可以顧顧如有見者善悲足陽明脉起於鼻交頞中下循鼻外入上齒中還出俠口環脣

下交承漿却循頤後下廉出大迎其支別者從大迎前下人迎循喉嚨入缺盆又其支別者起胃下口循腹裏至氣街中而合以下髀故令人腰痛不可顧顧如有見者陽虛故悲也刺陽明於骭前三痏上下和之出血秋無見血按內經中誥流注圖經陽明脉穴俞之所主此腰痛者悉刺骭前三痏則正三里穴也三里穴在膝下同身寸之三寸骭骨外廉兩筋肉分間刺可入同身寸之一寸留七呼若灸者可灸三壯陽明合脾脾王長夏土衰於秋故秋無見血　新校正云按甲乙經骭作骭足少陰令人腰痛痛引脊內廉足少陰脉上股內後廉貫脊屬腎故令人腰痛痛引脊內廉也　新校正云按全元起本脊內廉作脊內痛太素亦同此前少足太陰腰痛證并刺足太陰法應古文脫簡也刺少陰於內踝上二痏春無見血出血太多不可復也按內經中誥流注圖經少陰脉穴俞所主此腎脉痛者當刺內踝上則正復溜穴也復溜在內踝後上同身寸之二寸動脉陷者中刺可入同身寸之三分留三呼若灸者可灸五壯厥陰之脉令人腰痛腰中如張弓弩弦足厥陰脉自陰股環陰器抵少腹其支別者與太陰少陽結於腰髁下挾脊第三第四骨空中其穴即中髎下髎故腰痛則中如張弓弩之弦也如張弦者言強急之甚刺厥陰之脉在腨踵魚腹之外循

之累累然乃刺之腨踵者言脉在腨外側下當足跟也腨形勢如臥魚之腹故曰魚腹之外也循其分肉有血絡累累然乃刺出之此正當蠡溝穴分足厥陰之絡在內踝上五寸別走少陽者刺可入同身寸之二分留三呼若灸者可灸三壯厥陰一經作居陰是傳寫草書厥字爲居也　新校正云按經云厥陰之脉令人腰痛次言刺厥陰之脉注言刺厥陰之絡經注相違疑經中脉字乃絡字之誤也其病令人善言默默然不慧刺之三痏厥陰之脉循喉嚨之後上入頏顙絡於舌本故病則善言風盛則昏冒故不爽慧也三刺其處腰痛乃除　新校正云按經云善言默默然不慧詳善言與默默二病難相兼全元起本無善字於義爲允又按甲乙經厥陰之脉不絡舌本王氏於素問之中五處引注而注厥論與刺熱及此三篇皆云絡舌本注風論注痺論二篇不言絡舌本蓋王氏亦疑而兩言之也解脉令人腰痛痛引肩目䀮䀮然時遺溲解脉散行脉也言不合而別行也此足太陽之經起於目內眥上額交巔上循肩髆俠脊抵腰中入循膂絡腎屬膀胱下入膕中故病斯候也又其支別者從髆內別下貫胂循髀外後廉而下合於膕中兩脉如繩之解股故名解脉也刺解脉在膝筋肉分間郄外廉之橫脉出血血變而止膝後兩傍大筋雙上股之後兩筋之間橫文之處努肉高起則郄中之分也古中誥以膕中爲太陽之郄當取郄外廉有血絡橫見迢然紫黑

而盛滿者乃刺之當見黑血必候其血色變赤乃止血不變赤極而寫之必行血色變赤乃止此太陽中經之爲腰痛也解脉令人腰痛如引帶常如折腰狀善恐足太陽之别脉自肩而别下循背脊至腰而横入髀外後廉而下合膕中故若引帶如折腰之狀 新校正云按甲乙經如引帶作如裂善恐作善怒也刺解脉在郄中結絡如黍米刺之血射以黑見赤血而已郄中則委中穴足太陽合也在膝後屈處膕中央約文中動脉刺可入同身寸之五分留七呼若灸者可灸三壯此經刺法也令則取其結絡大如黍米者當黑血箭射而出見血變赤然可止也 新校正云按全元起云有兩解脉病源各異恐誤未詳同陰之脉令人腰痛痛如小錘居其中怫然腫足少陽之别絡也並少陽經上行去足外踝上同身寸之五寸乃别走厥陰並經下絡足跗故曰同陰脉也怫怒也言腫如嗔怒也 新校正云按太素小錘作小鍼刺同陰之脉在外踝上絶骨之端爲三痏絶骨之端如前同身寸之三分陽輔穴也足少陽脉所行刺可入同身寸之五分留七呼若灸者可灸三壯陽維之脉令人腰痛痛上怫然腫陽維起於陽則太陽之所生奇經八脉此其一也刺陽維之脉脉與

太陽合腨下間去地一尺所太陽所主與正經並行而上至腨下復與太陽合而上也腨下去地正同身寸之一尺是則承光穴在鋭腨腸下肉分間陷者中刺可入同身寸之七分若灸者可灸五壯以其取腨腸下肉分間故去合腨下間 新校正去按穴之所在乃承山穴非承光也山字誤為光

衡絡之脉令人腰痛不可以俛仰仰則恐仆得之舉重傷腰衡絡絶惡血歸之衡横也謂太陽之外也絡自腰中横入髀外後廉而下與中經合於膕中者今舉重傷腰則横絡絶中經獨盛故腰痛不可以俛仰矣一經作衡絶之脉傳寫魚魯之誤也若易衡脉中語不應取太陽脉委陽殷門之穴也

刺之在郄陽筋之間上郄數寸衡居為二痏出血横居二穴謂委陽殷門平視横相當也郄陽謂浮郄穴上側委陽穴也筋之間謂膝後膕上兩筋之間殷門穴也二穴各去臀下横文同身寸之六寸故曰上郄數寸也委陽刺可入同身寸之七分留五呼若灸者可灸三壯殷門刺可入同身寸之五分留七呼若灸者可灸三壯故曰衡居為二痏 新校正云詳王氏云浮郄穴上側委陽穴也按甲乙經委陽在浮郄穴下一寸不得言上側也

會陰之脉令人腰痛痛上漯漯然汗出汗乾令人欲飲飲已欲走足太陽之中經也其脉循腰下會於後陰故曰會陰

之脉其經自腰下行至足今陽氣大盛故痛上漯然汗出汗液既出則腎燥陰虚故汗乾令人欲飲飲水以救腎也水入腹已腎氣後生陰氣流行太陽又盛故飲水已反欲走也

刺直陽之脉上三痏在蹻上郄下五寸横居視其盛者出血

直陽之脉則太陽之脉俠脊下行貫臀下至膕中下循腨過外踝之後條直而行者故曰直陽之脉也蹻爲陽蹻所生申脉穴在外踝下也郄下則膕下也言此刺處在膕下同身寸之五寸上承郄中之穴下當申脉之位是謂承筋穴即腨中央如外陷者中也太陽脉氣所發禁不可刺可灸三壯今云刺者謂其血絡之盛滿者也兩腨皆有太陽經氣下行當視兩腨中央有血絡盛滿者乃刺出之故曰視其盛者出血　新校正云詳上云會陰之脉令人腰痛此云刺直陽之脉者詳此直陽之脉即會陰之脉也文變而事不殊又承筋穴注云腨中央如外按甲乙經及骨空論注無如外二字

飛陽之脉令人腰痛痛上拂拂然甚則悲以恐

是陰維之脉也去內踝上同身寸之五寸腨分中並少陰經而上也少陰之脉前則陰維脉所行也足少陰之脉從腎上貫肝鬲入肺中循喉嚨俠舌本其支別者從肺出絡心注胸中故甚則悲以恐也恐者生於腎悲者生於心

刺飛陽之脉在內踝上五寸

臣億等按甲乙經作二寸

少陰之前與陰維之會

內踝後上同身寸之五寸復溜穴少陰脉所行刺可入同身寸之三分內踝之後築賓穴陰維之郄刺可

入同身寸之三分若灸者可灸五壯少陰之前陰維之會以三脉會在此穴位分也刺可入同身寸之三分若灸者可灸五壯今中誥經文正同此法臣億等按甲乙經足太陽之絡別走少陰者名曰飛揚在外踝上七寸又太築賓陰維之郄在內踝上腨分中復溜穴在內踝上二寸今此經注都與甲乙不合者疑經注中五寸字當作二寸則素問與甲乙相應矣

昌陽之脉令人腰痛痛引膺目䀮䀮然甚則反折舌卷不能言陰蹻脉也陰蹻者足少陰之別也起於然骨之後上內踝之上直上循陰股入陰而循腹上入胷裏入缺盆上出人迎之前入頄內廉屬目內眥合於太陽陽蹻而上行故腰痛之狀如此

刺內筋為二痏在內踝上大筋前太陰後上踝二寸所內筋謂大筋之前分肉也太陰後大筋前即陰蹻之郄交信穴也在內踝上同身寸之二寸少陰前太陰後筋骨之間陷者之中刺可入同身寸之四分留五呼若灸者可灸三壯今中誥經文正主此

散脉令人腰痛而熱熱甚生煩腰下如有橫木居其中甚則遺溲散脉足太陰之別也散行而上故以名焉其脉循股內入腹中與少陰少陽結於腰髁下骨空中故病則腰下如有橫木居其中甚方遺溲也

刺散脉在膝前骨肉分間絡外廉束脉為三痏謂膝前內側也

骨肉分謂膝内輔骨之下下廉腨肉之兩間也絡外廉則太陰之絡色青而見者也輔骨之下後有大筋擷束膝胻之骨令其連屬取此筋骨繫束之處脉以去其病是曰地機三刺而已故曰束脉爲之三痏也 肉里之脉令人要背痛不可以欬欬則筋縮急肉里之脉少陽所生則陽維之脉氣所發也里裏也 刺肉里之脉爲二痏在太陽之外少陽絶骨之後分肉主之一經云少陽絶骨之前傳寫誤也絶骨之前足少陽脉所行絶骨之後陽維脉所過故指曰在大陽之外少陽絶骨之後也分肉穴在足外踝直上絶骨之端如後同身寸之二分筋肉分間陽維脉氣所發刺可入同身寸之五分留十呼若灸者可灸三壯 新校正云按分肉之穴甲乙經不見與氣穴注兩出而分寸不同氣穴注二分作三分五分作三分十呼作七呼 腰痛俠脊而痛至頭几几然目䀮䀮欲僵仆刺足太陽郄中出血郄中委中 新校正云按太素作頭沈沈然 腰痛上寒刺足太陽陽明上熱刺足厥陰不可以俛仰刺足少陽中熱而喘刺足少陰刺郄中出血此法玄妙中誥不同莫可窺測當用知其應不爾皆應先去血絡乃調之也 腰痛上寒

不可顧刺足陽明上寒陰市主之陰市在膝上同身寸之三寸伏兔下陷者中足陽明脈氣所發刺可入同身寸之三分留七呼若灸者可灸三壯不可顧三里主之三里在膝下同身寸之三寸䯒外廉兩筋肉分間足陽明脈之所入也刺可入同身寸之一寸留七呼若灸者可灸三壯上熱刺足太陰地機主之地機在膝下同身寸之五寸足太陰之郄也刺可入同身寸之三分若灸者可灸三壯　新校正云按甲乙經作五壯中熱而喘刺足少陰涌泉太鍾悉主之涌泉在足心陷者中屈足捲指宛宛中足少陰脈之所出刺可入同身寸之三分留三呼若灸者可灸三壯太鍾在足跟後街中動脈足少陰之絡刺可入同身寸之二分留七呼若灸者可灸三壯　新校正云按刺瘧注太鍾在內踝後街中水穴論注在內踝後此注在跟後街中動脉三注不同甲乙經亦云跟後衝中當從甲乙經爲正大便難刺足少陰涌泉主之少腹滿刺足厥陰太衝主之在足大指本節後內間同身寸之二寸陷者中脉動應手足厥陰脉之所注也刺可入同身寸之三分留十呼若灸者可灸三壯如折不可以俛仰不可舉刺足太陽如折束骨主之不可以俛仰京骨崑崙悉主之不可舉申脉僕參悉主之束骨在足小指外側本節後赤白肉際陷者中足太陽脉之所注也刺可入同身寸之三分留三呼若灸者可灸三壯京骨在足外側大骨下赤白肉際陷者中按而得之足太陽脉之所過也刺可入同身寸之三分留七呼若

灸者可灸三壯崑崙在足外踝後跟骨上陷者中細脉動應手足太陽脉之所行也刺可入同身寸之五分留十呼若灸者可灸三壯申脉在外踝下同身寸之五分容爪甲陽蹻之所生也刺可入同身寸之六分留十呼若灸者可灸三壯僕參在跟骨下陷者中足太陽陽蹻二脉之會刺可入同身寸之三分留七呼若灸者可灸三壯　新校正云按甲乙經申脉在外踝下陷者中無五分字刺入六分作三分留十呼作留六呼氣穴注作七呼僕參留七呼甲乙經作六呼

引脊内廉刺足少陰復溜主之取同飛陽注從膂痛上寒不可顧至此件經語除注並合朱書　新校正云按全元起本及甲乙經并太素自腰痛上寒至此並無乃王氏所添也今注云從腰痛上寒至並合朱書十九字非王冰之語蓋後人所加也

腰痛引少腹控䏚不可以仰新校正云按甲乙經作不可以俛仰刺腰尻交者兩髁胂上以月生死為痏數發鍼立已此邪客於足太陰之絡也控通引也䏚謂季脇下之空軟處也膂尻交者謂髁下尻骨兩傍四骨空左右八穴俗呼此骨為八髎骨也此膂痛取膂髁下第四髎即下髎穴也足太陰厥陰少陽三脉左右交結於中故曰膂尻交者也兩髁胂謂兩髁骨下堅起肉也胂上非胂之上巔正當刺胂肉矣直刺胂肉即胂上十也何者胂之上巔別有中膂肉俞白環俞雖並主腰痛考其形證經不相應矣髁骨即腰髁骨兩傍起骨也俠脊兩傍腰髁之下各有胂肉隴起而斜趣於髁骨之後內承其髁故曰兩髁胂也下承髁胂肉左右兩胂各有四

骨空故曰上髎次髎中髎下髎上髎當髁骨下陷者中餘三髎少斜下按之陷中是也四空悉主腰痛唯下髎所主文與經同即太陰厥陰少陽所結者也刺可入同身寸之二寸留十呼若灸者可灸三壯以月生死為痏數者月初向圓為月生月半向空為月死死月刺少生月刺多繆刺論曰月生一日一痏二日二痏漸多之十五日十五痏十六日十四痏漸少之其痏數多少如此即知也**左取右右取左**痛在左針取右痛在右鍼取左所以然者以其脈左右交結於尻骨之中故也新校正云詳此腰痛引少腹一節與繆刺論重

重廣補注黃帝内經素問卷第十一

舉痛論 泣而音澁 絀急上丁骨切 腹中論則昨則魚切 藘茹上力居切下音如 脖胦上蒲沒切下烏朗切 瘖音陰 刺腰痛論 厭於豔切 髁苦瓦切 髎音遼 踹 踵丑用切 蠡溝上盧啓切又落戈切 嘿音黑 小鍾直垂切 漯他合切 髂苦嫁切 擷虎結切 眇亡表切

重廣補注黄帝内經素問卷第十二

啓玄子次注林億孫奇高保衡等奉敕校正孫兆重改誤

風論　痺論

痿論　厥論

風論篇第四十二 新校正云按全元起本在第九卷

黄帝問曰風之傷人也或爲寒熱或爲熱中或爲寒中或爲癘風或爲偏枯或爲風也其病各異其名不同或内至五藏六府不知其解願聞其説傷謂人自中之岐伯對曰風氣藏於皮膚之間内不得通外不得泄腠理開疎則邪風入風氣入已玄府閉封故内不得通外不得泄也風者善行而數變腠理開則洒然寒

閉則熱而悶（洒然寒貌悶不爽貌腠理開則風飄揚故寒腠理閉則風混亂故悶）其寒也則衰食飲其熱也則消肌肉故使人怢慄而不能食名曰寒熱（寒風入胃故食飲衰熱氣內藏故消肌肉寒熱相合故怢慄而不能食名曰寒熱也怢慄卒振寒貌　新校正云詳怢慄全元起本作失味甲乙經作解㑊）風氣與陽明入胃循脉而上至目內眥其人肥則風氣不得外泄則爲熱中而目黃人瘦則外泄而寒則爲寒中而泣出（陽明者胃脉也胃脉起於鼻交頞中下循鼻外入上齒中還出俠口環脣下交承漿却循頤後下廉循喉嚨入缺盆下膈屬胃故與陽明入胃循脉而上至目內眥也人肥則腠理密緻故不得外泄則爲熱中而目黃人瘦則腠理開疏風得外泄則寒中而泣出也）風氣與太陽俱入行諸脉俞散於分肉之間與衛氣相干其道不利故使肌肉憤䐜而有瘍衛氣有所凝而不行故其肉有不仁也（肉分之間衛氣行處風與衛氣相薄俱行於肉分之間故氣道澀而不利也氣

道不利風氣內攻衛氣相持故肉憤䐜而有瘍也瘍瘡也若衛氣被風吹之不得流轉所在偏併凝而不行則肉有不仁之處也不仁謂㿏而不知寒熱痛癢癘者有榮氣熱胕其氣不清故使其鼻柱壞而色敗皮膚瘍潰吹則風入於經脈之中也榮行脈中故風入脈中內攻於血與榮氣合合熱而血胕壞也其氣不清言潰亂也然血脈潰亂榮復挾風陽脈盡上於頭鼻為呼吸之所故鼻柱壞而色惡皮膚破而潰爛也脈要精微論曰脈風盛為厲風寒客於脈而不去名曰癘風或名曰寒熱始為寒熱熱成曰厲風新校正云按別本成一作盛以春甲乙傷於風者為肝風以夏丙丁傷於風者為心風以季夏戊己傷於邪者為脾風以秋庚辛中於邪者為肺風以冬壬癸中於邪者為腎風春甲乙木肝主之夏丙丁火心主之季夏戊己土脾主之秋庚辛金肺主之冬壬癸水腎主之風中五藏六府之俞亦為藏府之風各入其門戶所中則為偏風隨俞左右而偏中之則為偏風風氣循風府而上

則爲腦風風入係頭則爲目風眼寒風府穴名正入項髮際一寸大筋内宛宛中督脉陽維之會自風府而上則腦戶也腦戶者督脉足太陽之會故循風府而上則爲腦風也足太陽之脉者起於目内眥上額交巔上入絡腦還出故風入係頭則爲目風眼寒也飲酒中風則爲漏風熱鬱腠踈中風汗出多如液漏故曰漏風經具名曰酒風入房汗出中風則爲内風内耗其精外開腠理因内風襲故曰内風經具名曰勞風新沐中風則爲首風沐髮中風舍於頭故曰首風久風入中則爲腸風飧泄風在腸中上熏於胃故食不化而下出焉飧泄者食不化而出也　新校正云按全元起云飧泄者水穀不分爲利外在腠理則爲泄風風居腠理則玄府開通風薄汗泄故云泄風故風者百病之長也至其變化乃爲他病也無常方然致有風氣也長先也先百病而有也　新校正云按全元起本及甲乙經致字作故攻帝曰五藏風之形狀不同者何願聞其診及其病能診謂可言之證能謂内作病形岐伯曰肺風之狀多汗惡風色皏然白時欬短氣晝

日則差暮則甚診在眉上其色白凡内多風氣則熱有餘熱則腠理開故多汗也風薄於内故惡風焉皏謂薄白色也肺色白在變動爲欬主藏氣風内迫之故色皏然白時欬短氣也晝則陽氣在表故差暮則陽氣入裏風内應之故甚也眉上謂兩眉間之上闕庭之部所以外司肺候故診在焉白肺色也心風之狀多汗惡風焦絶善怒嚇赤色病甚則言不可快診在口其色赤焦絶謂脣焦而文理斷絶也何者熱則皮剝故也風薄於心則神亂故善怒而嚇人也心脈支別者從心系上俠咽喉而主舌故病甚則言不可快也口脣色赤故診在焉赤者心色也　新校正云按甲乙經無嚇字肝風之狀多汗惡風善悲色微蒼嗌乾善怒時憎女子診在目下其色青肝病則心藏無養心氣虛故善悲肝合木木色蒼故色微蒼也肝脈者循股陰入髦中環陰器抵少腹俠胃屬肝絡膽上貫鬲布脅肋循喉嚨之後入頏顙上出額與督脈會於巔其支別者從目系下故嗌乾善怒　時憎女子診在目下也青肝色也脾風之狀多汗惡風身體怠墯四支不欲動色薄微黃不嗜食診在鼻上其色黃脾脈起於足上循䯒骨又上膝股内前廉入腹屬脾絡胃上鬲俠咽連舌本散

舌下其支別者復從胃別上鬲注心中心脈出於手循臂故身體怠墮四支不欲動而不嗜食脾氣合土主中央鼻於面部亦居中故診在焉黃脾色也 新校正云按王注脾風不當引心脈出於手循臂七字於義無取脾主四支脾風則四支不欲動矣 腎風之狀多汗惡風面痝然浮腫脊痛不能正立其色炲隱曲不利診在肌上其色黑 痝然言腫起也炲黑色也腎者陰也目下亦陰也故腎藏受風則面痝然而浮腫腎脉者起於足下上循腨內出膕內廉上股內後廉貫脊故脊痛不能正立也隱曲者謂隱蔽委曲之處也腎藏精外應交接今藏被風薄精氣內微故隱蔽委曲之事不通利所為也陰陽應象大論曰氣歸精精食氣今精不足則氣內歸精氣不注皮故肌皮上黑也黑腎色也 胃風之狀頸多汗惡風食飲不下鬲塞不通腹善滿失衣則䐜脹食寒則泄診形瘦而腹大 胃之脈支別者從頤後下廉過人迎循喉嚨入缺盆下鬲屬胃絡脾其直行者從缺盆下乳內廉下俠齊入氣街中其支別者起胃下口循腹裏至氣街中而合故頸多汗食飲不下鬲塞不通腹善滿也然失衣則外寒而中熱故腹䐜脹食寒則寒物薄胃而陽不內消故泄利胃合脾而主肉胃氣不足則肉不長故瘦也胃中風氣稸聚故腹大也 新校正云按孫思邈云新食竟取風為胃風 首風之狀頭面

多汗惡風，當先風一日則病甚，頭痛不可以出內，至其風日則病少愈。頭者諸陽之會，風客之則皮腠疎，故頭面多汗也。夫人陽氣外合於風，故先當風一日則病甚，以先風甚故亦先衰，是以至其風日則病少愈。內謂室屋之內也，不可以出屋屋之內者，以頭痛甚而不喜外風故也。新校正云：按孫思邈云：新沐浴竟取風為首風。

漏風之狀，或多汗，常不可單衣，食則汗出，甚則身汗，喘息惡風，衣常濡，口乾善渴，不能勞事。脾胃風熱，故不可單衣。腠理開踈，故食則汗出。甚則風薄於肺，故身汗，喘息惡風，衣裳濡，口乾善渴也。形勞則喘息，故不能勞事。新校正云：按孫思邈云：因醉取風為漏風，其狀惡風，多汗少氣，口乾善渴，近衣則身熱如火，臨食則汗流如雨，骨節懈墮，不欲自勞。

泄風之狀，多汗，汗出泄衣上，口中乾，上漬其風，不能勞事，身體盡痛則寒。上漬謂皮上濕如水漬也，以多汗出故爾。汗多則津液涸，故口中乾。形勞則汗出甚，故不能勞事。身體盡痛，以其汗多，汗多則亡陽，故寒也。新校正云：按孫思邈云：新房室竟取風為內風，其狀惡風，汗流沾衣裳。疑此泄風乃內風也。按本論前文先云漏風、內風、首風，次言入中為腸風，在外為泄風，今有泄風而無內風，孫思邈載內風乃此泄風之狀，故疑。

此洫字內之誤也 帝曰善

痺論篇第四十三 新校正云按全元起本在第八卷

黃帝問曰痺之安生 安猶何也言何以生 岐伯對曰風寒濕三氣雜至合而爲痺也 雖合而爲痺發起亦殊矣 其風氣勝者爲行痺寒氣勝者爲痛痺濕氣勝者爲著痺也 風則陽受之故爲痺行寒則陰受之故爲痺痛濕則皮肉筋脉受之故爲痺著而不去也故乃痺從風寒濕之所生也 帝曰其有五者何也 言風寒濕氣各異則三痺生有五何氣之勝也 岐伯曰以冬遇此者爲骨痺以春遇此者爲筋痺以夏遇此者爲脉痺以至陰遇此者爲肌痺以秋遇此者爲皮痺 冬主骨春主筋夏主脉秋主皮至陰主肌肉故各爲其痺也至陰謂戊巳月及土寄王月也 帝曰內舍五藏六府何氣使然 言皮肉筋脉痺以五時之外遇然內居藏府何以致之 岐伯曰五藏皆

有合病久而不去者内舍於其合也（肝合筋心合脉脾合肉肺合皮腎合骨久病不去則入於是）故骨痺不已復感於邪内舍於腎筋痺不已復感於邪内舍於肝脉痺不已復感於邪内舍於心肌痺不已復感於邪内舍於脾皮痺不已復感於邪内舍於肺所謂痺者各以其時重感於風寒濕之氣也（時謂氣王之月也肝王春心王夏肺王秋腎王冬脾王四季之月感謂感應也）凡痺之客五藏者肺痺者煩滿喘而嘔（以藏氣應息又其脉還循胃口故使煩滿喘而嘔）心痺者脉不通煩則心下鼓暴上氣而喘嗌乾善噫厥氣上則恐（心合脉受邪則脉不通利也邪氣内擾故煩也手心主心包之脉起於胷中出屬心包下鬲手少陰心脉起於心中出屬心系下鬲絡小腸其支別者從心系上俠咽喉其直者復從心系却上肺故煩則心下鼓滿暴上氣而喘嗌乾也心主爲噫以下鼓滿故噫之以出氣也若是逆氣上乘於心則恐畏也神懼凌弱故爾）肝痺者

夜卧則驚多飲數小便上為引如懷肝主驚駭氣相應故中夜卧則驚也肝之脈循股陰入髦中環陰器抵少腹俠胃屬肝絡膽上貫鬲布脇肋循喉嚨之後上入頏顙故多飲水數小便上引少腹如懷妊之狀腎痺者善脹尻以代踵脊以代頭腎者胃之關關不利則胃氣不轉故善脹也尻以代踵謂足攣急也脊以代頭謂身蹺屈也踵足跟也腎之脈起於足小指之下斜趨足心出於然骨之下循內踝之後別入跟中以上腨內出膕內廉上股內後廉貫脊屬腎絡膀胱其直行者從腎上貫肝鬲入肺中氣不足而受邪故不伸展　新校正云詳然骨一作然谷脾痺者四支解墯發欬嘔汁上為大塞土王四季外主四支故四支解墯又以其脈起於足循腨骱上膝股也然脾脈入腹屬腎絡胃上鬲俠咽故發欬嘔汁脾氣養肺胃復連咽故上為大塞也腸痺者數飲而出不得中氣喘爭時發飧泄大腸之脈入缺盆絡肺下鬲屬大腸小腸之脈又入缺盆絡心循咽下鬲抵胃屬小腸今小腸有邪則脈不下鬲脈不下鬲則腸不行化而胃氣稸熱故多飲水而不得下出也腸胃中陽氣與邪氣奔喘交爭得時通利以腸氣不化故時或得還則為飧泄胞痺者少腹膀胱按之內痛若沃以湯澀於小便上為清涕膀胱為津液之

府胞內居之少腹處關元之中內藏胞器然膀胱之脉起於目內眥上額交巔上入絡腦還出別下項循肩髆內俠脊抵腰中入循膂絡腎屬膀胱其支別者從腰中下貫臀入膕中今胞受風寒濕氣則膀胱太陽之脉不得下流於足故少腹膀胱按之內痛若沃以湯澀於小便也小便既澀太陽之脉不得下行故上爍其腦而為清涕出於鼻竅矣沃猶灌也新校正云按全元起本內痛二字作兩髀

陰氣者靜則神藏躁則消亡陰謂五神藏也所以說神藏與消亡者言人安靜不涉邪氣則神氣寧以內藏人躁動觸冒邪氣則神被害而離散藏無所守故曰消亡此言五藏受邪之為痺也

飲食自倍腸胃乃傷藏以躁動致傷府以飲食見損皆謂過用越性則受其邪此言六府受邪之為痺也

淫氣喘息痺聚在肺淫氣憂思痺聚在心淫氣遺溺痺聚在腎淫氣乏竭痺聚在肝淫氣肌絕痺聚在脾淫氣謂氣之妄行者各隨藏之所主而入為痺也新校正云詳從上凡痺之客五藏者至此全元起本在陰陽別論中此王氏之所移也

諸痺不已亦益內也從外不去則益深至於身內

其風氣勝者其人易已也

帝曰痺其時有死者或疼久者或易已者其故何也岐伯

曰其入藏者死其留連筋骨間者疼久其留皮膚間者易已入藏者死以神去也筋骨疼久以其定也皮膚易已以浮淺也由斯深淺故有是不同帝曰其客於六府者何也岐伯曰此亦其食飲居處爲其病本也四方雖土地溫涼高下不同物性剛柔食居不異但動過其分則六府致傷陰陽應象大論曰水穀之寒熱感則害六府　新校正云按傷寒論曰物性剛柔食居亦異六府亦各有俞風寒濕氣中其俞而食飲應之循俞而入各舍其府也六府俞亦謂背俞也膽俞在十椎之傍胃俞在十二椎之傍三焦俞在十三椎之傍大腸俞在十六椎之傍小腸俞在十八椎之傍膀胱俞在十九椎之傍隨形分長短而取之如是各去脊同身寸之一寸五分並足太陽脉氣之所發也　新校正云詳六府俞並在本椎下兩傍此注言在椎之傍者文略也帝曰以鍼治之柰何岐伯曰五藏有俞六府有合循脉之分各有所發各隨其過新校正云按甲乙經隨作治則病瘳也肝之俞曰太衝心之俞曰大陵脾之俞曰太白肺之俞曰太淵腎之俞曰太谿皆經脉之所注也太衝在足大指間本節後二寸陷者中　新校正云按刺腰

痛注云太衝在足大指本節後内間二寸陷者中動脈應手刺可入同身寸之三分留十呼若灸者可灸三壯太陵在手掌後骨兩筋間陷者中刺可入同身寸之六分留七呼若灸者可灸三壯太白在足内側核骨下陷者中刺可入同身寸之三分留七呼若灸者可灸三壯太淵在手掌後陷者中刺可入同身寸之二分留二呼若灸者可灸三壯太谿在足内踝後跟骨上動脈陷者中刺可入同身寸之三分留七呼若灸者可灸三壯也胃合入于三里膽合入于陽陵泉大腸合入于曲池小腸合入于小海三焦合入于委陽膀胱合入于委中三里在膝下三寸䯒外廉兩筋間刺可入同身寸之一寸留七呼若灸者可灸三壯陽陵泉在膝下一寸䯒外廉陷者中刺可入同身寸之六分留十呼若灸者可灸三壯小海在肘内大骨外去肘端五分陷者中屈肘乃得之刺可入同身寸之二分留七呼若灸者可灸五壯曲池在肘外輔屈肘曲骨之中刺可入同身寸之五分留七呼若灸者可灸三壯委陽在足膕中外廉兩筋間刺可入同身寸之七分留五呼若灸者可灸三壯屈伸而取之委中在膕中央約文中動脈刺可入同身寸之五分留七呼若灸者可灸三壯 新校正云按刺熱注委中在足膝後屈處餘並同此 故經言循脈之分各有所發各隨其過則病瘳也過謂脈所經過處 新校正云詳王氏以委陽爲三焦之合按甲乙經云委陽三焦下輔俞也足太陽之別絡三焦之合自在手少陽經天井穴爲少陽脈之所入爲合詳此六府之合俱引本經所入之穴獨三焦不引本經所入之穴者王氏之誤也王氏但見甲乙經云三焦合于委陽彼說自異彼又以大腸合于巨虛上廉小腸合于下廉此以曲池小海易之故知當以天井穴爲合也

帝曰榮衛之氣亦令人痺乎歧伯曰榮者水穀之精氣也和調於五藏灑陳於六府乃能入於脉也（正理論曰穀入於胃脉道乃行水入於經其血乃成又靈樞經曰榮氣之道內穀爲實 新校正云按別本實作寶穀入於胃氣傳與肺精專者上行經隧由此故水穀精氣合榮氣運行而入於脉也）故循脉上下貫五藏絡六府也（榮行脉內故無所不至）衛者水穀之悍氣也其氣慓疾滑利不能入於脉也（悍氣謂浮盛之氣也以其浮盛之氣故慓疾滑利不能入於脉中也）故循皮膚之中分肉之間熏於肓膜散於胷腹（皮膚之中分肉之間謂脉外也肓膜謂五藏之間鬲中膜也以其浮盛故能布散於胷腹之中空虛之處熏其肓膜令氣宣通也）逆其氣則病從其氣則愈不與風寒濕氣合故不爲痺帝曰善痺或痛或不痛或不仁或寒或熱或燥或濕其故何也歧伯曰痛者寒氣多也有寒故痛也（風寒濕氣

客於肉分之間迫切而爲沫得寒則聚聚則排分肉肉裂則痛故有寒則痛也其不痛不仁者病久入深榮衛之行濇經絡時踈故不通新校正云按甲乙經不通作不痛詳甲乙經此條論不痛與不仁兩事後言不痛是再明不痛之爲重也皮膚不營故爲不仁不仁者皮頑不知有無也其寒者陽氣少陰氣多與病相益故寒也病本生於風寒濕氣故陰氣益之也其熱者陽氣多陰氣少病氣勝陽遭陰故爲痺熱遭遇也言遇於陰氣陰氣不勝故爲熱新校正云按甲乙經遭作乘其多汗而濡者此其逢濕甚也陽氣少陰氣盛兩氣相感故汗出而濡也中表相應則相感也帝曰夫痺之爲病不痛何也岐伯曰痺在於骨則重在於脉則血凝而不流在於筋則屈不伸在於肉則不仁在於皮則寒故具此五者則不痛也凡痺之類逢寒則蟲逢熱

則縱帝曰善蟲謂皮中如蟲行縱謂縱緩不相就新校正云按甲乙經蟲作急

痿論篇第四十四新校正云按全元起本在第四卷

黃帝問曰五藏使人痿何也痿謂痿弱無力以運動岐伯對曰肺主身之皮毛心主身之血脉肝主身之筋膜新校正云按全元起本云膜者人皮下肉上筋膜也脾主身之肌肉腎主身之骨髓所主不同痿生亦各歸其所主故肺熱葉焦則皮毛虛弱急薄著則生痿躄也躄謂攣躄足不得伸以行也肺熱則腎受熱氣故爾心氣熱則下脉厥而上上則下脉虛虛則生脉痿樞折挈脛縱而不任地也心熱盛則火獨光火獨光則內炎上腎之脉常下行今火盛而上炎用事故腎脉亦隨火炎爍而逆上行也陰氣厥逆火復內燔陰上隔陽下不守位心氣通脉故生脉痿腎氣主足故膝腕樞紐如折去而不相提挈脛筋縱緩而不能任用於地也肝氣熱則膽泄口苦筋膜乾筋膜乾則筋急而攣

發爲筋痿膽約肝葉而汁味至苦故肝熱則膽液滲泄膽病則口苦今膽液滲泄故口苦也肝主筋膜故熱則筋膜乾而攣急發爲筋痿也八十一難經曰膽在肝短葉間下脾氣熱則胃乾而渴肌肉不仁發爲肉痿脾與胃以膜相連脾氣熱則胃液滲泄故乾而且渴也脾主肌肉今熱薄於内故肌肉不仁而發爲肉痿腎氣熱則腰脊不舉骨枯而髓減發爲骨痿腰爲腎府又腎脉上股内貫脊屬腎故腎氣熱則腰脊不舉也腎主骨髓故熱則骨枯而髓減發則爲骨痿帝曰何以得之岐伯曰肺者藏之長也爲心之蓋也位高而布葉於胸中是故爲藏之長心之蓋有所失亡所求不得則發肺鳴鳴則肺熱葉焦志苦不暢氣鬱故也肺藏氣氣鬱不利故常息有聲而肺熱葉焦也故曰五藏因肺熱葉焦發爲痿躄此之謂也肺者所以行榮衛治陰陽故引曰五藏因肺熱而發爲痿躄也悲哀太甚則胞絡絶胞絡絶則陽氣内動發則心下崩數溲血也悲則心系急肺布葉舉而上焦不通榮衛不散熱氣在中故胞絡絶而陽氣内鼓動發則心下崩數溲血也心

（下崩謂心包內崩而下血也溲謂溺也　新校正云按楊上善云胞絡者心上胞絡之脉也詳經注中胞字俱當作包全本胞又作肌也）故本病曰大經空虛發爲肌痺傳爲脉痿（本病古經論篇名也大經謂大經脉也以心崩溲血故大經空虛脉空則熱內薄衛氣盛榮氣微故發爲肌痺也先見肌痺後漸脉痿故曰傳爲脉痿也）思想無窮所願不得意淫於外入房太甚宗筋弛縱發爲筋痿及爲白淫（思想所願爲祈欲也施寫勞損故爲筋痿及白淫也白淫謂白物淫衍如精之狀男子因溲而下女子陰器中緜緜而下也）故下經曰筋痿者生於肝使內也（下經上古之經名也使內謂勞役陰力費竭精氣也）有漸於濕以水爲事若有所留居處相濕肌肉濡漬痺而不仁發爲肉痿（業惟近濕居處澤下皆水爲事也平者久而猶怠感之者尤甚矣肉屬於脾脾惡濕濕著於內則衛氣不榮故肉爲痿也）故下經曰肉痿者得之濕地也（陰陽應象大論曰地之濕氣感則害皮肉筋脉此之謂害肉也）有所遠行勞倦逢大熱而渴渴則陽氣內伐內伐則熱舍

於腎腎者水藏也今水不勝火則骨枯而髓虛故足不任身發爲骨痿〔陽氣內伐謂伐腹中之陰氣也水不勝火以熱舍於腎中也〕故下經曰骨痿者生於大熱也〔腎性惡燥熱反居中熱薄骨乾故骨痿無力也〕帝曰何以別之岐伯曰肺熱者色白而毛敗心熱者色赤而絡脉溢肝熱者色蒼而爪枯脾熱者色黃而肉蠕動腎熱者色黑而齒槁〔各求藏色及所主養而命之則其應也〕帝曰如夫子言可矣論言治痿者獨取陽明何也岐伯曰陽明者五藏六府之海〔陽明胃脉也胃爲水穀之海也〕主閏宗筋宗筋主束骨而利機關也〔宗筋謂陰髦中橫骨上下之竪筋也上絡胸腹下貫髖尻又經於背腹上頭項故云宗筋主束骨而利機關也然腰者身之大關節所以司屈伸故曰機關〕衝脉者經脉之海也〔靈樞經曰衝脉者十二經之海〕主滲灌谿谷與陽明合於宗筋〔尋此則橫骨上

下齊兩傍堅筋正宗筋也衝脈循腹俠齊傍各同身寸之五分而上陽明脈亦俠齊傍各同身寸之一寸五分而上宗筋脈於中故云與陽明合於宗筋也以爲十二經海故主滲灌谿谷也肉之大會爲谷小會爲谿　新校正云詳宗筋脈於中一作宗筋縱於中　陰陽揔宗筋之會會於氣街而陽明爲之長皆屬於帶脈而絡於督脈　宗筋聚會會於橫骨之中從上而下故云陰陽揔宗筋之會也宗筋俠齊下合於橫骨陽明輔其外衝脈居其中故云會於氣街而陽明爲之長也氣街則陰髦兩傍脈動處也帶脈者起於季脇回身一周而絡於督脈也督脈者起於關元上下循腹故云皆屬於帶脈而絡於督脈也督脈任脈衝脈三脈者同起而異行故經文或參差而引之　故陽明虛則宗筋縱帶脈不引故足痿不用也　陽明之脈從缺盆下乳內廉下俠齊至氣街中其支别者起胃下口循腹裏下至氣街中而合以下髀抵伏兔下入膝髕中下循骺外廉下足跗入中指內間其支别者下膝三寸而别以下入中指外間故陽明虛則宗筋縱緩帶脈不引而足痿弱不可用也引謂牽引　帝曰治之奈何歧伯曰各補其滎而通其俞調其虛實和其逆順筋脈骨肉各以其時受月則病已矣帝曰善　時受月謂受氣

時月也如肝王甲乙心王丙丁脾王戊己肺王庚辛腎王壬癸皆王氣法也時受月則正謂五常受氣月也

厥論篇第四十五

新校正云按全元起本在第五卷

黃帝問曰厥之寒熱者何也厥謂氣逆上也世謬傳爲脚氣廣飾方論焉岐伯對曰陽氣衰於下則爲寒厥陰氣衰於下則爲熱厥陽謂足之三陽脉陰謂足之三陰脉下謂足也帝曰熱厥之爲熱也必起於足下者何也陽主外而厥在內故問之岐伯曰陽氣起於足五指之表陰脉者集於足下而聚於足心故陽氣勝則足下熱也大約而言之足太陽脉出於足小指之端外側足少陽脉出於足小指次指之端足陽明脉出於足中指及大指之端並循足陽而上肝脾腎脉集於足下聚於足心陰弱故足下熱也新校正云按甲乙經陽氣起於足作走於足起當作走帝曰寒厥之爲寒也必從五指而上於膝者何也陰主內而厥在外故問之岐伯曰陰氣起於五指之裏集

於膝下而聚於膝上故陰氣勝則從五指至膝上寒其寒也不從外皆從內也（亦大約而言之也足太陰脉起於足大指之端內側足厥陰脉起於足大指之端三毛中足少陰脉起於足小指之下斜趣足心並循足踝而上循股陰入腹故云集於膝下而聚於膝之上也）帝曰寒厥何失而然也岐伯曰前陰者宗筋之所聚太陰陽明之所合也（宗筋俠齊下合於陰器故云前陰者宗筋之所聚也太陰者脾脉陽明者胃脉脾胃之脉皆輔近宗筋故云太陰陽明之所合　新校正云按甲乙經前陰者宗筋之所聚作厥陰者衆筋之所聚全元起云前陰者厥陰也與王注義異亦自一說）春夏則陽氣多而陰氣少秋冬則陰氣盛而陽氣衰（此乃天之常道）此人者質壯以秋冬奪於所用下氣上爭不能復精氣溢下邪氣因從之而上也（質謂形質也奪於所用謂多欲而奪其精氣也）氣因於中（新校正云按甲乙經氣因於中作所中）陽氣衰不能滲營其經絡陽氣日損陰氣獨在故

手足爲之寒也帝曰熱厥何如而然也源其所由爾岐伯曰酒入於胃則絡脉滿而經脉虚脾主爲胃行其津液者也隂氣虚則陽氣入陽氣入則胃不和胃不和則精氣竭精氣竭則不營其四支也前隂爲太隂陽明之所合故胃不和則精氣竭也内精不足故四支無氣以營之此人必數醉若飽以入房氣聚於脾中不得散酒氣與穀氣相薄熱盛於中故熱徧於身内熱而溺赤也夫酒氣盛而慓悍腎氣有衰陽氣獨勝故手足爲之熱也醉飽入房内亡精氣中虚熱入由是腎衰陽盛隂虚故熱生於手足也帝曰厥或令人腹滿或令人暴不知人或至半日遠至一日乃知人者何也暴猶卒也言卒然冒悶不醒覺也不知人謂悶甚不知識人也或謂尸厥岐伯曰隂氣盛於上

則下虛下虛則腹脹滿陽氣盛於上則下氣重上而邪氣逆逆則陽氣亂陽氣亂則不知人也陰謂足太陰氣也新校正云按甲乙經陽氣盛於上五字作腹滿二字當從甲乙經之說何以言之別按甲乙經云陽脉下墜陰脉上爭發尸厥焉有陰氣盛於上而又言陽氣盛於上又按張仲景云少陰脉不至腎氣微少精血奔氣促迫上入胷鬲宗氣反聚血結心下陽氣退下熱歸陰股與陰相動令身不仁此爲尸厥仲景言陽氣退下則是陽氣不得盛於上故知當從甲乙經也又王注陰謂足太陰亦爲未盡按繆刺論云邪客於手足少陰太陰足陽明之絡此五絡皆會於耳中上絡左角五絡俱竭令人身脉皆動而形無知其狀若尸或曰尸厥焉得專解陰爲太陰也帝曰善願聞六經脉之厥狀病能也爲前問解故請備聞諸經厥也歧伯曰巨陽之厥則腫首頭重足不能行發爲眴仆巨陽太陽也足太陽脉起於目内眥上額交巔上其支別者從巔至耳上角其直行者從巔入絡腦還出別下項循肩髆内俠脊抵腰中入循膂絡腎屬膀胱其支別者從腰中下貫臀入膕中其支別者從髆内左右別下貫胂過髀樞循髀外後廉下合膕中以下貫腨内出外踝之後循京骨至小指之端外側也是厥逆外形斯證也腫或作踵非陽明之厥則癲疾欲

走呼腹滿不得卧面赤而熱妄見而妄言足陽明脉起於鼻交頞中下循鼻外入上齒中還出俠口環脣下交承漿却循頤後下廉出大迎循頰車上耳前過客主人循髮際至額顱其支別者從大迎前下人迎循喉嚨入缺盆下鬲屬胃絡脾其直行者從缺盆下乳內廉下俠齊入氣街中其支別者起胃下口循腹裏下至氣街中而合以下髀抵伏兔下入膝髕中下循䯒外廉下足跗入中指內間其支別者下膝三寸而別以下入中指外間其支別者跗上入大指間出其端故厥如是也癲一為巔非少陽之厥則暴聾頰腫而熱脇痛䯒不可以運足少陽脉起於目銳眥上抵頭角下耳後循頸行手少陽之前至肩上交出手少陽之後入缺盆其支別者從耳後入耳中出走耳前至目銳眥後其支別者目銳眥下大迎合手少陽於頰下加頰車下頸合缺盆以下胷中貫鬲絡肝屬膽循脇裏出氣街遶毛際橫入髀厭中其直行者從缺盆下掖循胷過季脇下合髀厭中以下循髀陽出膝外廉下入外輔骨之前直下抵絕骨之端下出外踝之前循足跗出小指次指之端故厥如是太陰之厥則腹滿䐜脹後不利不欲食食則嘔不得卧足太陰脉起於大指之端上膝股內前廉入腹屬脾絡胃上鬲俠咽連舌本散舌下其支別者復從胃別上鬲注心中故厥如是少陰之厥則口乾溺赤腹滿心痛足少陰脉上股內後廉貫

脊屬腎絡膀胱其直行者從腎上貫肝鬲入肺中循喉嚨俠舌本其支別者從肺出絡心注胸中故厥如是 厥陰之厥則少腹腫痛腹脹涇溲不利好臥屈膝陰縮腫䯒內熱 足厥陰脈去內踝一寸上踝八寸交出太陰之後上膕內廉循股陰入髮毛中下環陰器抵少腹俠胃屬肝絡膽上貫鬲故厥如是矣䯒內熱一本云䯒外熱傳寫行書內外誤也 盛則寫之虛則補之不盛不虛以經取之 不盛不虛謂邪氣未盛真氣未虛如是則以穴俞經法留呼多少而取之 太陰厥逆䯒急攣心痛引腹治主病者 足太陰脈起於大指之端循指內側上內踝前廉上腨內循䯒骨後上膝股內前廉入腹其支別者復從胃別上鬲注心中故䯒急攣心痛引腹也太陰之脈行有左右候其有過者當發取之故言治主病者 新校正云詳從太陰厥逆至篇末全元起本在第九卷王氏移於此 少陰厥逆虛滿嘔變下泄清治主病者 以其脈從腎上貫肝鬲入肺中循喉嚨故如是 厥陰厥逆攣腰痛虛滿前閉譫言 新校正云按全元起云譫言者氣虛獨言也 治主病者 以其脈循股陰入髮毛中環陰器復上循喉嚨之後絡舌本故如是 新校正云按甲乙經厥陰之經不絡舌本王氏注刺熱篇刺腰痛篇并此三注俱云絡舌本又注風論痺

論各不六絡舌本王注自有異同當以甲乙經為正三陰俱逆不得前後使人手足寒三日死三陰絶故三日死太陽厥逆僵仆嘔血善衄治主病者以其脉起目内眥又循脊絡腦故如是少陽厥逆機關不利機關不利者腰不可以行項不可以顧以其脉循頸下繞髮際横入髀厭中故如是發腸癰不可治驚者死足少陽脉貫鬲絡肝屬膽循脇裏出氣街發腸癰則經氣絶故不可治驚者死也陽明厥逆喘欬身熱善驚衄嘔血以其脉循喉嚨入缺盆下鬲屬胃絡脾故如是手太陰厥逆虚滿而欬善嘔沫治主病者手太陰脉起於中焦下絡大腸還循胃口上鬲屬肺故如是手心主少陰厥逆心痛引喉身熱死不可治手心主脉起於胷中出屬心包手少陰脉其支别者從心系上俠咽喉故如是手太陽厥逆耳聾泣出項不可以顧腰不可以俛仰治主病者手太陽脉支别者從缺盆循頸上頰至目鋭眥却入耳中其支别者從頰上䪼抵鼻至目内眥故耳聾泣出項不可以顧也腰不可以俛仰脉

不相應恐古錯簡文手陽明少陽厥逆發喉痺嗌腫痓治主病者手陽明脉支別者從缺盆上頸手少陽脉支別者從膻中上出缺盆上項故如是　新校正云按全元起本痓作痙

重廣補注黄帝内經素問卷第十二

風論　癘音剌　潰胡對切　腦奴晧切　痺論　肓音荒　痿論　躄必亦切　髖音寬　尻枯敖切　揔音揔　臏音牝　厥論　䫜於交切凹也　讞音儼　僵居良切　仆音赴　髦音毛

重廣補注黄帝内經素問卷第十三

啓玄子次注林億孫奇高保衡等奉敕校正孫兆重改誤

病能論篇第四十六

新校正云按全元起本在第五卷

黄帝問曰人病胃脘癰者診當何如岐伯對曰診此者當候胃脉其脉當沉細沉細者氣逆胃者水穀之海其血盛氣壯今反脉沉細者是逆常平也　新校正云按甲乙經沉細作沉濇太素作沉細逆者人迎甚盛甚盛則熱沉細爲寒寒氣格陽故人迎脉盛人迎者陽明之脉故盛則熱也人迎謂結喉傍脉動應手者人迎者胃脉也胃脉循喉嚨而入缺盆故云人迎者胃脉也逆而盛則熱聚於胃口而不行故胃脘爲

癰也血氣壯盛而熱内薄之兩氣合熱故結爲癰也帝曰善人有卧而有所不安者何也岐伯曰藏有所傷及精有所之寄則安故人不能懸其病也五藏有所傷損及之水穀精氣有所之寄扶其下則卧安以傷及於藏故人不能懸其病處於空中也新校正云按甲乙經精有所之寄則安作情有所倚則卧不安太素作精有所倚則不安帝曰人之不得偃卧者何也謂不得仰卧也岐伯曰肺者藏之蓋也居高布葉四藏下之故言肺者藏之蓋也肺氣盛則脉大脉大則不得偃卧肺氣盛滿偃卧則氣促喘奔故不得偃卧也論在奇恒陰陽中奇恒陰陽上古經篇名世本闕帝曰有病厥者診右脉沈而緊左脉浮而遲不然病主安在不然言不沉也新校正云按甲乙經不然作不知岐伯曰冬診之右脉固當沈緊此應四時左脉浮而遲此逆四時在左當主病在腎頗關在肺當腰痛也

（以冬左脉浮而遲浮為肺脉故言頗關在肺也腰者腎之府故腎受病則腰中痛也）帝曰何以言之岐伯曰少陰脉貫腎絡肺今得肺脉腎為之病故腎為腰痛之病也（左脉浮遲非肺來見以左腎不足而脉不能沉故得肺脉腎為病也）帝曰善有病頸癰者或石治之或鍼灸治之而皆已其眞安在（言所攻則異所愈則同欲聞眞法何所在也）岐伯曰此同名異等者也（言雖同曰頸癰然其皮中別異不一等也故下云）夫癰氣之息者宜以鍼開除去之夫氣盛血聚者宜石而寫之此所謂同病異治也（息瘜也死肉也石砭石也可以破大癰出膿今以鈹鍼代之）帝曰有病怒狂者（新校正云按太素怒狂作善怒）此病安生岐伯曰生於陽也帝曰陽何以使人狂（怒不慮禍故謂之狂）岐伯曰陽氣者因暴折而難決故善怒也病名曰陽厥（言陽氣被折鬱不散也此人多怒亦曾因暴折而心

不跣暢故爾如是者皆陽逆躁極所生故病名陽厥 帝曰何以知之岐伯曰陽明者常動巨陽少陽不動不動而動大疾此其候也 言頸項之脉皆動不止也陽明常動者動於結喉傍是謂人迎氣舍之分位也若少陽之動動於曲頰下是謂天窗天牖之分位也若巨陽之動動於項兩傍大筋前陷者中是謂天柱天容之分位也不應常動而反動甚者動當病也 新校正云詳王注以天牎爲少陽之分位天容爲太陽之分位按甲乙經天牎乃太陽脉氣所發天容乃少陽脉氣所發二位交互當以甲乙經爲正也 帝曰治之柰何岐伯曰奪其食即已夫食入於陰長氣於陽故奪其食即已 食少則氣衰故節去其食即病自止 新校正云按甲乙經奪作衰大素同也 使之服以生鐵洛爲飲 新校正云按甲乙經鐵洛作鐵落爲飲作爲後飯 夫生鐵洛者下氣疾也 之或爲人傳文誤也鐵洛味辛微溫平主治下氣方俗或呼爲鐵漿非是生鐵液也 帝曰善有病身熱解墯汗出如浴惡風少氣此爲何病岐伯曰病名曰酒風 飲酒中風者也風論曰飲酒中風則爲漏風是亦名漏風也夫極飲

者陽氣盛而腠理踈玄府開發陽盛則筋痿弱故身體解墮也腠理踈則風內攻玄府發則氣外泄故汗出如浴也風氣外薄膚腠復開汗多內虛癉熱熏肺故惡風少氣也因酒而病故曰酒風 帝曰治之奈何岐伯曰以澤瀉朮各十分麋銜五分合以三指撮爲後飯 朮味苦溫平主治大風止汗麋銜味苦寒平主治風濕筋痿澤瀉味甘寒平主治風濕益氣由此功用方故先之飯後藥先謂之後飯 所謂深之細者其中手如鍼也摩之切之聚者堅也愽者大也上經者言氣之通天也下經者言病之變化也金匱者決死生也揆度者切度之也奇恒者言奇病也所謂奇者使奇病不得以四時死也恒者得以四時死也 新校正云按楊上善云得病傳之至於勝時而死此爲恒中生喜怒令病次傳者此爲奇 所謂揆者方切求之也言切求其脉理也度者得其病處以四時度之也 凡言所謂者皆釋未了義今此

所謂尋前後經文悉不與此篇義相接似今數句少成文義者終是別釋經文世本既闕第七二篇應彼闕經錯簡文也古文斷裂繆續於此

奇病論篇第四十七

新校正云按全元起本在第五卷

黃帝問曰人有重身九月而瘖此爲何也 重身謂身中有身則懷姙者也瘖謂不得言語也姙娠九月足少陰脉養胎約氣斷則瘖不能言也 岐伯對曰胞之絡脉絶也 絶謂脉斷絶而不通流而不能言非天真之氣斷絶也 帝曰何以言之岐伯曰胞絡者繫於腎少陰之脉貫腎繫舌本故不能言 少陰腎脉也氣不營養故舌不能言 帝曰治之奈何岐伯曰無治也當十月復 十月胎去胞絡復通腎脉上營故復舊而言也 刺法曰無損不足益有餘以成其疹 疹謂久病也反法而治則胎死不去遂成久固之疹病也 然後調之 新校正云按甲乙經及太素無此四字按全元起注云所謂不治者其身九月而瘖身重不得爲治須十月滿生後復如常也然後調之則此四字本全元起注文誤書於此當删去之 所謂無損不足者

身羸瘦無用鑱石也妊娠九月筋骨瘦勞力少身重又拒於穀故身形羸瘦不可以鑱石傷也無益其有餘者腹中有形而泄之泄之則精出而病獨擅中故曰疹成也胎約胞絡腎氣不通因而泄之腎精隨出精液內竭胎則不全胎死腹中著而不去由此獨擅故疹成焉帝曰病脇下滿氣逆二三歲不已是為何病岐伯曰病名曰息積此不妨於食不可灸刺積為導引服藥藥不能獨治也腹中無形脇下逆滿頻歲不愈息且形之氣逆息難故名息積也氣不在胃故不妨於食也灸之則火熱內爍氣化為風刺之則必寫其經轉成虛敗故不可灸刺是可積為導引使氣流行久以藥攻內消瘀稸則可矣若獨憑其藥而不積為導引則藥亦不能獨治之也帝曰人有身體髀股䯒皆腫環齊而痛是為何病岐伯曰病名曰伏梁以衝脉病故名曰伏梁然衝脉者與足少陰之絡起於腎下出於氣街循陰股內廉斜入膕中循䯒骨內廉並足少陰經下入內踝之後入足下其上行者出齊下同身寸之三寸關元之分俠齊直上循腹各行會於咽喉故身體髀皆腫繞齊而痛名曰

伏梁環謂圓繞如環也

此風根也其氣溢於大腸而著於肓肓之原在齊下故環齊而痛也大腸廣腸也經說大腸當言迴腸也何者靈樞經曰迴腸當齊右環迴周葉積而下廣腸附脊以受迴腸左環葉積上下辟大尋此則是迴腸非應言大腸也然大腸迴腸俱與肺合從合而命故通曰大腸也

不可動之動之爲水溺濇之病也以衝脉起於腎下出於氣街其上行者起於胞中上出齊下關元之分故動之則爲水而溺濇也動謂齊其毒藥而擊動之使其大下也此一問荅之義與腹中論同以爲奇病故重出於此

帝曰人有尺脉數甚筋急而見此爲何病筋急謂掌後尺中兩筋急也脉要精微論曰尺外以候腎尺裏以候腹中今尺脉數急脉數爲熱熱當筋緩反尺中筋急而見腹中筋當急故問爲病乎靈樞經曰熱則筋緩寒則筋急

岐伯曰此所謂疹筋是人腹必急白色黑色見則病甚腹急謂俠齊豎筋俱急以尺裏候腹中故見尺中筋急則必腹中拘急矣色見謂見於面部也夫相五色者白爲寒黑爲寒故二色見病彌甚也

帝曰人有病頭痛以數歲不已此安得之名爲何病頭痛之疾不當踰月數年不愈故怪而問之也

岐伯曰當有所犯大寒內至骨髓髓者以腦爲主腦逆故令頭痛齒亦痛夫腦爲髓主齒是骨餘腦逆反寒骨亦寒入故令頭痛齒亦痛病名曰厥逆帝曰善全注人先生於腦緣有腦則有骨髓齒者骨之本也帝曰有病口甘者病名爲何何以得之岐伯曰此五氣之溢也名曰脾癉癉謂熱也脾熱則四藏同禀故五氣上溢也生因脾熱故曰脾癉夫五味入口藏於胃脾爲之行其精氣津液在脾故令人口甘也脾熱內滲津液在脾胃穀化餘精氣隨溢口通脾氣故口甘津液在脾是脾之濕此肥美之所發也新校正云按太素發作致此人必數食甘美而多肥也肥者令人內熱甘者令人中滿故其氣上溢轉爲消渴食肥則腠理密陽氣不得外泄故肥令人內熱甘者性氣和緩而發散逆故甘令人中滿然內熱則陽氣炎上炎上則欲飲而嗌乾中滿則陳氣有餘有餘則脾氣上溢故曰其氣上溢轉爲消渴也陰陽應象大論曰辛甘發散爲陽靈樞經曰甘多食之令人

悶然從中滿以生之　新校正云按甲乙經消渴作消癉治之以蘭除陳氣也蘭謂蘭草也神農曰蘭草味辛熱平
利水道辟不祥胷中痰澼也除謂去也陳謂久也言蘭除陳久甘肥不化之氣者以辛能發散故也藏氣法時論曰辛者散也　新校正云按本草蘭平不言
熱也帝曰有病口苦取陽陵泉口苦者病名爲何何以
得之岐伯曰病名曰膽癉亦謂熱也膽汁味苦故口苦　新校正云按全元起本及太素無口苦取陽陵
泉六字詳前後文勢疑此爲誤夫肝者中之將也取決於膽咽爲之使靈蘭
秘典論曰肝者將軍之官謀慮出焉膽者中正之官決斷出焉肝與膽合氣性相通故諸謀慮取決於膽咽膽相應故咽爲使焉　新校正云按甲乙經曰膽
者中精之府五藏取決於膽咽爲之使疑此文誤此人者數謀慮不決故膽虛氣上
溢而口爲之苦治之以膽募俞胷腹曰募背脊曰俞膽募在乳下二肋外期門下同身寸之五
分俞在脊第十椎下兩傍相去各同身寸之一寸半治在陰陽十二官相使中言治法具於彼篇今經已
亡帝曰有癃者一日數十溲此不足也身熱如炭頸

膺如格人迎躁盛喘息氣逆此有餘也是陽氣太盛於外陰氣不足故有餘也　新校正云詳此十五字舊作文寫按甲乙經太素並無此文再詳乃是全元起注後人誤書於此今作注書太陰脉微細如髮者此不足也其病安在名爲何病癃小便不得也溲小便也頸膺如格言頸與胸膺如相格拒不順應也人迎躁盛謂結喉兩傍脉動盛滿急數非常躁逆也胃脉也太陰脉微細如髮者謂手大指後同身寸之一寸骨高脉動處脉則肺脉也此正手太陰脉氣之所流可以候五藏也岐伯曰病在太陰其盛在胃頗在肺病名曰厥死不治病癃數溲身熱如炭頸膺如格息氣逆者皆手太陰脉當洪大而數今太陰脉反微細如髮者是病與脉相反也何以致之肺氣逆陵於胃而爲是上使人迎躁盛也故曰病在太陰其盛在胃也以喘息氣逆故云頗亦在肺也病因氣逆證不相應故病名曰厥死不治也此所謂得五有餘二不足也帝曰何謂五有餘二不足岐伯曰所謂五有餘者五病之氣有餘也二不足者亦病氣之不足也今外得五有餘內得

二不足此其身不表不裏亦正死明矣外五有餘者一身熱如炭二頸膺如格三人迎躁盛四喘息五氣逆也內二不足者一病癃一日數十溲二太陰脉微細如髮夫如是者謂其病在表則內有二不足謂其病在裏則外得五有餘表裏既不可憑補寫爲固難爲法故曰此其身不表不裏亦正死明矣帝曰人生而有病巔疾者病名曰何安所得之夫百病者皆生於風雨寒暑陰陽喜怒也然始生有形未犯邪氣已有巔疾豈邪氣素傷邪故問之巔謂上巔則頭首也岐伯曰病名爲胎病此得之在母腹中時其母有所大驚氣上而不下精氣并居故令子發爲巔疾也精氣謂陽之精氣也帝曰有病痝然如有水狀切其脉大緊身無痛者形不瘦不能食食少名爲何病痝然謂面目浮起而色雜也大緊謂如弓弦也大即爲氣緊即爲寒寒氣內薄而反無痛與衆別異常故問之也岐伯曰病生在腎名爲腎風脉如弓弦大而且緊勞氣內稸寒復內爭勞氣薄寒故化爲風風勝於腎故曰腎風腎風而不能食善

驚驚已心氣痿者死（腎水受風心火痿弱火水俱困故必死）帝曰善

大奇論篇第四十八（新校正云按全元起本在第九卷）

肝滿腎滿肺滿皆實即為腫（滿謂脈氣滿實也腫謂癰腫也藏氣滿乃如是）肺之雍喘而兩胠滿（肺藏氣而外主息其脈支別者從肺系橫出腋下故喘而兩胠滿也　新校正云詳肺雍肝雍腎雍甲乙經俱作癰）肝雍兩胠滿臥則驚不得小便（肝之脈循股陰入髦中環陰器抵少腹上貫肝鬲布脇肋故胠滿不得小便也肝主驚駭故臥則驚）腎雍脚下至少腹滿（新校正云按甲乙經脚下作胠下脚當作胠不得言脚下至少腹也）脛有大小髀骱大跛易偏枯（衝脈者經脈之海與少陰之絡俱起於腎下出於氣街循陰股內廉斜入膕中循骱骨內廉並少陰之經下入內踝之後入足下其上行者出齊下同身寸之三寸故如是若血氣變易為偏枯也）心脈滿大癇瘛筋攣（心脈滿大則肝氣下流熱氣內薄筋乾血涸故癇瘛而筋攣）肝脈小急癇瘛筋攣（肝養筋內藏血肝氣受寒故癇瘛而筋攣脈小急者寒也）肝脈騖暴有所驚駭（騖謂馳騖言其

迅急也陽氣內薄故發為驚也脉不至若瘖不治自已肝氣若厥厥則脉不通厥退則脉復通矣又其脉布脇肋循喉嚨之後故脉不至若瘖不治亦自已腎脉小急肝脉小急心脉小急不鼓皆為瘕小急為寒甚不鼓則血不流血不流而寒薄故血內凝而為瘕也腎肝并沉為石水肝脉入陰內貫小腹腎脉貫脊中絡膀胱兩藏并藏氣熏衝脉自腎下絡於胞今水不行化故堅而結然腎主水水冬冰水宗於腎腎象水而沉故氣并而沉名為石水　新校正云詳腎肝並沉至下并小弦欲驚全元起本在厥論中王氏移於此并浮為風水脉浮為風下焦主水風薄於下故名風水并虛為死腎為五藏之根肝為發生之主二者不足是生主俱微故死并小弦欲驚脉小弦為肝腎不足故厥腎脉大急沉肝脉大急沉皆為疝疝者寒氣結聚之所為也夫脉沉為實脉急為痛氣實寒薄聚故為絞痛為疝心脉搏滑急為心疝肺脉沉搏為肺疝皆寒薄於藏故也三陽急為瘕三陰急為疝太陽受寒血凝為瘕太陰受寒氣聚為疝二陰急為癇厥二陽急為驚二陰少陰也二陽陽明也　新校正云詳二陽急為瘕至此全元起本在厥論王氏移於此脾脉

外鼓沈爲腸澼久自已外鼓謂鼓動於臂外也肝脈小緩爲腸澼易治肝脈小緩爲脾乘肝故易治腎脈小搏沈爲腸澼下血小爲陰氣不足搏爲陽氣乘之熱在下焦故下血也血溫身熱者死血溫身熱是陰氣喪敗故死心肝澼亦下血肝藏血心養血故澼皆下血也二藏同病者可治心火肝木木火相生故可治之其脈小沈濇爲腸澼心肝脈小而沈濇者澼也其身熱者死熱見七日死腸澼下血而身熱者是火氣內絕去心而歸於外也故死火成數七故七日死胃脈沈鼓濇胃外鼓大心脈小堅急皆鬲偏枯外鼓謂不當尺寸而鼓擊於臂外側也男子發左女子發右陽主左陰主右故陰陽應象大論曰左右者陰陽之道路此其義也不瘖舌轉可治三十日起偏枯之病瘖不能言腎與胞脈內絕也胞脈繫於腎腎之脈從腎上貫肝鬲入肺中循喉嚨俠舌本故氣內絕則瘖不能言也其從者瘖三歲起從謂男子發左女子發右也病順左右而瘖不能言三歲治之乃能起年不滿二十者三歲死以其五藏始定血氣方剛藏始定則

易傷氣方剛則甚費易傷甚費故三歲死也 脉至而搏血衄身熱者死血衄爲虛脉不應搏今反脉搏
是氣極乃然故死 脉來懸鈎浮爲常脉以其爲血衄者之常脉也 脉至如喘名曰
暴厥喘謂卒來盛急去而便衰如人之喘狀也 暴厥者不知與人言所謂暴厥之候如此 脉至
如數使人暴驚脉數爲熱熱則內動肝心故驚 三四日自已數爲心脉木被火干病非肝生不與
邪合故三日後四日自除所以兩者木生數三也 脉至浮合如浮波之合後至者凌前速疾而動無常候也 浮合如
數一息十至以上是經氣予不足也微見九十日死
脉至如火薪然是心精之予奪也草乾而死薪然之火燄熾猶不
定其形而便絕也 脉至如散葉是肝氣予虛也木葉落而死如散
葉之隨風不常其狀 新校正云按甲乙經散葉作叢棘 脉至如省客省客者脉塞而鼓是
腎氣予不足也懸去棗華而死脉塞而鼓謂纔見不行旋復去也懸謂如懸物物動而絕去也

脉至如丸泥是胃精予不足也榆莢落而死〔如珠之轉是謂丸泥〕脉至如横格是膽氣予不足也禾熟而死〔脉長而堅如横木之在指下也〕脉至如弦縷是胞精予不足也病善言下霜而死不言可治〔胞之脉繫於腎腎之脉俠舌本人氣不足者則當不能言今反善言是眞氣內絶去腎外歸於舌也故死〕脉至如交漆交漆者左右傍至也微見三十日死〔左右傍至言如瀉漆之交左右反戾　新校正云按甲乙經交漆作交棘〕脉至如涌泉浮鼓肌中太陽氣予不足也少氣味韭英而死〔如水泉之動但出而不入〕脉至如頹土之狀按之不得是肌氣予不足也五色先見黑白壘發死〔頹土之狀謂浮之大而虛耎按之則無　新校正云按甲乙經頹土作委土〕脉至如懸雍懸雍者浮揣切之益大是十二俞之予不足也水凝而死〔如顙中之懸雍也　新校正云按全元

起本懸癰作懸離元起注云懸離者言脉與肉不相得也脉至如偃刀偃刀者浮之小急按之堅大急五藏菀熟寒熱獨并於腎也如此其人不得坐立春而死菀積也熟熱也脉至如丸滑不直手不直手者按之不可得也是大腸氣予不足也棗葉生而死脉至如華者令人善恐不欲坐卧行立常聽是小腸氣予不足也季秋而死脉至如華謂似華虛弱不可正取也小腸之脉上入耳中故常聽也

脉解篇第四十九新校正云按全元起本在第九卷

太陽所謂腫腰脽痛者正月太陽寅寅太陽也脽謂臀肉也正月三陽生主建寅三陽謂之太陽故曰寅太陽也正月陽氣出在上而陰氣盛陽未得自次也正月雖三陽生而天氣尚寒以其尚寒故曰陰氣盛陽未得自次次謂立王之次也故腫腰脽痛

也以其脉抵腰中入貫臀過髀樞故爾病偏虚爲跛者正月陽氣凍解地氣而出也所謂偏虚者冬寒頗有不足者故偏虚爲跛也以其脉循股内後廉合膕中下循腨過外踝之後循京骨至小指外側故也　新校正云詳王氏云其脉循股内殊非按甲乙經太陽流注不到股内股内乃髀外之誤當云髀外後廉所謂強上引背者陽氣大上而爭故強上也強上謂頸項禁強也甚則引背矣所以爾者以其脉從腦出别下項背故也所謂耳鳴者陽氣萬物盛上而躍故耳鳴也以其脉支别者從巔至耳上角故爾所謂甚則狂巔疾者陽盡在上而陰氣從下下虚上實故狂巔疾也以其脉上額交巔上入絡腦還出其支别者從巔至耳上角故狂巔疾也項上曰巔所謂浮爲聾者皆在氣也亦以其脉至耳故也所謂入中爲瘖者陽盛已衰故爲瘖也陽氣盛入中而薄於胞腎則胞絡腎絡氣不通故瘖也胞之脉繫於腎腎之脉俠舌本故瘖不能言也内奪而厥則爲瘖

俳此腎虛也 俳廢也腎之脈與衝脈並出於氣街循陰股內廉斜入膕中循䯒骨內廉及內踝之後入足下故腎氣內奪而不順則舌瘖足廢故云此腎虛也 新校正云詳王注云腎之脈與衝脈並出按甲乙經是腎之絡非腎之脈況王注痿論并奇病論大奇論並云腎之絡則此脈字當爲絡 少陰不至者厥也 少陰腎脈也若腎氣內脫則少陰脈不至也少陰之脈不至是則太陰之氣逆上而行也 少陽所謂心脇痛者言少陽盛也盛者心之所表也 心氣逆則少陽盛心氣宜木外鑠肺金故盛者心之所表也 九月陽氣盡而陰氣盛故心脇痛也 足少陽脈循脇裏出氣街心主脈循胷出脇故函火墓於戌故九月陽氣盡而陰氣盛也 所謂不可反側者陰氣藏物也物藏則不動故不可反側也所謂甚則躍者 躍謂跳躍也 九月萬物盡衰草木畢落而墮則氣去陽而之陰氣盛而陽之下長故謂躍 亦以其脈循髀陽出膝外廉下入外輔之前直下抵絕骨之端下出外踝之前循足跗故氣盛則令人跳躍也 陽明所謂洒洒振寒者陽明

者午也五月盛陽之陰也陽盛以明故云午也五月夏至一陰氣上陽氣降下故云盛陽之陰也陽盛而陰氣加之故洒洒振寒也陽氣下陰氣升故云陽盛而陰氣加之也所謂脛腫而股不收者是五月盛陽之陰也陽者衰於五月而一陰氣上與陽始爭故脛腫而股不收也以其脈下髀抵伏兔下入膝臏中下循䯒外廉下足跗入中指內間又其支別者下膝三寸而別以下入中指外間故爾所謂上喘而爲水者陰氣下而復上上則邪客於藏府間故爲水也藏脾也府胃也足太陰脈從足走腹足陽明脈從頭走足今陰氣微下而太陰上行故云陰氣下而復上也復上則所下之陰氣不散客於脾胃之間化爲水也所謂胃痛少氣者水氣在藏府也水者陰氣也陰氣在中故胃痛少氣也水停於下則氣鬱鬱於上氣鬱於上則肺滿故胃痛少氣也所謂甚則厥惡人與火聞木音則惕然而驚者陽氣與陰

氣相薄水火相惡故惕然而驚也所謂欲獨閉戶牖而處者陰陽相薄也陽盡而陰盛故欲獨閉戶牖而居（惡喧故閉）所謂病至則欲乘高而歌棄衣而走者陰陽復爭而外并於陽故使之棄衣而走也（新校正云詳所謂甚則歌至此與前陽明脉解論相通）所謂客孫脉則頭痛鼻鼽腹腫者陽明并於上上者則其孫絡太陰也故頭痛鼻鼽腹腫也太陰所謂病脹者太陰子也十一月萬物氣皆藏於中故曰病脹（陰氣大盛太陰始於子故云子也以其脉入腹屬脾絡胃故病脹也）所謂上走心為噫者陰盛而上走於陽明陽明絡屬心故曰上走心為噫也（按靈樞經說足陽明流注並無至心者太陰脉說云其支別者復從胃別上鬲注心中法應以此絡為陽明絡也 新校正云詳王氏以足陽明流

注並無至心者按甲乙經陽明之脈上通於心循咽出於口宜其經言陽明絡屬心爲噫王氏安得謂之無所謂食則嘔者物盛滿而上溢故嘔也以其脈屬脾絡胃上鬲俠咽故也所謂得後與氣則快然如衰者十二月陰氣下衰而陽氣且出故曰得後與氣則快然如衰也少陰所謂腰痛者少陰者腎也十月萬物陽氣皆傷故腰痛也少陰者腎脈也腰爲腎府故腰痛也所謂嘔欬上氣喘者陰氣在下陽氣在上諸陽氣浮無所依從故嘔欬上氣喘也以其脈從腎上貫肝鬲入肺中故病如是也所謂色色新校正云詳色色字疑誤不能久立久坐起則目𥆨𥆨無所見者萬物陰陽不定未有主也秋氣始至微霜始下而方殺萬物陰陽內奪故目𥆨𥆨無所見也所謂少氣善怒

者陽氣不治陽氣不治則陽氣不得出肝氣當治而未得故善怒善怒者名曰煎厥所謂恐如人將捕之者秋氣萬物未有畢去陰氣少陽氣入陰陽相薄故恐也所謂惡聞食臭者胃無氣故惡聞食臭也所謂面黑如地色者秋氣內奪故變於色也所謂欬則有血者陽脉傷也陽氣未盛於上而脉滿滿則欬故血見於鼻也厥陰所謂癩疝婦人少腹腫者厥陰者辰也三月陽中之陰邪在中故曰癩疝少腹腫也以其脉循股陰入髦中環陰器抵少腹故爾所謂腰脊痛不可以俛仰者三月一振榮華萬物一俛而不仰也所謂癩癃疝膚脹者曰陰亦

盛而脉脹不通故曰癩癃疝也所謂甚則嗌乾熱中者陰陽相薄而熱故嗌乾也此一篇殊與前後經文不相連接別釋經脉發病之源與靈樞經流注略同所指殊異　新校正云詳此篇所解多甲乙經是動所生之病雖復少有異處大槩則不殊矣

重廣補注黄帝内經素問卷第十三

病能論　解音介　憜徒卧切　撮子括切　奇病論　鑱鋤銜切　疢丑刃切

稸音畜　大奇論　⿰⻊炎弋念切　瞥蒲滅切　揣初委切　脉解論　睢音蛆

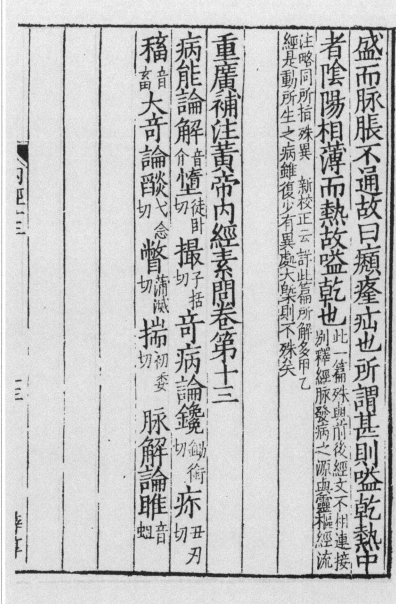

重廣補注黄帝内經素問卷第十四

啓玄子次注林億孫奇高保衡等奉敕校正孫兆重改誤

刺要論篇第五十新校正云按全元起本在第六卷刺齊篇中

黄帝問曰願聞刺要。歧伯對曰病有浮沈，刺有淺深，各至其理，無過其道。道謂氣所行之道也。過之則内傷，不及則生外壅，壅則邪從之。過之内傷以太深也，不及外壅以妄益他分之氣也，氣益而外壅，故邪氣隨虚而從之也。淺深不得，反爲大賊，内動五藏，後生大病。賊謂私害，動謂動亂，然不及則外壅，過之則内傷既且外壅內傷是爲大病之階漸爾故曰後生大病也故曰病有在毫毛腠理者有在皮膚者有在肌肉者有在脉者有在筋者有在骨者有在髓者毛之長者曰毫毛皮之文理曰腠理然二者皆皮之可見者也是故刺毫毛腠理無傷皮皮傷則內動肺肺動則秋病溫瘧泝泝然寒慄鍼經曰凡刺有五以應五藏一曰半刺半刺者淺內而疾發鍼令鍼傷多如拔髮狀以取皮氣此肺之應也然此其淺以應於肺腠理毫毛猶應更淺當取髮根淺深之半爾肺之合皮王於秋氣故肺動則秋病溫瘧泝泝然寒慄也刺皮無傷肉肉傷則內動脾脾動則七十二日四季之月病腹脹煩不嗜食脾之合肉寄王四季又其脉從股內前廉入腹屬脾絡胃上鬲俠咽連舌本散舌下其支別者復從胃別上鬲注心中故傷肉則動脾脾動則四季之月腹脹煩而不嗜食也七十二日四季之月者謂三月六月九月十二月各十二日後土寄王十八日也刺肉無傷脉脉傷則內動心心動則夏病心痛心之合脉王於夏氣眞心少陰之脉起於心中出屬心系心包心主之脉起於胷中出屬心包平人氣象論曰

藏真通於心故脉傷則動心心動則夏病心痛刺脉無傷筋筋傷則内動肝肝動則春病熱而筋弛肝之合筋王於春氣鍼經曰熱則筋緩故筋傷則動肝肝動則春病熱而筋弛緩弛猶縱緩也刺筋無傷骨骨傷則内動腎腎動則冬病脹腰痛腎亦合骨王於冬氣腎為腎府故骨傷則動腎腎動則冬病腰痛也腎之脉直行者從腎上貫肝鬲故脹也刺骨無傷髓髓傷則銷鑠胻酸體解㑊然不去矣髓者骨之充鍼經曰髓海不足則腦轉耳鳴胻酸眩冒故髓傷則腦髓銷鑠胻酸體解㑊然不去也銷鑠謂髓腦銷鑠解㑊謂強不強弱不弱熱不熱寒不寒解解㑊㑊然不可名之也腦髓銷鑠骨空之所致也

刺齊論篇第五十一

新校正云按全元起本在第六卷

黃帝問曰願聞刺淺深之分謂皮肉筋脉骨之分位也岐伯對曰刺骨者無傷筋刺筋者無傷肉刺肉者無傷脉刺脉者無傷皮刺皮者無傷肉刺肉者無傷筋刺筋者無傷骨

帝曰余未知其所謂願聞其解岐伯曰刺骨無傷筋者鍼至筋而去不及骨也刺筋無傷肉者至肉而去不及筋也刺肉無傷脉者至脉而去不及肉也刺脉無傷皮者至皮而去不及脉也是皆謂遣邪也然筋有寒邪肉有風邪脉有濕邪皮有熱邪則如是遣之所謂邪者皆言其非順正氣而相干犯也　新校正云詳此謂刺淺不至所當刺之處也下文則誡其太深也所謂刺皮無傷肉者病在皮中鍼入皮中無傷肉也刺肉無傷筋者過肉中筋也刺筋無傷骨者過筋中骨也此之謂反也此則誡過分太深也　新校正云按全元起云刺如此者是謂傷此皆過過必損其血氣是謂逆也邪必因而入也

刺禁論篇第五十二新校正云按全元起本在第六卷

黃帝問曰願聞禁數岐伯對曰藏有要害不可不察

肝生於左肝象木王於春春陽發生故生於左也肺藏於右肺象金王於秋秋陰收殺故藏於右也　新校正云按楊上善云肝爲少陽陽長之始故曰生肺爲少陰陰藏之初故曰藏心部於表陽氣主外心象火也腎治於裏陰氣主內腎象水也　新校正云按楊上善云心爲五藏部主故得稱部腎間動氣內治五藏故曰治脾爲之使營動不已糟粕水穀故使者也胃爲之市水穀所歸五味皆入如市雜故爲市也鬲肓之上中有父母鬲肓之上氣海居中氣者生之原生者命之主故氣海爲人之父母也　新校正云按楊上善云心下鬲上爲肓心爲陽父也肺爲陰母也肺主於氣心主於血共營衛於身故爲父母七節之傍中有小心小心謂眞心神靈之宮室　新校正云按太素小心作志心楊上善云脊有三七二十一節腎在下七節之傍腎神曰志五藏之靈皆名爲神神之所以任得名爲志者心之神也從之有福逆之有咎從謂隨順也八者人之所以生形之所以成故順之則福延逆之則咎至刺中心一日死其動爲噫心在氣爲噫刺中肝五日死其動爲語肝在氣爲語　新校正云按全元起本并甲乙經語作欠元起云腎傷則欠子母相感也王氏改欠作語刺中腎六日死其動爲嚏腎在氣爲嚏　新校正云按全元起本及甲乙經六日作三日刺中

肺三日死其動爲欬肺在氣爲欬刺中脾十日死其動爲吞脾在氣爲吞 新校正云按全元起本及甲乙經十日作十五日刺中五藏與診要經終論并四時刺逆從論相重此叙五藏相次之法以所生爲次甲乙經以心肺肝脾腎爲次是以所剋爲次全元起本舊文則錯亂無次矣刺中膽一日半死其動爲嘔膽氣勇故爲嘔 新校正云按診要經終論刺中膽下又云刺中鬲者爲傷中其病雖愈不過一歲而死刺跗上中大脈血出不止死跗爲足跗大脈動而不止者則胃之大經也胃爲水穀之海然血出不止則胃氣將傾海竭氣亡故死刺面中溜脈不幸爲盲面中溜脈者手太陽任脈之交會手太陽脈自顴而斜行至目內眥任脈自鼻鼽兩傍上行至瞳子下故刺面中溜脈不幸爲盲刺頭中腦戶入腦立死腦戶穴名也在枕骨上通於腦中然腦爲髓之海眞氣之所聚鍼入腦則眞氣泄故立死刺舌下中脈太過血出不止爲瘖舌下脈脾之脈也脾脈者俠咽連舌本散舌下血出不止則脾氣不能營運於舌故瘖不能言語刺足下布絡中脈血不出爲腫布絡謂當內踝前足下空處布散之絡正當然谷穴分也絡中脈則衝脈也衝脈者並少陰之經下入內踝之後入足下也然刺之而血不出則腎脈與衝脈氣并歸於然谷之中故爲腫刺郄

中大脉令人仆脫色尋此經郄中主治與中誥流注經委中穴正同應郄中者以經穴爲名委中處所爲名亦猶寸口脉口氣口皆同一處爾然郄中大脉者足太陽經脉也足太陽之脉起於目內眥合手太陽手太陽脉自目內眥斜絡於顴足太陽脉上頭下項又循於足故刺之過禁則令人仆倒而面色如脫去也刺氣街中脉血不出爲腫鼠僕氣街之中膽胃脉也膽之脉循脇裏出氣街胃之脉俠齊入氣街中其支別者起胃下口循腹裏至氣街中而合今刺之而血不出則血脉氣并聚於中故內結爲腫如伏鼠之形也氣街在腹下俠齊兩傍相去四寸鼠僕上一寸動脉應手也　新校正云按別本僕一作鼷氣府論注氣街在齊下横骨兩端鼠鼷上一寸也刺脊間中髓爲傴傴謂傴僂身踡屈也脊間謂脊骨節間也刺中髓則骨精氣泄故傴僂也刺乳上中乳房爲腫根蝕乳之上下皆足陽明之脉也乳房之中乳液滲泄胸中氣血皆外湊之然刺中乳房則氣更交湊故爲大腫中有膿根內蝕肌膚化爲膿水而久不愈刺缺盆中內陷氣泄令人喘欬逆五藏者肺爲之蓋缺盆爲之道肺藏氣而主息又在氣爲欬刺缺盆中內陷則肺氣外泄故令人喘欬逆也刺手魚腹內陷爲腫手魚腹內肺脉所流故刺之內陷則爲腫也　新校正云按甲乙經肺脉所流當作留字無刺大醉令人氣亂脉數過度故因刺而亂也　新校正云按

（靈樞經氣亂當作脉亂）無刺大怒令人氣逆（怒者氣逆故刺之益甚）無刺大勞人（經氣越也）無刺新飽人（氣盛滿也）無刺大饑人（氣不足也）無刺大渴人（血脉乾也）無刺大驚人（神蕩越而氣不治也　新校正云詳無刺大醉至此七條與靈樞經相出入靈樞經云新内無刺已刺無内大怒無刺已刺無怒大勞無刺已刺無勞大醉無刺已刺無醉大飽無刺已刺無飽大飢無刺已刺無飢大渴無刺已刺無渴大驚大恐必定其氣乃刺之也）刺陰股中大脉血出不止死（陰股之中脾之脉也脾者中土孤藏以灌四傍今血出不止脾氣將竭故死　新校正云按刺陰股中大脉條皇甫士安移在前刺跗上中大脉下相續自後至篇末逐條與前條相間也）刺客主人内陷中脉爲内漏爲聾（客主人穴名也今名上關在耳前上廉起骨開口有空手少陽足陽明脉交會於中陷脉言刺太深也刺太深則交脉破決故爲耳内之漏脉内漏則氣不營故聾　新校正云詳客主人穴與氣穴論注同按甲乙經及氣穴府論注云手足少陽足陽明三脉之會疑此脫足少陽一脉也）刺膝髕出液爲跛（膝爲筋府筋會於中液出筋乾故跛）刺臂太陰脉出血多立死（臂太陰者肺脉也肺者主行榮衛陰陽治節由之血出多則榮衛絶故立死也）刺足少陰脉重虛出血

爲舌難以言足少陰腎脉也足少陰脉貫腎絡肺繫舌本故重虛出血則舌難言也刺膺中陷中肺爲喘逆仰息肺氣上泄逆所致也刺肘中內陷氣歸之爲不屈伸肘中謂肘屈折之中尺澤穴中也刺過陷脉惡氣歸之氣固關節故不屈伸也刺陰股下三寸內陷令人遺溺股下三寸腎之絡也衝脉與少陰之絡皆起於腎下出於氣街並循於陰股其上行者出胞中故刺陷脉則令人遺溺也刺掖下脇間內陷令人欬掖下肺脉也肺之脉從肺系橫出掖下真心藏脉直行者從心系却上掖下刺陷脉則心肺俱動故欬也刺少腹中膀胱溺出令人少腹滿胞氣外泄穀氣歸之故少腹滿也少腹謂齊下也刺腨腸內陷爲腫腨腸之中足太陽脉也太陽氣泄故爲腫刺匡上陷骨中脉爲漏爲盲匡目匡也骨中謂目匡骨中也匡骨中脉目之系肝之脉也刺內陷則眼系絕故爲目漏目盲刺關節中液出不得屈伸諸筋者皆屬於節津液滲潤之液出則筋膜乾故不得屈伸也

刺志論篇第五十三

新校正云按全元起本在第六卷

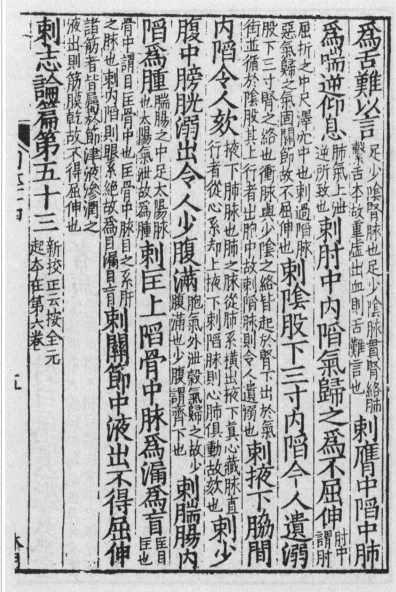

黄帝問曰願聞虛實之要岐伯對曰氣實形實氣虛形虛此其常也反此者病 陰陽應象大論曰形歸氣由是故虛實同焉反謂不相合應失常平之候也形氣相反故病生氣謂脉氣形謂身形也 穀盛氣盛穀虛氣虛此其常也反此者病 靈樞經曰榮氣之道內穀爲實穀入於胃氣傳與肺精專者上行經隧由是故穀氣虛實占必同焉候不相應則爲病也 新校正云按甲乙經實作寶 脉實血實脉虛血虛此其常也反此者病 脉者血之府故虛實同焉反不相應則爲病也 帝曰如何而反岐伯曰氣虛身熱此謂反也 氣虛爲陽氣不足陽氣不足當身寒反身熱者脉氣當盛脉不盛而身熱證不相符故謂反也 新校正云按甲乙經云氣盛身寒氣虛身熱此謂反也當補此四字 穀入多而氣少此謂反也 胃之所出者穀氣而布於經脉也穀入於胃脉道乃散今穀入多而氣少者是胃氣不散故謂反也 穀不入而氣多此謂反也 胃氣外散肺并之也 脉盛血少此謂反也脉少血多此謂反也 經脉行氣絡脉受血經氣入絡絡受經氣候不相合故皆反常也 氣

盛身寒得之傷寒氣虛身熱得之傷暑傷謂觸冒也寒傷形故氣盛身寒熱傷氣故氣虛身熱穀入多而氣少者得之有所脫血濕居下也脫血則血虛血虛則氣盛內鬱化成津液流入下焦故云濕居下也穀入少而氣多者邪在胃及與肺也胃氣不足肺氣下流於胃中故邪在胃然肺氣入胃則肺氣不自守氣不自守則邪氣從之故云邪在胃及與肺也脉小血多者飲中熱也飲謂留飲也飲留脾胃之中則脾氣溢脾氣溢則發熱中脉大血少者脉有風氣水漿不入此之謂也風氣盛滿則水漿不入於脉夫實者氣入也虛者氣出也入爲陽出爲陰陰生於內故出陽生於外故入氣實者熱也氣虛者寒也陽盛而陰內拒故熱陰盛而陽外微故寒入實者左手開鍼空也入虛者左手閉鍼空也言用鍼之補寫也右手持鍼左手捻穴故實者左手開鍼空以寫之虛者左手閉鍼空以補之也

鍼解篇第五十四

新校正云按全元起本在第六卷

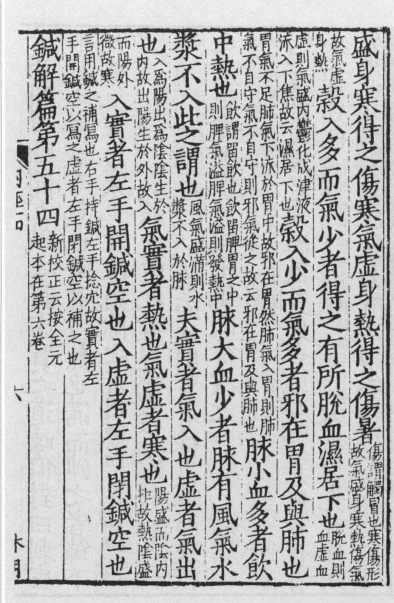

黄帝問曰願聞九鍼之解虛實之道岐伯對曰刺虛則實之者鍼下熱也氣實乃熱也滿而泄之者鍼下寒也氣虛乃寒也菀陳則除之者出惡血也菀積也陳久也除去也言絡脉之中血積而久者鍼刺而除去之也邪勝則虛之者出鍼勿按邪者不正之目非本經氣是則謂邪非言鬼毒精邪之所勝也出鍼勿按穴俞且開故得純虛邪氣發泄也徐而疾則實者徐出鍼而疾按之疾而徐則虛者疾出鍼而徐按之徐出謂得經氣已久乃出之疾按謂鍼出穴已速疾按之則真氣不泄經脉氣全故徐而疾乃實也疾出鍼謂鍼入穴已至於經脉即疾出之徐按謂鍼出穴已徐緩按之則邪氣得泄精氣復固故疾而徐乃虛也言實與虛者寒溫氣多少也寒溫謂經脉陰陽之氣也若無若有者疾不可知也言其冥昧不可即而知也夫不可即知故若無慧然神悟故若有也察後與先者知病先後也知病先後乃補寫之爲虛與實者工勿失其法鍼經曰經氣已至慎守勿失此之謂也

新校正云按甲乙經云若存若亡爲虛與實若得若失者離其法也妄爲補寫離亂大經誤補實者轉令若得誤寫虛者轉令若失故曰若得若失也鍼經曰無實實無虛虛此其誡也　新校正云詳自篇首至此與太素九鍼解篇經同而解異二經互相發明也虛實之要九鍼最妙者爲其各有所宜也熱在頭身宜鑱鍼肉分氣滿宜員鍼脉氣虛少宜鍉鍼寫熱出血發泄固病宜鋒鍼破癰腫出膿血宜鈹鍼調陰陽去暴痺宜員利鍼治經絡中痛痺宜毫鍼痺深居骨解腰脊節腠之間者宜長鍼虛風舍於骨解皮膚之間宜大鍼此之謂各有所宜也　新校正云按别本鈹一作鈹補寫之時者與氣開闔相合也氣當時刻謂之開已過未至謂之闔時刻者然水下一刻人氣在太陽水下二刻人氣在少陽水下三刻人氣在陽明水下四刻人氣在陰分水下不已氣行不已如是則當刻者謂之開過刻及未至者謂之闔也鍼經曰謹候其氣之所在而刺之是謂逢時此所謂補寫之時也　新校正云詳自篇首至此文出靈樞經素問解之互相發明也甲乙經云補寫之時以鍼爲之者此脫此四字也九鍼之名各不同形者鍼窮其所當補寫也各不同形謂長短鋒頭不等窮其補寫謂各隨其療而用之也　新校正云按九鍼之形今具甲乙經刺實須其虛者留鍼陰氣隆至乃去鍼也刺虛

須其實者陽氣隆至鍼下熱乃去鍼也[言要以氣至而有効也]經氣已至愼守勿失者勿變更也[變謂變易更謂改更皆變法也言得氣至必宜謹守无變其法反招損也]深淺在志者知病之内外也[志一爲意志意皆行鍼之用也]近遠如一者深淺其候等也[言氣雖近遠不同然其測候皆以氣至而有効也]如臨深淵者不敢墯也[言氣候補寫如臨深淵不敢墯慢失補寫之法也]手如握虎者欲其壯也[壯謂持鍼堅定也鍼經曰持鍼之道堅者爲實則其義也　新校正云按甲乙經實字作寶]神無營於衆物者靜志觀病人無左右視也[目絶妄視心專一務則用之必中无惑誤也　新校正云詳從刺實須其虛至此又見寶命全形論此又爲之解亦互相發明也]義無邪下者欲端以正也[正指直刺鍼无左右]必正其神者欲瞻病人目制其神令氣易行也[檢彼精神令无散越則氣爲神使中外易調也]所謂三里者下膝三寸也所謂跗之者[新校正云按全元起本跗之作低胻太素作付之按骨空論跗之疑作跗]

上舉膝分易見也（三里穴名正在膝下三寸骱外兩筋肉分間極重按之則足跗上動脈止矣故曰舉膝分易見）巨虛者蹻足骱獨陷者（巨虛穴名也蹻謂舉也取巨虛下廉當舉足取之則骱外兩筋之間陷下也）下廉者陷下者也（欲知下廉穴者骱外兩筋之間獨陷下者則其處也）帝曰余聞九鍼上應天地四時陰陽願聞其方令可傳於後世以爲常也岐伯曰夫一天二地三人四時五音六律七星八風九野身形亦應之鍼各有所宜故曰九鍼（新校正云詳此文與靈樞經相出入）人皮應天（覆蓋於物天之象也）人肉應地（柔厚安靜地之象也）人脉應人（盛衰變易人之象也）人筋應時（堅固真定時之象也）人聲應音（備五音故）人陰陽合氣應律（交會氣通相生无替則律之象　新校正云按別本氣一作度）人齒面目應星（人面應七星者所謂面有七孔應之也　新校正云詳此注乃全元起之辭也）人出入氣應風（動出往來風之象也）人九竅三百六十五絡應野（身形之外野之象也）故

一鍼皮二鍼肉三鍼脉四鍼筋五鍼骨六鍼調陰陽七鍼益精八鍼除風九鍼通九竅除三百六十五節氣此之謂各有所主也一鑱鍼二貟鍼三鍉鍼四鋒鍼五錍鍼六貟利鍼七毫鍼八長鍼九大鍼　新校正云按別本錍一作鈹人心意應八風動靜不形風之象也人氣應天運行不息天之象也人髮齒耳目五聲應五音六律髮齒生長耳目清通五聲應同故應五音及六律也人陰陽脉血氣應地人陰陽有交會生成脉血氣有虛盈盛衰故應地也人肝目應之九肝氣通目木生數三三而三之則應之九也九竅三百六十五新校正云按全元起本无此七字人一以觀動靜天二以候五色七星應之以候髮毋澤五音一以候宮商角徵羽六律有餘不足應之二地一以候高下有餘九野一節俞應之以候閉節三人變一分人候齒泄多血少十分角之變

五分以候緩急六分不足三分寒關節第九分四時人寒温燥濕四時一應之以候相反一四方各作解此一百二十四字蠧簡爛文義理殘缺莫可尋究而上古書故具載之以佇後之具本也　新校正云詳王氏云一百二十四字今有一百二十三字又亡一字

長刺節論篇第五十五

新校正云按全元起本在第三卷

刺家不診聽病者言在頭頭疾痛爲藏鍼之藏猶深也言深刺之故下文曰　新校正云按全元起本云爲鍼之無藏字刺至骨病已上無傷骨肉及皮皮者道也皮者鍼之道故刺骨無傷骨肉及皮也陰刺入一傍四處治寒熱頭有寒熱則用陰刺法治之陰刺謂卒刺之如此數也　新校正云按別本卒刺一作平刺按甲乙經陽刺者正内一傍内四陰刺者左右卒刺之此陰刺疑是陽刺也深專者刺大藏寒熱病氣深專攻中者當刺五藏以拒之迫藏刺背背俞也迫近也漸近於藏則刺背五藏之俞也刺之迫藏藏會言刺近於藏者何也以是藏氣之會發也腹中寒熱去而止

言刺背俞者無問其數要以寒熱去乃止鍼與刺之要發鍼而淺出血若與諸俞刺之則如此治腐腫者刺腐上視癰小大深淺刺腐腫謂腫中肉腐敗爲膿血者癰小者淺刺之癰大者深刺之　新校正云按全元起本及甲乙經腐作癰刺大者多血小者深之必端內鍼爲故止癰之大者多出血癰之小者但直鍼之而已　新校正云按甲乙經云刺大者多而深之必端內鍼爲故止也此文云小者深之疑此誤病在少腹有積刺皮䯏以下至少腹而止刺俠脊兩傍四椎間刺兩髂髎季脇肋間導腹中氣熱下已少腹積謂寒熱之氣結積也皮䯏謂齊下同身寸之五寸橫約文審刺而勿過深之刺禁論曰刺少腹中膀胱溺出令人少腹滿由此故不可深之矣俠脊四椎之間據經無俞恐當云五椎間五椎之下兩傍正心之俞心應少腹故當言椎間也髂爲腰骨髎一爲髀字形相近之誤也髎謂居髎腰側穴也季脇肋間當是刺季脇之間京門穴也　新校正云按釋音皮䯏作皮骷苦末反是骷誤作䯏也及遍尋篇韻中無䯏字只有骷字骷骨端也皮骷者蓋謂齊下橫骨之端也全元起本作皮髓元起注云齊傍埵起也亦未爲得病在少腹腹痛不得大小便病名

曰疝得之寒刺少腹兩股閒刺腰髁骨閒刺而多之盡炅病已厥陰之脉環陰器抵少腹衝脉與少陰之絡皆起於腎下出於氣街循陰股其後行者自少腹以下骨中央女子入繫廷孔其絡循陰器合篡間繞篡後别繞臀至少陰與巨陽中絡者合少陰上股内後廉貫脊屬腎其男子循莖下至篡與女子等故刺少腹及兩股間又刺腰髁骨間也腰髁骨者腰旁俠脊平立陷者中按之有骨處也疝爲寒生故多刺之少腹盡熱乃止鍼炅熱也　新校正云按别本篡一作基病在筋筋攣節痛不可以行名曰筋痺刺筋上爲故刺分肉閒不可中骨也分謂肉分間有筋維絡處也刺筋无傷骨故不可中骨也病起筋炅病已止筋寒痺生故得筋熱病已乃止病在肌膚肌膚盡痛名曰肌痺傷於寒濕刺大分小分多發鍼而深之以熱爲故大分謂大肉之分小分謂小肉之分無傷筋骨傷筋骨癰發若變鍼經曰病淺鍼深内傷良肉皮膚爲癰又曰鍼太深則邪氣反沈病益甚傷筋骨則針太深故癰發若變也諸分盡熱病已止熱可消寒故病已則止病在骨骨重

不可舉骨髓酸痛寒氣至名曰骨痺深者刺無傷脉肉爲故其道大分小分骨熱病已止骨痺刺無傷脉肉者何自刺其氣通肉之大小分中也病在諸陽脉且寒且熱諸分且寒且熱名曰狂氣狂亂也刺之虚脉視分盡熱病已止病初發歲一發不治月一發不治月四五發名曰癲病刺諸分諸脉其無寒者以鍼調之病止新校正云按甲乙經去刺諸分其脉尤寒以鍼補之病風且寒且熱炅汗出一日數過先刺諸分理絡脉汗出且寒且熱三日一刺百日而已病大風骨節重鬚眉墮名曰大風刺肌肉爲故汗出百日泄衞氣之怫熱刺骨髓汗出百日泄榮氣之怫熱凡二百日鬚眉生而止鍼怫熱屏退陰氣內復故多汗出鬚眉生也

重廣補注黃帝内經素問卷第十四

刺要論 泝素音 弛施是切 鑠詩若切 眩縣音 刺齊論 解胡買切 刺禁論 髕牝音 刺志論 脫上活切 捻涅音 鍼解論 鍉低音 長刺節論 䯏洗抹切 篡初患切

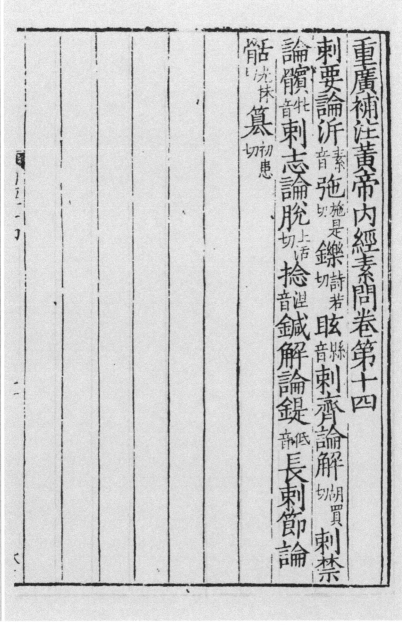

重廣補注黃帝内經素問卷第十五

啓玄子次注林億孫奇高保衡等奉敕校正孫兆重改誤

皮部論篇第五十六 新校正云按全元起本在第二卷

黃帝問曰余聞皮有分部脉有經紀筋有結絡骨有度量其所生病各異別其分部左右上下陰陽所在病之始終願聞其道岐伯對曰欲知皮部以經脉爲紀者諸經皆然 循經脉行止所主則皮部可知諸經謂十二經脉也十二經脉皆同 陽明之陽名曰害蜚 蜚生化也害殺氣也殺氣行則生化弭故曰害蜚 上下同法視其部中有浮絡者

皆陽明之絡也（上謂手陽明下謂足陽明也）其色多青則痛多黑則痺黄赤則熱多白則寒五色皆見則寒熱也絡盛則入客於經陽主外陰主内（陽謂陽絡陰謂陰絡此通言之也手足身分所見經絡皆然）少陽之陽名曰樞持（樞謂樞要持謂執持）上下同法視其部中有浮絡者皆少陽之絡也絡盛則入客於經故在陽者主内在陰者主出以滲於内諸經皆然太陽之陽名曰關樞（關司外動以靜鎮為事如樞之運則氣和平也）上下同法視其部中有浮絡者皆太陽之絡也絡盛則入客於經少陰之陰名曰樞儒（儒順也守要而順陰陽開闔之用也　新校正云按甲乙經儒作檽）上下同法視其部中有浮絡者皆少陰之絡也絡盛則入客於經其入經也從陽部注於經

其出者從陰內注於骨心主之陰名曰害肩心主脈入腋下氣不和則妨害肩腋之動運上下同法視其部中有浮絡者皆心主之絡也絡盛則入客於經太陰之陰名曰關蟄闔閉蟄類使順行藏新校正云按甲乙經蟄作執上下同法視其部中有浮絡者皆太陰之絡也絡盛則入客於經部皆謂本經絡之所部分浮謂浮息也凡十二經絡脈者皮之部也列陰陽位部主於皮故曰皮之部也是故百病之始生也必先於皮毛邪中之則腠理開開則入客於絡脈留而不去傳入於經留而不去傳入於府廩於腸胃廩積也聚也邪之始入於皮也泝然起毫毛開腠理泝然惡寒也起謂毛起豎也腠理皆謂皮空及文理也其入於絡也則絡脈盛色變盛謂盛滿變謂易其常也其入客於經也則感

虛乃陷下經虛邪入故曰感虛脉虛氣少故陷下也其留於筋骨之間寒多則筋攣骨痛熱多則筋弛骨消肉爍䐃破毛直而敗攣急也弛緩也消爍也鍼經曰寒則筋急熱則筋緩寒勝爲痛熱勝爲氣消䐃者肉之標故肉消則䐃破毛直而敗也帝曰夫子言皮之十二部其生病皆何如岐伯曰皮者脉之部也脉氣留行各有陰陽氣隨經所過而部主之故云脉之部邪客於皮則腠理開開則邪入客於絡脉絡脉滿則注於經脉經脉滿則入舍於府藏也故皮者有分部不與而生大病也脉行皮中各有部分脉受邪氣隨則病生非由皮氣而能生也新校正云按甲乙經不與作不愈全元起本作不與元起云氣不與經脉和調則氣傷於外邪流入於內必生大病也帝曰善

經絡論篇第五十七新校正云按全元起本在皮部論末王氏分

黃帝問曰夫絡脉之見也其五色各異青黃赤白黑

不同其故何也歧伯對曰經有常色而絡無常變也經行氣故色見常應於時絡主血故受邪則變而不一矣帝曰經之常色何如歧伯曰心赤肺白肝青脾黃腎黑皆亦應其經脉之色也帝曰絡之陰陽亦應其經乎歧伯曰陰絡之色應其經陽絡之色變無常隨四時而行也順四時氣化之行止寒多則凝泣凝泣則青黑熱多則淖澤淖澤則黃赤此皆常色謂之無病五色具見者謂之寒熱淖濕也澤潤液也謂微濕潤也帝曰善

氣穴論篇第五十八 新校正云按全元起本在第二卷

黃帝問曰余聞氣穴三百六十五以應一歲未知其所願卒聞之歧伯稽首再拜對曰窘乎哉問也其非

聖帝孰能窮其道焉因請溢意盡言其處（孰誰也）帝捧手逡巡而却曰夫子之開余道也目未見其處耳未聞其數而目以明耳以聰矣（目以明耳以聰言心志通明過如意也）歧伯曰此所謂聖人易語良馬易御也帝曰余非聖人之易語也世言眞數開人意今余所訪問者眞數發蒙解惑未足以論也（開氣穴眞數庶將解彼蒙昧之疑惑未足以論述深微之意也）然余願聞夫子溢志盡言其處令解其意請藏之金匱不敢復出（言其處謂穴俞處所）歧伯再拜而起曰臣請言之背與心相控而痛所治天突與十椎及上紀（天突在頸結喉下同身寸之四寸中央宛宛中陰維任脈之會低鍼取之刺可入同身寸之一寸留七呼若灸者可灸三壯按今甲乙經經脈流注孔穴圖經當脊十椎下並無穴目恐是七椎也此則督脈氣所主之上紀之處次如下說 新校正云按甲乙經天

突在結喉下五寸上紀者胃脘也謂中脘也中脘者胃募也在上脘下同身寸之一寸居心蔽骨與齊之中手太陽少陽足陽明三脉所生任脉氣所發也刺可入同身寸之一寸二分若灸者可灸七壯　新校正云按甲乙經云任脉之會也下紀者關元也關元者少陽募也在齊下同身寸之三寸足三陰任脉之會刺可入同身寸之二寸留七呼若灸者可灸七壯背胷邪繫陰陽左右如此其病前後痛濇胷脇痛而不得息不得臥上氣短氣偏痛新校正云按別本偏一作滿脉滿起斜出尻脉絡胷脇支心貫鬲上肩加天突斜下肩交十推下尋此支絡脉流注病形證悉是督脉支絡自尾骶出各上行斜絡脇支心貫鬲上加天突斜之肩而下交於七推　新校正云詳自背與心相控而痛至此疑是骨空論文簡脫誤於此藏俞五十穴藏謂五藏肝心脾肺腎非兼四形藏也俞謂井滎俞經合非背俞也然井滎俞經合者肝之井也大敦也滎行間也俞太衝也經中封也合曲泉也大敦在足太指端去爪甲角如韭葉及三毛之中足厥陰脉之所出也刺可入同身寸之三分留十呼若灸者可灸三壯行間在足大指之間脉動應手陷者中足厥陰脉之所流也　新校正云按甲乙經留作流餘所流並作留　刺可入同身寸之六分留十呼若灸者可灸三壯太衝在

足大指本節後同身寸之二寸陷者中　新校正云按刺腰痛注云本節後內間同身寸之二寸陷者中動脉應手　足厥陰脉之所注也刺可入同身寸之三分留十呼若灸者可灸三壯中封在足內踝前同身寸之一寸半　新校正云按甲乙經云一寸　陷者中仰足而取之伸足乃得之足厥陰脉之所行也刺可入同身寸之四分留七呼若灸者可灸三壯曲泉在膝內輔骨下大筋上小筋下陷者中屈膝而得之足厥陰脉之所入也刺可入同身寸之六分留十呼若灸者可灸三壯心包之井者中衝也滎勞宮也俞太陵也經間使也合曲澤也中衝在手中指之端去爪甲角如韭葉陷者中手心主脉之所出也刺可入同身寸之一分留三呼若灸者可灸一壯勞宮在掌中央動脉手心主脉之所流也刺可入同身寸之三分留六呼若灸者可灸三壯太陵在掌後骨兩筋間陷者中手心主脉之所注也刺可入同身寸之六分留七呼若灸者可灸三壯間使在掌後同身寸之三寸兩筋間陷者中手心主脉之所行也刺可入同身寸之六分留七呼若灸者可灸七壯　新校正云按甲乙經云灸三壯　曲澤在肘內廉下陷者中屈肘而得之手心主脉之所入也刺可入同身寸之三分留七呼若灸者可灸三壯脾之井者隱白也滎大都也俞太白也經商丘也合陰陵泉也隱白在足大指之端內側去爪甲角如韭葉足太陰脉之所出也刺可入同身寸之一分留三呼若灸者可灸三壯大都在足大指本節後陷者中足太陰脉之所流也刺可入同身寸之三分留七呼若灸者可灸三壯太白在足內側核骨下陷者中足太陰脉之所注也刺可入同身寸之三分留七呼若灸者可灸三壯商丘在足內踝下微前陷者中足太陰脉之所行也刺可入

同身寸之四分留七呼若灸者可灸三壯陰陵泉在膝下內側輔骨下陷者中伸足乃得之足太陰脉之所入也刺可入同身寸之五分留十呼若灸者可灸三壯肺之井者少商也滎魚際也俞太淵也經經渠也合尺澤也少商在手大指之端內側去爪甲角如韭葉手太陰脉所出也刺可入同身寸之一分留一呼若灸者可灸三壯 新校正云按甲乙經作一壯 魚際在手大指本節後內側散脉手太陰脉之所流也刺可入同身寸之二分留三呼若灸者可灸三壯太淵在掌後陷者中手太陰脉之所注也刺可入同身寸之二分留二呼若灸者可灸三壯經渠在寸口陷者中手太陰脉之所行也刺可入同身寸之三分留三呼不可灸傷人神明尺澤在肘中約上動脉手大陰脉之所入也刺可入同身寸之三分留三呼若灸者可灸三壯腎之井者涌泉也滎然谷也俞大谿也經復溜也 新校正云按甲乙經溜作留餘復溜字並同 合陰谷也涌泉在足心陷者中屈足捲指宛宛中足少陰脉之所出也刺可入同身寸之三分留三呼若灸者可灸三壯然谷在足內踝前起大骨下陷者中足少陰脉之所流也刺可入同身寸之三分留三呼若灸者可灸三壯刺此多見血令人立饑欲食太谿在足內踝後跟骨上動脉陷者中足少陰脉之所注也刺可入同身寸之三分留七呼若灸者可灸三壯復溜在足內踝上同身寸之二寸陷者中 新校正云按刺腰痛篇注云在內踝後上二寸動脉 足少陰脉之所行也刺可入同身寸之三分留三呼若灸者可灸五壯陰谷在膝下內輔骨之後大筋之下小筋之上按之應手屈膝而得之足少陰脉之所入也刺可入同身寸之四分若灸者可灸三壯如是五藏之俞藏各五穴則二十五俞以左右脉

具而言之**府俞七十二穴**府謂六府非兼九形府也俞亦謂井滎俞原經
則五十穴合非背俞也肝之府膽膽之井者竅陰也滎俠
谿也俞臨泣也原丘虛也經陽輔也合陽陵泉也竅陰在足小指次指之端去
爪甲角如韭葉足少陽脉之所出也刺可入同身寸之一分留一呼　新校正
云按甲乙經作三呼　若灸者可灸三壯俠谿在足小指次指歧骨間本節前
陷者中足少陽脉之所流刺可入同身寸之三分留三呼若灸者可灸三壯臨
泣在足小指次指本節後間陷者中去俠谿同身寸之一寸半足少陽脉之所
注也刺可入同身寸之三分　新校正云按甲乙經作二分　留五呼若灸者
可灸三壯丘虛在足外踝下如前陷者中去臨泣同身寸之三寸足少陽脉之
所過也刺可入同身寸之五分留七呼若灸者可灸三壯陽輔在足外踝上
新校正云按甲乙經云外踝上四寸輔骨前絕骨之端如前同身寸之三分所
去丘虛同身寸之七寸足少陽脉之所行也刺可入同身寸之五分留七呼若
灸者可灸三壯陽陵泉在膝下同身寸之一寸䯒外廉陷者中足少陽脉之所
入也刺可入同身寸之六分留十呼若灸者可灸三壯脾之府胃胃之井者厲
兌也滎内庭也俞陷谷也原衝陽也經解谿也合三里也厲兌在足大指次指
之端去爪甲角如韭葉足陽明脉之所出也刺可入同身寸之一分留一呼若
灸者可灸一壯内庭在足大指次指外間陷者中足陽明脉之所流也刺可入
同身寸之三分留十呼　新校正云按甲乙經云作二十呼若灸者可灸三壯
陷谷在足大指次指外間本節後陷者中去内庭同身寸之二寸足陽明脉之
所注也刺可入同身寸之五分留七呼若灸者可灸三壯衝陽在足跗上同身

寸之五寸骨間動脉上去陷谷同身寸之三寸足陽明脉之所過也刺可入同身寸之三分留十呼若灸者可灸三壯解谿在衝陽後同身寸之二寸半新校正云按甲乙經作一寸半刺瘧注作三寸半素問二注不同當從甲乙經之說腕上陷者中足陽明脉之所行也刺可入同身寸之五分留五呼若灸者可灸三壯三里在膝下同身寸之三寸䯒骨外廉兩筋肉分間足陽明脉之所入也刺可入同身寸之一寸留七呼若灸者可灸三壯肺之府大腸大腸之井者商陽也滎二間也俞三間也原合谷也經陽谿也合曲池也商陽在手大指次指内側去爪甲角如韭葉手陽明脉之所出也刺可入同身寸之一分留一呼若灸者可灸三壯二間在手大指次指本節前内側陷者中手陽明脉之所流也刺可入同身寸之三分留六呼若灸者可灸三壯三間在手大指次指本節後内側陷者中手陽明脉之所注也刺可入同身寸之三分留三呼若灸者可灸三壯合谷在手大指次指歧骨之間手陽明脉之所過也刺可入同身寸之三分留六呼若灸者可灸三壯陽谿在腕中上側兩筋間陷者中手陽明脉之所行也刺可入同身寸之三分留七呼若灸者可灸三壯曲池在肘外輔屈肘兩骨之中手陽明脉之所入也以手拱胷取之刺可入同身寸之五分留七呼若灸者可灸三壯心之府小腸小腸之井者少澤也滎前谷也俞後谿也原腕骨也經陽谷也合少海也少澤在手小指之端去爪甲下同身寸之一分陷者中手太陽脉之所出也刺可入同身寸之一分留二呼若灸者可灸一壯前谷在手小指外側本節前陷者中手太陽脉之所流也刺可入同身寸之一分留三呼若灸者可灸三壯後谿在手小指外側本節後陷者中手太陽脉之

所注也刺可入同身寸之一分留三呼若灸者可灸一壯腕骨在手外側腕前起骨下陷者中手太陽脈之所過也刺可入同身寸之二分留三呼若灸者可灸三壯陽谷在手外側腕中銳骨之下陷者中手太陽脈之所行也刺可入同身寸之二分留三呼　新校正云按甲乙經作二呼　若灸者可灸三壯少海在肘內大骨外去肘端同身寸之五分陷者中屈肘乃得之手太陽脈之所入也刺可入同身寸之二分留七呼若灸者可灸五壯心包之府三焦三焦之井者關衝也滎液門也俞中渚也原陽池也經支溝也合天井也關衝在手小指次指之端去爪甲角如韭葉手少陽脈之所出也刺可入同身寸之一分留三呼若灸者可灸三壯液門在手小指次指間陷者中手少陽脈之所流也刺可入同身寸之二分若灸者可灸三壯中渚在手小指次指本節後間陷者中手少陽脈之所注也刺可入同身寸之二分留三呼若灸者可灸三壯陽池在手表腕上陷者中手少陽脈之所過也刺可入同身寸之二分留六呼若灸者可灸三壯支溝在腕後同身寸之三寸兩骨之間陷者中手少陽脈之所行也刺可入同身寸之二分留七呼若灸者可灸三壯天井在肘外大骨之後同身寸之一寸兩筋間陷者中屈肘得之手少陽脈之所入也刺可入同身寸之一寸留七呼若灸者可灸三壯腎之府膀胱膀胱之井者至陰也滎通谷也俞束骨也原京骨也經崑崙也合委中也至陰在足小指外側去爪甲角如韭葉足太陽脈之所出也刺可入同身寸之一分留五呼若灸者可灸三壯通谷在足小指外側本節前陷者中太陽脈之所流也刺可入同身寸之二分留五呼若灸者可灸三壯束骨在足小指外側本節後赤白肉際陷者中足太陽脈之所注

也刺可入同身寸之三分留三呼若灸者可灸三壯京骨在足外側大骨下赤白肉際陷者中按而得之足太陽脉之所過也刺可入同身寸之三分留七呼若灸者可灸三壯崑崙在足外踝後腿骨上陷者中細脉動應手足太陽脉之所行也刺可入同身寸之五分留十呼若灸者可灸三壯委中在膕中央約文中動脉　新校正云詳委中穴與甲乙經及刺瘧篇注瘧論注同又骨空論云在膝解之後曲腳之中背面取之又熱穴論注刺熱篇注云在足膝後屈處足太陽脉之所入刺可入同身寸之五分留七呼若灸者可灸三壯如是六府之俞府各六穴則三十六俞以左右脉具而言之則七十二穴

熱俞五十九穴水俞五十七穴並具水熱論中　新校正云按熱俞又見刺熱篇注

頭上五行行五五五二十五穴此亦熱俞之五十九穴也

中膂兩傍各五凡十穴謂五藏之背俞也肺俞在第三椎下兩傍心俞在第五椎下兩傍肝俞在第九椎下兩傍脾俞在第十一椎下兩傍腎俞在第十四椎下兩傍此五藏俞者各俠脊相去同身寸之一寸半並足太陽脉之會刺可入同身寸之三分肝俞留六呼餘並留七呼若灸者可灸三壯俠脊數之則十穴也

大椎上兩傍各一凡二穴今甲乙經經脉流注孔穴圖經並不載未詳何俞也　新校正云按大椎上傍無穴大椎下傍穴名大杼後有故王氏云未詳

目瞳子浮白二穴瞳子髎在目外去眥同身寸之五分手太陽手足少陽三脉之會刺可入同身寸之三分若灸者

可灸三壯浮白在耳後入髮際同身寸之一寸足太陽少陽二脉之會刺可入同身寸之三分若灸者可灸三壯左右言之各二爲四也**兩髀厭**

分中二穴謂環銚穴也在髀樞後足少陽太陽二脉之會刺可入同身寸之一寸留二十呼若灸者可灸三壯 新校正云按王氏云在髀

樞後按甲乙經云在髀樞中後當作中灸三壯甲乙經作五壯**犢鼻二穴**在膝髕下骭上俠解大筋中足陽明脉氣所發刺可入同身寸

之六分若灸者可灸三壯**耳中多所聞二穴**聽宮穴也在耳中珠子大如赤小豆手足少陽手太陽三脉之會刺可入同身

寸之一分若灸者可灸三壯 新校正云按甲乙經云刺可入三分**眉本二穴**攢竹穴也在眉頭陷者中足太陽脉氣所發刺可入同身寸之

三分留六呼若灸者可灸三壯**完骨二穴**在耳後入髮際同身寸之四分足太陽少陽之會刺可入同身寸之三分留七呼若灸者可灸

三壯 新校正云按甲乙經云刺可入二分灸七壯**頂中央一穴**風府穴也在頂上入髮際同身寸之一寸大筋內宛宛中督脉陽維二經

之會疾言其肉立起言休其肉立下刺可入同身寸之四分留三呼灸之不幸使人瘖**枕骨二穴**竅陰穴也在完骨上枕骨下搖動應手足

太陽少陰之會刺可入同身寸之三分若灸者可灸三壯 新校正云按甲乙經云刺可入四分灸可五壯**上關二穴**鍼經所謂刺之

則㰦不能欠者也在耳前上廉起骨開口有空手少陽足陽明之會刺可入同身寸之三分留七呼若灸者可灸三壯刺深令人耳無所聞**大迎**

二穴在曲頷前同身寸之一寸三分骨陷者中動脉足陽明脉氣所發刺可入同身寸之三分留七呼若灸者可灸三壯下關二穴鍼經所謂刺之則欠不能欬者也在上關下耳前動脉下廉合口有空張口而閉足陽明少陽二脉之會刺可入同身寸之三分留七呼若灸者可灸三壯耳中有乾擿之不得灸也　新校正云按甲乙經擿之作擿抵天柱二穴在俠項後髮際大筋外廉陷者中足太陽脉氣所發刺可入同身寸之二分留六呼若灸者可灸三壯巨虛上下廉四穴上廉足陽明與大腸合也在膝犢鼻下䯒外廉同身寸之六寸足陽明脉氣所發刺可入同身寸之八分若灸者可灸三壯下廉足陽明與小腸合也在上廉下同身寸之三寸足陽明脉氣所發刺可入同身寸之三分若灸者可灸三壯　新校正云按甲乙經井刺熱篇注水熱穴注上廉在三里下三寸此云犢鼻下六寸者蓋三里在犢鼻下三寸上廉又在三里下三寸故云六寸也曲牙二穴頰車穴也在耳下曲頰端陷者中開口有空足陽明脉氣所發刺可入同身寸之三分若灸者可灸三壯也天突一穴巳前釋也天府二穴在腋下同身寸之三寸臂臑內廉動脉手太陰脉氣所發禁不可灸刺可入同身寸之四分留三呼天牖二穴在頸筋間缺盆上天容後天柱前完骨下髮際上手少陽脉氣所發刺可入同身寸之一寸留七呼若灸者可灸三壯扶突二穴在頸當曲頰下同身寸之一寸人迎後手陽明脉氣所發仰而取之刺可入同身寸之四分若灸者可灸三壯天窻二穴

在曲頰下扶突後動脉應手陷者中手太陽脉氣所發刺可入同身寸之六分若灸者可灸三壯 肩解二穴 謂肩井也在肩上陷解中缺盆上大骨前手足少陽陽維之會刺可入同身寸之五分若灸者可灸三壯 新校正云按甲乙經灸五壯 關元一穴 新校正云詳此已前釋舊當篇再注今去之 委陽二穴 三焦下輔俞也在膕中外廉兩筋間此足太陽之別絡刺可入同身寸之七分留五呼若灸者可灸三壯屈身而取之 肩貞二穴 在肩曲甲下兩骨解間肩髃後陷者中手太陽脉氣所發刺可入同身寸之八分若灸者可灸三壯 瘖門一穴 在項髮際宛宛中入係舌本督脉陽維二經之會仰頭取之刺可入同身寸之四分不可灸灸之令人瘖 新校正云按氣府注云去風府一寸 齊一穴 齊中也禁不可刺刺之使人齊中惡瘍潰矢出者死不可治若灸者可灸三壯 胷俞十二穴 謂俞府或中神藏靈墟神封步廊左右則十二穴也俞府在巨骨下俠任脉兩傍橫去任脉各同身寸之二寸陷者中下五穴遞相去同身寸之一寸六分陷者中並足少陰脉氣所發仰而取之刺可入同身寸之四分若灸者可灸五壯 背俞二穴 大杼穴也在脊第一椎下兩傍相去各同身寸之一寸半陷者中督脉別絡手足太陽三脉氣之會刺可入同身寸之三分留七呼若灸者可灸七壯 膺俞十二穴 謂雲門中府周榮胷鄉天谿食竇左右則十二穴也 新校正云按甲乙經作周榮胷鄉 雲門在巨骨下俠任脉傍橫去任脉各同身寸之六寸 新校正云按水熱穴注作胷中行兩傍與此文雖異處

所無別陷者中動脉應手雲門中府相去同身寸之一寸餘五穴遞相去同身寸之一寸六分陷者中並手太陰脉氣所發雲門食竇舉臂取之餘並仰而取之雲門刺可入同身寸之七分太深令人逆息中府刺可入同身寸之三分留五呼餘刺可入同身寸之四分若灸者可灸五壯　新校正云詳王氏以此十二穴并手太陰按甲乙經雲門乃手太陰中府乃手足太陰之會周榮巳下乃足太陰非十二穴並手太陰也**分肉二穴**在足外踝上絕骨之端同身寸之三分筋肉分間陽維脉氣所發刺可入同身寸之三分留七呼若灸者可灸三壯　新校正云按甲乙經無分肉穴詳處所疑是陽輔在足外踝上輔骨前絕骨端如前三分所又按刺腰痛注作絕骨之端如後二分刺入五分留十呼與此注小異**踝上橫二穴**內踝上者交信穴也交信去內踝上同身寸之二寸少陰前太陰後筋骨間足陰蹻之郄刺可入同身寸之四分留五呼若灸者可灸三壯外踝上附陽穴也附陽去外踝上同身寸之三寸太陽前少陰後筋骨間陽蹻之郄刺可入同身寸之六分留七呼若灸者可灸三壯　新校正云按甲乙經附陽作付陽**陰陽蹻四穴**陰蹻穴在足內踝下是謂照海陰蹻所生刺可入同身寸之四分留六呼若灸者可灸三壯陽蹻穴是謂申脉陽蹻所生在外踝下陷者中　新校正云按刺腰痛篇注作在外踝下五分繆刺論注云外踝下半寸容爪甲刺可入同身寸之二分留七呼若灸者可灸三壯　新校正云按甲乙經留七呼作六呼刺腰痛篇注作十呼**水俞在諸分**分謂肉之分理間治水取之**熱俞在氣穴**寫熱則取之

寒熱俞在兩骸厭中二穴骸厭謂膝外俠膝之骨厭中也大禁二十五在天府下五寸謂五里穴也所以謂之大禁者謂其禁不可刺也鍼經曰迎之五里中道而止五至而已五注而藏之氣盡矣故五五二十五而竭其俞矣蓋謂此也又曰五里者尺澤之後五里與此文同凡三百六十五穴鍼之所由行也新校正云詳自藏俞五十至此并重複共得三百六十穴通前天突十椎上紀下紀共三百六十五穴除重複實有三百一十三穴帝曰余已知氣穴之處遊鍼之居願聞孫絡谿谷亦有所應乎孫絡小絡也謂絡之支別者歧伯曰孫絡三百六十五穴會亦以應一歲以溢奇邪以通榮衛榮衛稽留衛散榮溢氣竭血著外爲發熱內爲少氣疾寫無怠以通榮衛見而寫之無問所會榮積衛留內外相薄者見其血絡當即寫之亦無問其脉之俞會帝曰善願聞谿谷之會也歧伯曰肉之大會爲谷肉之小會爲谿肉分之間谿谷之會以行榮衛以會大氣

新校正云按甲乙經作以舍大氣邪溢氣壅脉熱肉敗榮衛不行必將爲膿内銷骨髓外破大膕熱過故致是留於節湊必將爲敗若留於骨節之間津液所湊之處則骨節之間髓液皆潰爲膿故必敗爛筋骨而不得屈伸矣積寒留舍榮衛不居卷肉縮筋新校正云按全元起本作寒肉縮筋肋肘不得伸内爲骨痺外爲不仁命曰不足大寒留於谿谷也邪氣盛甚則其氣不榮髓溢内消故爲是也不足謂陽氣不足也寒邪外薄久積淹留陽不外勝内消筋髓故曰不足大寒留於谿谷之中也谿谷三百六十五穴會亦應一歲其小痺淫溢循脉往來微鍼所及與法相同若小寒之氣流行淫溢隨脉往來爲痺病用鍼調者與常法相同爾帝乃辟左右而起再拜曰今日發蒙解惑藏之金匱不敢復出乃藏之金蘭之室署曰氣穴所在岐伯曰孫絡之脉别經者其血盛而當寫者亦三百六十五脉並注於絡傳注十

二絡脈非獨十四絡脈也十四絡者謂十二經絡兼任脈督脈之絡也脾之大絡起自於脾故不并言之也內解寫於中者十脈解謂骨解之中經絡也雖則別行然所受邪亦隨注寫於五藏之脈左右各五故十脈也

氣府論篇第五十九

新校正云按全元起本在第二卷

足太陽脈氣所發者七十八穴兼氣浮薄相通者言之當言九十三穴非七十八穴也正經脈會發者七十八穴浮薄相通者一十五穴則其數也兩眉頭各一謂攢竹穴也所在刺灸分壯與氣穴同法入髮至項三寸半傍五相去三寸謂大杼風門各二穴也所在刺灸分壯與氣穴同法　新校正云按別本云入髮至項三寸又注云寸同身寸也諸寸同法與此注全別此注謂大杼風門各二穴所在灸刺分壯與此氣穴同法今氣穴篇中無風門穴而注言與同法此注之非可見此非王氏之誤誤在後人詳此入髮至項三寸半傍五相去三寸蓋是說下文浮氣之在皮中五行行五之穴故王都不解釋直云寸爲同身寸也但以頂誤作項剩半字耳所以言入髮至頂者自入髮顖會穴至頂百會凡三寸自百會後至後頂又三寸故云入髮至頂三寸傍五者爲兼四行傍數有五行也相去三寸者蓋謂自百會頂中數左右前後各三寸有五行行五共二十五穴也後人誤認將頂爲項以爲大杼風門此甚誤也況大杼在第一椎下兩傍風門又在

第二椎下上云髮際非止三寸半也其誤甚明

其浮氣在皮中者凡五行行五五五二十五

浮氣謂氣浮而通之可以去熱者也五行謂頭上自髮際中同身寸之二寸後至頂之後者也二十五者其中行則顖會前頂百會後頂強間五督脈氣也次俠傍兩行則五處承光通天絡却玉枕各五本經氣也又次傍兩行則臨泣目窻正營承靈腦空各五足少陽氣也兩傍四行各五則二十穴中行五則二十五也其刺灸分壯與水熱穴同法

項中大筋兩傍各一

謂大杼二穴也所在刺灸分壯與氣穴同法

風府兩傍各一

謂風池二穴也刺灸分壯與氣穴同法 新校正云按甲乙經風池足少陽陽維之會非太陽之所發也經言風府兩傍乃天柱穴之分位此亦復明上項中大筋兩傍穴也此注剩出風池二穴於九十三數外更剩前大杼風門及此風池六穴也

俠背以下至尻尾二十一節十五間各一

十五間各一者今中誥孔穴圖經所存者十三穴左右共二十六謂附分魄戶神堂譩譆鬲關魂門陽綱意舍胃倉肓門志室胞肓秩邊十三也附分在第二椎下附項內廉兩傍各相去俠脊同身寸之三寸足太陽之會刺可入同身寸之八分若灸者可灸五壯魄戶在第三椎下兩傍上直附分足太陽脉氣所發下十二穴並同正坐取之刺可入同身寸之五分若灸者如附分法神堂在第五椎下兩傍上直魄戶刺可入同身寸之三分灸同附分法譩譆在第六椎下兩傍上直神堂 新校正云按骨空論注云以手厭之令病人呼譩譆之聲則

指下動矣 刺可入同身寸之六分留七呼灸如附分法鬲關在第七椎下兩傍上直譩譆正坐開肩取之刺可入同身寸之五分若灸者可灸三壯 新校正云按甲乙經可灸五壯 䰟門在第九椎下兩傍上直鬲關正坐取之刺灸分壯如鬲關法陽綱在第十椎下兩傍上直䰟門正坐取之刺灸分壯如䰟門法意舍在第十一椎下兩傍上直陽綱正坐取之刺灸分壯如陽綱法胃倉在第十二椎下兩傍上直意舍刺灸分壯如意舍法肓門在第十三椎下兩傍上直胃倉刺同胃倉可灸三十壯 新校正云按肓門灸三十壯與甲乙經同水穴注作灸三壯志室在第十四椎下兩傍上直肓門正坐取之刺灸分壯如䰟戶法胞肓在第十九椎下兩傍上直志室伏而取之刺灸分壯如䰟 戶法 新校正云按志室胞肓灸如䰟戶五壯甲乙經作三壯水穴注亦作三壯熱穴法志室亦作三壯袟邊在第二十一椎下兩傍上直胞肓伏而取之刺灸分壯如䰟戶法

五藏之俞各五六府之俞各六

肺俞在第三椎下兩傍俠脊相去各同身寸之一寸半刺可入同身寸之三分留七呼若灸者可灸三壯心俞在第五椎下兩傍相去及如肺俞法留七呼肝俞在第九椎下兩傍相去及刺如心俞法留六呼脾俞在第十一椎下兩傍相去及刺如肝俞法留七呼腎俞在第十四椎下兩傍相去及刺如脾俞法留七呼膽俞在第十椎下兩傍相去如肺俞法正坐取之刺可入同身寸之五分留七呼胃俞在第十二椎下兩傍相去及刺如脾俞法留七呼三焦俞在第十三椎下兩傍相去及刺如膽俞法大腸俞在第十六椎下兩傍相去及刺如肺俞法留六呼小腸俞在第十八椎下兩傍相去

及刺如心俞法留六呼膀胱俞在第十九椎下兩傍相去及刺如腎俞法留六呼五藏六府之俞若灸者並可灸三壯　新校正云詳或者疑經中各五各六以各字爲誤者非也所以言各者謂左右各五各六非謂每藏府而各五各六也　**委中以下至足小指傍各六俞**　謂委中崑崙京骨束骨通谷至陰六穴也左右言之則十二俞也其所在刺灸如氣穴法經言脉氣所發者七十八穴今此所有兼亡者九十三穴由此則大數差錯傳寫有誤也　新校正云詳王氏云兼亡者九十三穴令兼大杼風門風池爲九十九穴以此王氏捴數計之明知此三穴後之妄增也　**足少陽脉氣所發者六十二穴兩角上各二**　謂天衝曲鬢左右各二也天衝在耳上如前同身寸之三分足太陽少陽二脉之會刺可入同身寸之三分若灸者可灸五壯曲鬢在耳上入髮際曲隅陷者中鼓頷有空足太陽少陽二脉之會刺灸分壯如天衝法　**直目上髮際內各五**　謂臨泣目窗正營承靈腦空左右是也臨泣在直目上入髮際同身寸之五分足太陽少陽陽維三脉之會留七呼目窗在臨泣後同身寸之一寸正營在目窗後同身寸之一寸承靈在正營後同身寸之一寸半腦空在承靈後同身寸之一寸半俠枕骨後枕骨上並足少陽陽維二脉之會刺可入同身寸之四分餘並刺可入同身寸之三分若灸者並可灸五壯　新校正云按腦空在枕骨後枕骨上甲乙經作玉枕骨下　**耳前角上各一**　謂頷厭二穴也在曲角下顳顬之上上廉手足少陽足陽明三脉之會刺可入同身寸之七分留七呼若灸者可灸三壯刺深令人耳無所聞

耳前角下各一謂懸釐二穴也在曲角上顳顬之下廉手足少陽陽明四脈之交會刺可入同身寸之三分留七呼若灸者可灸三壯　新校正云按後手少陽中云角上此云角下必有一誤

銳髮下各一謂和髎二穴也在耳前銳髮下橫動脈手足少陽二脈之會刺可入同身寸之三分若灸者可灸三壯　新校正云按甲乙經云手足少陽手太陽之會

客主人各一客主人穴名也在耳前上廉起骨開口有空手足少陽足陽明三脈之會刺可入同身寸之三分留七呼若灸者可灸三壯　新校正云按甲乙經及氣穴注刺禁注並云手少陽足陽明之會與此異

耳後陷中各一謂翳風二穴也在耳後陷者中按之引耳中手足少陽二脈之會刺可入同身寸之三分若灸者可灸三壯

下關各一下關穴名也所在刺灸氣穴同法

耳下牙車之後各一謂頰車二穴也刺灸分壯氣穴同法

缺盆各一缺盆穴名也在肩上橫骨陷者中足陽明脈氣所發刺可入同身寸之二分留七呼若灸者可灸三壯太深令人逆息　新校正云按骨空注作手陽明

掖下三寸脇下至胠八間各一掖下三寸同身寸也掖下謂淵掖輒筋天池脇下至胠則日月章門帶脈五樞維道居髎九穴也左右共十八穴也淵掖在掖下同身寸之三寸足少陽脈氣所發舉臂得之刺可入同身寸之三分禁不可灸輒筋在掖下同身寸之三寸復前行同身寸之一寸接脇　新校正云按甲乙經接作著下同　足少陽脈氣所發刺可入

同身寸之六分若灸者可灸三壯天池在乳後同身寸之二寸 新校正云按甲乙經作一寸掖下三寸搓脇直掖撅肋間手心主足少陽二脉之會刺可入同身寸之三分 新校正云按甲乙經作七分 若灸者可灸三壯日月膽募也在第三肋端橫直心蔽骨傍各同身寸之二寸五分上直兩乳 新校正云按甲乙經云日月在期門下五分 足太陰少陽二脉之會刺可入同身寸之七分若灸者可灸五壯章門脾募也在季肋端足厥陰少陽二脉之會側卧屈上足伸下足舉臂取之刺可入同身寸之八分留六呼若灸者可灸三壯帶脉在季肋下同身寸之一寸八分足少陽帶脉二經之會刺可入同身寸之六分若灸者可灸五壯五樞在帶脉下同身寸之三寸足少陽帶脉二經之會刺可入同身寸之一寸若灸者可灸五壯維道在章門下同身寸之五寸三分足少陽帶脉二經之會刺灸分壯如章門法居髎在章門下同身寸之四寸三分髎骨上 新校正云按甲乙經作監骨 陷者中陽蹻足少陽二脉之會刺灸分壯如維道法所以謂之八間者自掖下三寸至季肋凡八肋骨

髀樞中傍各一謂環銚二穴也刺灸分壯氣穴同法 新校正云按氣穴論云兩髀厭分中王注爲環銚穴又甲乙經注環銚在髀樞中今云髀樞中傍各一者蓋謂此穴在髀樞中也傍各一者謂左右各一穴也非謂環銚在髀樞中傍也

膝以下至足小指次指各六俞謂陽陵泉陽輔丘虛臨泣俠谿竅陰六穴也左右言之則十二俞也其所在刺灸分壯氣穴同法

足陽明脉氣所發者六十八穴額顱

經二十 三

髮際傍各三 謂懸顱陽白頭維左右共六穴也正面髮際橫行數之懸顱在曲角上顳顬之中足陽明脈氣所發刺入同身寸之三分留三呼若灸者可灸三壯陽白在眉上同身寸之一寸直瞳子足陽明陰維二脈之會刺可入同身寸之三分灸三壯頭維在額角髮際俠本神兩傍各同身寸之一寸五分足少陽陽明二脈之交會刺可入同身寸之五分禁不可灸 新校正云按甲乙經陽白足少陽陽維之會今王氏注云足陽明陰維之會詳此在足陽明脈氣所發中則足陽明近是然陽明經不到此又不與陰維會疑王注非甲乙經爲得矣

面鼽骨空各一 謂四白穴也在目下同身寸之一寸足陽明脈氣所發刺可入同身寸之四分不可灸 新校正云按甲乙經刺入三分灸七壯

大迎之骨空各一 大迎穴名也在曲頷前同身寸之一寸三分骨陷者中動脈足陽明脈氣所發刺可入同身寸之三分留七呼若灸者可灸三壯

人迎各一 人迎穴名也在頸俠結喉傍大脈動應手足陽明脈氣所發刺可入同身寸之四分過深殺人禁不可灸

缺盆外骨空各一 謂天髎二穴也在肩缺盆中上伏骨之陬陷者中手足少陽陽維三脈之會刺可入同身寸之八分若灸者可灸三壯 新校正云按甲乙經伏骨作毖骨

膺中骨間各一 謂膺窻等六穴也膺窻在胷兩傍俠中行各相去同身寸之四寸巨骨下同身寸之四寸八分陷者中足陽明脈氣所發仰而取之刺可入同身寸之四分若灸者可灸五壯此穴之上又有氣戶庫房屋翳下又有乳中乳根氣戶在巨骨下下直膺窻去膺窻上同身寸之四寸八

分庫房在氣戶下同身寸之一寸六分屋翳在氣戶下同身寸之三寸二分下即膺窻也膺窻之下即乳中也乳中穴下同身寸之一寸六分陷者中則乳根穴也並足陽明脈氣所發仰而取之乳中禁不可灸刺灸刺之不幸生蝕瘡瘡中有清汁膿血者可治瘡中有瘜肉若蝕瘡者死餘五穴並刺可入同身寸之四分若灸者可灸三壯　新校正云按甲乙經灸五壯

俠鳩尾之外當乳下三寸俠胃脘各五

謂不容承滿梁門關門太一五穴也左右共一十也俠腹中行兩傍相去各同身寸之四寸　新校正云按甲乙經云各二寸疑此注剩各字不容在第四肋端下至太一各上下相去同身寸之一寸並足陽明脈氣所發刺可入同身寸之八分若灸者可灸五壯　新校正云按甲乙經不容刺入五分此云並入八分疑此注誤

俠齊廣三寸各三

廣謂去齊橫廣也廣三寸者各如太一之遠近也各三者謂滑肉門天樞外陵也滑肉門在太一下同身寸之一寸天樞在滑肉門下同身寸之一寸正當於齊外陵在天樞下同身寸之一寸並足陽明脈氣所發天樞刺可入同身寸之五分留七呼滑肉門外陵各刺可入同身寸之八分若灸者並可灸三壯　新校正云按甲乙經天樞在齊傍各二寸上曰滑肉門下曰外陵是三穴者去齊各二寸也今此經注云廣三寸素問甲乙經不同然甲乙經分寸與諸書同特此經爲異也

下齊二寸俠之各三

下齊二寸則外陵下同身寸之一寸大巨穴也各三者謂大巨水道歸來也大巨在外陵下同身寸之一寸足陽明脈氣所發刺可入同身寸之八分若灸者

可灸五壯水道在大巨下同身寸之三寸足陽明脉氣所發刺可入同身寸之二寸半若灸者可灸五壯歸來在水道下同身寸之二寸刺可入同身寸之八分若灸者可灸五壯也**氣街動脉各一**氣街穴名也在歸來下鼠鼷上同身寸之一寸脉動應手足陽明脉氣所發刺可入同身寸之三分留七呼若灸者可灸三壯　新校正云詳此注與甲乙經同刺熱注及熱穴注云氣街在腹臍下橫骨兩端鼠鼷上刺禁論注在腹下俠齊兩傍相去四寸鼠僕上骨空注云在毛際兩傍鼠鼷上諸注不同今備錄之**伏菟上各一**謂髀關二穴也在膝上伏菟後交分中刺可入同身寸之六分若灸者可灸三壯**三里以下至足中指各八俞分之所在穴空**謂三里上廉下廉解谿衝陽陷谷內庭厲兌八穴也左右言之則十六俞也上廉足陽明與大腸合下廉足陽明與小腸合也其所在刺灸分壯與氣穴同法所謂分之所在穴空者足陽明脉自三里穴分而下行其直者循䯒過跗入中指出其端則厲兌也其支者與直俱行至足跗上入中指次間故云分之所在穴空也之往也言分而各行往指間穴空處也**手太陽脉氣所發者三十六穴目內眥各一**謂睛明二穴也在目內眥手足太陽足陽明陰蹻陽蹻五脉之會刺可入同身寸之一分留六呼若灸者可灸三壯諸穴有云數脉會發而不於所會刺脉下言之者出從其正者也**目外各一**謂瞳子髎二穴也在目外去眥同身寸之五分手太陽手足少陽三脉之會刺

可入同身寸之三分若灸者可灸三壯**顴骨下各一**謂顴髎二穴也顴頄也頄面顴也在面頄骨下陷者中手太陽少陽二脈之會刺可入同身寸之三分**耳郭上各一**謂角孫二穴也在耳上郭表之中間上髮際之下開口有空手太陽手足少陽三脈之會刺可入同身寸之三分若灸者可灸三壯新校正云按甲乙經手太陽作手陽明**耳中各一**謂聽宮二穴也所在刺灸分壯與氣穴同法**巨骨穴各一**巨骨穴名也在肩端上行兩叉骨間陷者中手陽明蹻脈二經之會刺可入同身寸之一寸半若灸者可灸三壯 新校正云按甲乙經作五壯**曲掖上骨穴各一**謂臑俞二穴也在肩臑後大骨下胛上廉陷者中手太陽陽維蹻脈三經之會舉臂取之刺可入同身寸之八分若灸者可灸三壯 新校正云按甲乙經作手足太陽**柱骨上陷者各一**謂肩井二穴也在肩上陷解中缺盆上大骨前手足少陽陽維三脈之會刺可入同身寸之五分若灸者可灸三壯**上天窻四寸各一**謂天窻竅陰四穴也所在刺灸分壯與氣穴同法**肩解各一**謂秉風二穴也在肩上小髃骨後舉臂有空手太陽陽明手足少陽四脈之會舉臂取之刺可入同身寸之五分若灸者可灸三壯 新校正云按甲乙經灸五壯**肩解下三寸各一**謂天宗二穴也在秉風後大骨下陷者中手太陽脈氣所發刺可入同身寸之五分留六呼若灸者可灸三壯**肘以下至手小指本各六**

俞六俞所起於指端經言至小指本則以端爲本言上之本也下文陽明少陽同也六俞謂小海陽谷腕骨後谿前谷少澤六穴也左右言之則十二俞也其所在刺灸分壯氣穴同法 新校正云後此手太陽陽明少陽三經各言至手某指本王注以端爲本者非也詳手三陽之井穴盡出手某指之端爪甲下際此言本者是遂指爪甲之本也安得以端爲本哉

手陽明脉氣所發者二十二穴鼻空外廉項上各二謂迎香扶突各二穴也迎香在鼻下孔傍手足陽明二脉之會刺可入同身寸之三分扶突在曲頰下同身寸之一寸人迎後手陽明脉氣所發仰而取之刺可入同身寸之四分若灸者可灸三壯

大迎骨空各一大迎穴名也在曲頷前同身寸之一寸三分骨陷者中動脉足陽明脉氣所發刺可入同身寸之三分留七呼若灸者可灸三壯 新校正云詳大迎穴已見前足陽明經中今又見於此王氏不注所以當如顴髎穴兩出之義

柱骨之會各一謂天鼎二穴也在頸缺盆上直扶突氣舍後同身寸之半手陽明脉氣所發刺可入同身寸之四分若灸者可灸三壯 新校正云按甲乙經作一寸半

髃骨之會各一謂肩髃二穴也所在刺灸分壯與氣穴同法 新校正云按髃骨氣穴注中無刺熱注水熱穴注骨空論注中有之

肘以下至手大指次指本各六俞謂三里陽谿合谷三間二間商陽六穴也左右言之則十二俞也所在刺灸分壯與氣穴同法 新校正云按氣穴論注有曲池而無三里

曲池手陽明之穴也此誤出三里而遺曲池也手少陽脉氣所發者三十二穴顴骨下各一謂顴髎二穴也所在刺灸分壯與手太陽脉同法此穴中手少陽太陽脉氣俱會於中等無優劣故重説於此下有者同眉後各一謂絲竹空二穴也在眉後陷者中手少陽脉氣所發刺可入同身寸之三分留六呼不可灸灸之不幸使人目小及盲　新校正云按甲乙經手少陽作足少陽留六呼作三呼角上各一謂懸釐二穴也此與足少陽脉中同以是二脉之會也　新校正云按足少陽脉中言角下此云角上疑此誤下完骨後各一謂天牖二穴也所在刺灸分壯與氣穴同法項中足太陽之前各一謂風池二穴也在耳後陷者中按之引於耳中手足少陽脉之會刺可入同身寸之四分若灸者可灸三壯　新校正云按甲乙經在顳顬後髮際足少陽陽維之會刺可入三分俠扶突各一謂天窻二穴也在曲頰下扶突後動脉應手陷者中手太陽脉氣所發刺可入同身寸之六分若灸者可灸三壯肩貞各一肩貞穴名也在肩曲胛下兩骨解間肩髃後陷者中手太陽脉氣所發刺可入同身寸之八分若灸者可灸三壯肩貞下三寸分間各一謂肩髎臑會消濼各二穴也其穴各在肉分間也肩髎在肩端臑上斜舉臂取之手少陽脉氣所發刺可入同身寸之七分若灸者可灸三壯臑會在臂前廉去肩端同身寸之三寸手陽明少陽二絡氣之會刺可入同身寸之五分灸

者可灸五壯消濼在肩下臂外開腋斜肘分下行間手少陽脈之會刺可入同身寸之五分若灸者可灸三壯**肘以下至手小指次指本各六俞**謂天井支溝陽池中渚液門關衝六穴也左右言之則十二俞也所在刺灸分壯與氣穴同法**督脈氣所發者二十八穴**今少一穴　新校正云按會陽二穴爲二十九穴乃剩一穴非少也少當作剩**項中央二**是謂風府瘖門二穴也悉在項中餘一穴今亡風府在項上入髮際同身寸之一寸大筋內宛宛中督脈陽維之會刺可入同身寸之四分留三呼不可妄灸灸之不幸令人瘖瘖門在項髮際宛宛中去風府同身寸之一寸督脈陽維二經之會仰頭取之刺可入同身寸之四分禁不可灸灸之令人瘖　新校正云按王氏云風府瘖門悉在項中餘一穴今亡者非謂此二十八穴中亡其一穴也王氏蓋見氣穴論大椎上兩傍各一穴亦在項之穴也今亡故云餘一穴今亡也**髮際後中八**謂神庭上星顖會前頂百會後頂強間腦戶八穴也其正髮際之中也神庭在髮際直鼻督脈足太陽陽明脈三經之會禁不可刺若刺之令人巔疾目失睛若灸者可灸三壯上星在顱上直鼻中央入髮際同身寸之一寸陷者中容豆顖會在上星後同身寸之一寸陷者中前頂在顖會後同身寸之一寸五分骨間陷者中百會在前頂後同身寸之一寸五分頂中央旋毛中陷容指督脈足太陽之交會後頂在百會後同身寸之一寸五分強間在後頂後同身寸之一寸五分腦戶在強間後同身寸之一寸五分督脈足太陽之會不可灸此八者並督脈氣所發

也上星百會強間腦戶各刺可入同身寸之三分上星留六呼腦戶留三呼餘並刺可入同身寸之四分若灸者可灸五壯 新校正云按甲乙經腦戶不可灸骨空論注去不可妄灸

面中三 謂素髎水溝齗交三穴也素髎在鼻柱上端督脈氣所發刺可入同身寸之三分水溝在鼻柱下人中直脣取之督脈手陽明之會刺可入同身寸之二分留六呼若灸者可灸三壯齗交在脣內齒上齗縫督脈任脈二經之會可逆刺之入同身寸之三分若灸者可灸三壯此三者正居面左右之中也

大椎以下至尻尾及傍十五穴 脊椎之間有大椎陶道身柱神道靈臺至陽筋縮中樞脊中懸樞命門陽關腰俞長強會陽十五俞也大椎在第一椎上陷者中三陽督脈之會陶道在項大椎節下間督脈足太陽之會俛而取之身柱在第三椎節下間俛而取之神道在第五椎節下間俛而取之靈臺在第六椎節下間俛而取之至陽在第七椎節下間俛而取之筋縮在第九椎節下間俛而取之中樞在第十椎節下間俛而取之脊中在第十一椎節下間俛而取之禁不可灸令人僂懸樞在第十三椎節下間伏而取之命門在第十四椎節下間伏而取之陽關在第十六椎節下間坐而取之腰俞在第二十一椎節下間長強在脊骶端督脈別絡少陰二脈所結會陽穴在陰尾骨兩傍凡此十五者並督脈氣所發腰俞長強各刺可入同身寸之二分 新校正云按甲乙經作二寸水穴論注作二分腰俞穴繆刺論注作二寸熱穴注作二寸刺熱注作二分諸注不同雖甲乙經作二寸疑大深與其失之深不若失之淺宜從二分之說 留七呼懸樞刺可入同身寸之三分會陽刺可入同身寸之

八分餘並刺可入同身寸之五分㚒道神道各留五呼㚒道身柱神道筋縮可灸五壯大椎可九壯餘並可三壯　新校正云按甲乙經無靈臺中樞陽關三穴至骶下凡二十一節脊椎法也通項骨三節即二十四節任脉之氣所發者二十八穴今少一穴喉中央二謂廉泉天突二穴也廉泉在頷下結喉上舌本下陰維任脉之會刺可入同身寸之三分留三呼若灸者可灸三壯天突在頸結喉下同身寸之四寸中央宛宛中陰維任脉之會低鍼取之刺可入同身寸之一寸留七呼若灸者可灸三壯膺中骨陷中各一謂旋機華蓋紫宮玉堂膻中中庭六穴也旋機在天突下同身寸之一寸華蓋在旋璣下同身寸之一寸紫宮玉堂膻中中庭各相去同身寸之一寸六分陷者中並任脉氣所發仰而取之各刺可入同身寸之三分若灸者可灸五壯鳩尾下三寸胃脘五寸胃脘以下至橫骨六寸半一新校正云詳一字疑誤腹脉法也鳩尾心前穴名也其正當心蔽骨之端言其骨垂下如鳩鳥尾形故以為名也鳩尾下有鳩尾巨闕上脘中脘建里下脘水分齊中陰交脖胦丹田關元中極曲骨十四俞也鳩尾在臆前蔽骨下同身寸之五分任脉之別不可灸刺人無蔽骨者從歧骨際下行同身寸之一寸　新校正云按甲乙經云一寸半為鳩尾處也下次巨闕上脘中脘建里下脘水分遞相云同身寸之一寸上脘則足陽明手太陽之會中脘則手太陽少陽足陽明

三脉所生也齊中禁不可刺若刺之使人齊中惡瘍潰矢出者死不治陰交在齊下同身寸之一寸任脉陰衝之會臍胦在齊下同身寸之一寸丹田三焦募也在齊下同身寸之二寸關元小腸募也在齊下同身寸之三寸足三陰任脉之會也中極在關元下一寸足三陰之會也曲骨在横骨上中極下同身寸之一寸足厥陰之會凡此十四者並任脉氣所發建里丹田並刺可入同身寸之六分留七呼　新校正云按甲乙經作五分十呼　上脘陰交並刺可入同身寸之八分下脘水分並刺可入同身寸之一寸中脘臍胦並刺可入同身寸之一寸二分曲骨刺可入同身寸之一寸半留七呼餘並刺可入同身寸之一寸二分若灸者關元中脘各可灸七壯齊中中極曲骨各三壯餘並可五壯自鳩尾下至陰間並任脉主之腹脉法也　新校正云按此注云餘並刺入一寸一分關元在中與甲乙經及氣穴骨空注刺入二寸不同當從甲乙經之寸數

下陰别一　謂會陰一穴也自曲骨下至陰陰之下兩陰之間則此穴也是任脉別絡俠督脉者衝脉之會故曰下陰別一也刺可入同身寸之二寸留七呼若灸者可灸三壯　新校正云按甲乙經七呼作留三呼

目下各一　謂承泣二穴也在目下同身寸之七分上直瞳子陽蹻任脉足陽明三經之會刺可入同身寸之三分不可灸

下脣一　謂承漿穴也在頤前下脣之下足陽明脉任脉之會開口取之刺可入同身寸之二分留五呼若灸者可灸三壯　新校正云按甲乙經作留六呼

齗交一　齗交穴名也所在刺灸分壯與脉同法

衝脉氣所發者二十二穴俠鳩

尾外各半寸至齊寸一謂幽門通谷陰都石關商曲腎俞六穴左右則十二穴也幽門俠巨闕兩傍相去各同身寸之半寸陷者中下五穴各相去同身寸之一寸並衝脉足少陰二經之會各刺可入同身寸之一寸若灸者可灸五壯 新校正云按此云各刺入一寸按甲乙經云幽門通谷刺入五分

俠齊下傍各五分至橫骨寸一腹脉法也謂中注髓府胞門陰關下極五穴左右則十穴也中注在肓俞下同身寸之五分上直幽門下四穴各相去同身寸之一寸並衝脉足少陰二經之會各刺可入同身寸之一寸若灸者可灸五壯

足少陰舌下厥陰毛中急脉各一足少陰舌下二穴在人迎前陷中動脉前是曰月本左右二也足少陰脉氣所發刺可入同身寸之四分急脉在陰髦中陰上兩傍相去同身寸之二寸半按之隱指堅然甚按則痛引上下也其左者中寒則上引少腹下引陰丸善為痛為少腹急中寒此兩脉皆厥陰之大絡通行其中故曰厥陰急脉即睾之系也可灸而不可刺病疝少腹痛即可灸 新校正云詳舌下毛中之穴甲乙經無

手少陰各一謂手少陰郄穴也在腕後同身寸之半寸手少陰郄也刺可入同身寸之三分若灸者可灸三壯左右二也

陰陽蹻各一陰蹻一謂交信穴也交信在足內踝上同身寸之二寸少陰前太陰後筋骨間陰蹻之郄刺可入同身寸之四分留五呼若灸者可灸三壯陽蹻一謂附陽穴也附陽在足外踝上同身寸之三寸太陽前少陽後筋骨間謹取之陽蹻之郄刺可入同

三二

身寸之六分留七呼若灸者可灸三壯左右四也手足諸魚際脉氣所發者凡三百六十五穴也經之所存者多凡一十九穴此所謂氣府也然散穴俞諸經脉部分皆有之故經或不言而甲乙經經脉流注多少不同者以此

重廣補注黄帝内經素問卷第十五

皮部論 蜚扶沸切 䐃渠殞切 氣穴論 蔽必袂切 擿音摘 臑奴到切

氣府論 顖音信 譩譆上音衣下音喜 顳顬上如輒切下汝車切 齗音祕 頄音仇

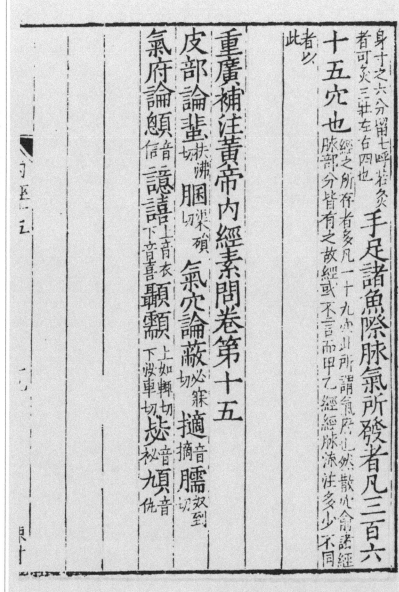

重廣補注黃帝内經素問卷第十六

啓玄子次注林億孫奇高保衡等奉敕校正孫兆重改誤

骨空論　水熱穴論

骨空論篇第六十

新校正云按全元起本在第二卷自灸寒熱之法已下在第六卷刺齊篇末

黃帝問曰余聞風者百病之始也以鍼治之柰何始初也岐伯對曰風從外入令人振寒汗出頭痛身重惡寒風中身形則腠理閉密陽氣内拒寒復外勝勝拒相薄榮衛失所故如是治在風府風府穴也在項上入髮際同身寸之一寸宛宛中督脉足太陽之會刺可入同身寸之四分若灸者可灸五壯　新校正云按風府注氣穴論氣府論中各已注與甲乙經同此注云督脉足太陽之會可灸五壯者乃是風門熱府穴也當云督脉陽維之會留三呼不可灸乃是調其陰陽不足則補有餘則寫用鍼之道必法天常盛寫虚補此其常也大風頸項痛刺風府風府在上椎上椎謂大椎上

入髮際同身寸之一寸大風汗出灸譩譆譩譆在背下俠脊傍三寸所厭之令病者呼譩譆譩譆應手譩譆穴也在肩髆內廉俠第六椎下兩傍各同身寸之三寸以手厭之令病人呼譩譆之聲則指下動矣足太陽脉氣所發刺可入同身寸之六分留七呼若灸者可灸五壯譩譆者因取爲名爾從風憎風刺眉頭謂攢竹穴也在眉頭陷者中脉動應手足太陽脉氣所發刺可入同身寸之三分若灸者可灸三壯失枕在肩上橫骨間謂缺盆穴也在肩上橫骨陷者中手陽明脉氣所發刺可入同身寸之二分留七呼若灸者可灸三壯刺入深令人逆息折使榆臂齊肘正灸脊中新校正云按氣府注作足陽明此云手陽明詳二經俱發於此故王注兩言之榆讀爲搖搖謂搖動也然失枕非獨取肩上橫骨間乃當正形灸脊中也欲而驗之則使搖動其臂屈折其肘自項之下橫齊肘端當其中間則其處也是曰陽關在第十六椎節下間督脉氣所發刺可入同身寸之五分若灸者可灸三壯　新校正云詳陽關穴甲乙經無䏚絡季脇引少腹而痛脹刺譩譆䏚謂俠脊兩傍空軟處也少腹齊下也腰痛不可以轉搖急引陰卵刺八髎與痛上八髎在腰尻分間八或爲九驗眞骨及中誥孔穴

經正有八髎無九髎也分謂腰尻筋肉分間陷下處鼠瘻寒熱還刺寒府寒府在附膝外解營膝外骨間也屈伸之處寒氣喜中故名寒府也解謂骨解營謂深刺而必中其營也取膝上外者使之拜取足心者使之跪拜而取者使膝穴空開也跪而取之者令足心宛宛處深定也任脉者起於中極之下以上毛際循腹裏上關元至咽喉上頤循面入目新校正云按難經甲乙經無上頤循面入目六字衝脉者起於氣街並少陰之經新校正云按難經甲乙經作陽明俠齊上行至胷中而散任脉衝脉皆奇經也任脉當齊中而上行衝脉俠齊兩傍而上行然中極者謂齊下同身寸之四寸也言中極之下者言中極從少腹之內上行而外出於毛際而上非謂本起於此也關元者謂齊下同身寸之三寸也氣街者穴名也在毛際兩傍鼠鼷上同身寸之一寸也言衝脉起於氣街者亦從少腹之內與任脉並行而至於是乃循腹也何以言之鍼經曰衝脉者十二經之海與少陰之絡起於腎下出於氣街又曰衝脉任脉者皆起於胞中上循脊裏爲經絡之海其浮而外者循腹各行會於咽喉別而絡脣口血氣盛則皮膚熱血獨盛則滲灌皮膚生毫毛由此言之則任脉衝脉從少腹之內上行至中極之下氣街之內明矣　新校正云按氣街與氣府

論刺熱篇水熱穴篇刺禁論等注重文雖不同處所無別備注氣府論中任脉爲病男子内結七疝女子帶下瘕聚衝脉爲病逆氣裏急督脉爲病脊強反折督脉亦奇經也然任脉衝脉督脉者一源而三岐也故經或謂衝脉爲督脉也何以明之今甲乙及古經脉流注圖經以任脉循背者謂之督脉自少腹直上者謂之任脉亦謂之督脉是則以背腹陰陽別爲各目爾以任脉自胞上過帶脉貫齊而上故男子爲病内結七疝女子爲病則帶下瘕聚也以衝脉俠齊而上並少陰之經上至胷中故衝脉爲病則逆氣裏急也以督脉上循脊裏故督脉爲病則脊強反折也督脉者起於少腹以下骨中央女子入繫廷孔起非初起亦猶任脉衝脉起於胞中也其實乃起於腎下至於少腹則下行於腰橫骨圍之中央也繫廷孔者謂窈漏近所謂前陰穴也以其陰廷繫屬於中故名之其孔溺孔之端也孔則窈漏也窈漏之中其上有溺孔焉端謂陰廷在此溺孔之上端也而督脉自骨圍中央則至於是其絡循陰器合篡間繞篡後督脉別絡自溺孔之端分而各行下循陰器乃合篡間也所謂間者謂在前陰後陰之兩間也自兩間之後已復分而行繞篡之後別繞臀至少陰與巨陽中絡者合少陰上股内後廉

貫脊屬腎別謂別絡分而各行之於焦也足少陰之絡者自股內後廉貫脊屬腎足太陽絡之外行者循滑樞絡股陽而下其中行者下貫臀內至膕中與外行絡合故言至少陰與巨陽中絡合少陰上股內後廉貫脊屬腎也　新校正云詳各行於焦疑焦字誤與太陽起於目內眥上額交巔上入絡腦還出別下項循肩髆內俠脊抵腰中入循膂絡腎接繞臀而上行也其男子循莖下至篡與女子等其少腹直上者貫臍中央上貫心入喉上頤環脣上繫兩目之下中央自與太陽起於目內眥下至女子等並督脈之別絡也其直行者自尻上循脊裏而至於鼻人也自其少腹直上至兩目之下中央並任脈之行而云是督脈所繫由此言之則任脈衝脈督脈名異而同體也此生病從少腹上衝心而痛不得前後為衝疝尋此生病正是任脈經云為衝疝者正明督脈以別主而異目也何者若一脈一氣而無陰陽之異主則此生病者當心背俱痛豈獨衝心而為疝乎其女子不孕癃痔遺溺嗌乾亦以衝脈任脈並自少腹上至於咽喉又以督脈循陰器合篡間繞篡後別繞臀故不孕癃痔

遺溺嗌乾也所以謂之任脉者女子得之以任養也故經云此病其女子不孕也所以謂之衝脉者以其氣上衝也故經云此生病從少腹上衝心而痛也所以謂之督脉者以其督領經脉之海也由此三用故一源三歧經或通呼似相謬引故下文曰督脉生病治督脉治在骨上甚者在齊下營此亦正任脉之分也衝任督三脉異名同體亦明矣骨上謂腰橫骨上髦際中曲骨穴也任脉足厥陰之會刺可入同身寸之一寸半若炙者可炙三壯齊下謂齊直下同身寸之一寸陰交穴任脉陰衝之會刺可入同身寸之八分若炙者可炙五壯其上氣有音者治其喉中央在缺盆中者中謂缺盆兩間之中天突穴在頸結喉下同身寸之四寸中央宛宛中陰維任脉之會低鍼取之刺可入同身寸之一寸留七呼若炙者可炙三壯其病上衝喉者治其漸漸者上俠頤也陽明之脉漸上頤而環脣故以俠頤名爲漸也是謂大迎大迎在曲頷前骨同身寸之一寸三分陷中動脉足陽明脉氣所發刺可入同身寸之三分留七呼若炙者可炙三壯蹇膝伸不屈治其楗蹇膝謂膝痛屈伸蹇難也楗謂髀輔骨上橫骨下股外之中側立搖動取之筋動應手坐而膝痛治其機髖骨兩傍相接處立而暑解治其骸關暑熱也若膝痛立而膝骨解中熱者治其骸關骸關謂膝解也一經云起而引解言膝痛起立痛引

膝骨解之中也暑引二字其義則異起立二字其意頗同膝痛痛及拇指治其膕膕謂膝解之後曲脚之中委中穴背面取之脉動應手足太陽脉之所入刺可入同身寸之五分留七呼若灸者可灸三壯坐而膝痛如物隱者治其關關在膕上當楗之後背立按之以動摇筋應手膝痛不可屈伸治其背内謂大杼穴也所在灸刺分壯與氣穴同法連骭若折治陽明中俞髎若膝痛不可屈伸連骭痛如折者則鍼陽明脉中俞髎也是則正取三里穴也若别治巨陽少陰滎若痛而膝如别離者則治足太陽少陰之滎也足太陽滎通谷也在足小指外側本節前陷者中刺可入同身寸之二分留五呼若灸者可灸三壯足少陰滎然谷也在足内踝前起大骨下陷者中刺可入同身寸之三分留三呼若灸者可灸三壯淫濼脛痠不能久立治少陽之維新校正云按甲乙經外踝上五寸乃足少陽之絡此云維者字之誤也在外上五寸淫濼謂似酸痛而無力也三寸一云四寸中誥圖經外踝上四寸無穴五寸是光明穴也足少陽之絡刺可入同身寸之七分留十呼若灸者可灸五壯　新校正云按甲乙經云刺入六分留七呼輔骨上横骨下爲楗俠髖爲機膝解爲骸關俠膝之骨爲連骸骸

下爲輔輔上爲膕膕上爲關頭橫骨爲枕由是則謂膝輔骨上腰髖骨下爲楗楗上爲機膝外爲骸關楗後爲關關下爲膕膕下爲輔骨輔骨上爲連骸連骸者是骸骨相連接處也頭上之橫骨爲枕骨水俞五十七穴者尻上五行行五伏菟上兩行行五左右各一行行五踝上各一行行六穴所在刺灸分壯具水熱穴論中此皆是骨空故氣穴篇內與此重言爾髓空在腦後三分在顱際銳骨之下是謂風府通腦中也一在齗基下當頤下骨陷中有穴容豆中誥名下頤一在項後中復骨下謂瘖門穴也在項髮際宛宛中入系舌本督脈陽維之會仰頭取之刺可入同身寸之四分禁不可灸一在脊骨上空在風府上上謂腦戶穴也在枕骨上大羽後同身寸之一寸五分宛宛中督脈足太陽之會此別腦之戶不可妄灸灸之不幸令人瘖刺可入同身寸之三分留三呼　新校正云按甲乙經大羽者強間之別名氣府注云若灸者可灸五壯脊骨下空在尻骨下空不應主療經闕其名　新校正云按甲乙經長強在脊骶端正在尻骨下王氏云不應主療經闕其名得非誤乎數髓空在面俠鼻謂顴髎等穴經不一指陳其處小小者爾

或骨空在口下當兩肩謂大迎穴也所在刺灸分壯與前侠頤同法兩髆骨空在髆中之陽近肩髃穴經無名臂骨空在臂陽去踝四寸兩骨空之間在支溝上同身寸之一寸是謂通間　新校正云按甲乙經支溝上一寸名三陽絡通間豈其別名歟股骨上空在股陽出上膝四寸在陰市上伏兔穴下在承楗也骭骨空在輔骨之上端謂犢鼻穴也在膝臏下骭骨上俠解大筋中足陽明脉氣所發刺可入同身寸之六分若灸者可灸三壯耳股際骨空在毛中動下經闕其名尻骨空在髀骨之後相去四寸是謂尻骨八髎穴也扁骨有滲理湊無髓孔易髓無空扁骨謂尻間扁戾骨也其骨上有滲灌文理歸湊之無別髓孔也易亦也骨有孔則髓有孔骨若無孔髓亦無孔也灸寒熱之法先灸項大椎以年爲壯數如患人之年數次灸橛骨以年爲壯數尾窮謂之橛骨視背俞陷者灸之背胛骨際有陷處也舉臂肩上陷者灸之肩髃穴也在肩端兩骨間手陽明蹻脉之會刺可入同身寸之六分留六呼若灸者可灸三壯

兩季脇之間灸之京門穴腎募也在髂骨與腰中季脇本俠脊刺可入同身寸之三分留七呼若灸者可灸三壯外踝上絶骨之端灸之陽輔穴也在足外踝上輔骨前絶骨之端如前同身寸之三分所去丘虛七寸足少陽脉之所行也刺可入同身寸之三分留七呼若灸者可灸三壯　新校正云按甲乙經云在外踝上四寸足小指次指間灸之俠谿穴也在足小指次指歧骨間本節前陷者中足少陽脉之所流也刺可入同身寸之三分留三呼若灸者可灸三壯　新校正去按甲乙經流當作留字腨下陷脉灸之承筋穴也在腨中央陷者中足太陽脉氣所發也禁不可刺若灸者可灸三壯　新校正云按刺腰痛篇注云腨中央如外陷者中外踝後灸之崑崙穴也在足外踝後跟骨上陷者中細脉動應手足太陽脉之所行也刺可入同身寸之五分留十呼若灸者可灸三壯缺盆骨上切之堅痛如筋者灸之經闕其名當隨其所有而灸之膺中陷骨間灸之天突穴也所在灸刺分壯與前缺盆中者同法掌束骨下灸之陽池穴也在手表腕上陷者中手少陽脉之所過也刺可入同身寸之二分留六呼若灸者可灸三壯齊下關元三寸灸之正在齊下同身寸之三寸也足三陰任脉之會刺可入同身寸之二寸留七呼若灸者可灸七壯　新校正云按氣府注云刺可入一寸二分者非毛際動脉灸之

以脈動應手爲處即氣街穴也膝下三寸分間灸之三里穴也在膝下同身寸之三寸胻骨外廉兩筋肉分間足陽明脈之所入也刺可入同身寸之一寸留七呼若灸者可灸三壯足陽明跗上動脈灸之衝陽穴也在足跗上同身寸之五寸骨間動脈足陽明脈之所過也刺可入同身寸之三分留十呼若灸者可灸三壯　新校正云按甲乙經及全元起本足陽明下有灸之二字并跗上動脈是二穴今王氏去灸之二字則見二穴今於注中却存灸之二字以闕疑之巔上一灸之百會穴也在頂中央旋毛中陷容指督脈足太陽脈之交會刺可入同身寸之三分若灸者可灸五壯犬所嚙之處灸之三壯即以犬傷病法灸之犬傷而發寒熱者即以犬傷法三壯灸之凡當灸二十九處傷食灸之傷食爲病亦發寒熱故灸　新校正云詳足陽明不別灸則有二十八處疑王氏去上文灸之二字者非不已者必視其經之過於陽者數刺其俞而藥之

水熱穴論篇第六十一新校正云按全元起本在第八卷

黄帝問曰少陰何以主腎腎何以主水岐伯對曰腎

者至陰也至陰者盛水也肺者太陰也少陰者冬脉也故其本在腎其末在肺皆積水也陰者謂寒也冬月至寒腎氣合應故云腎者至陰也水王於冬故云至陰者盛水也腎少陰脉從腎上貫肝鬲入肺中故云其本在腎其末在肺也腎氣上逆則水氣客於肺中故云皆積水也帝曰腎何以能聚水而生病岐伯曰腎者胃之關也關門不利故聚水而從其類也關者所以司出入也腎主下焦膀胱為府主其分注關竅二陰故腎氣化則二陰通二陰閟則胃塡滿故云腎者胃之關也關閉則水積水積則氣停氣停則水生水生則氣溢氣水同類故云關閉不利聚水而從其類也靈樞經曰下焦溢為水此之謂也上下溢於皮膚故為胕腫胕腫者聚水而生病也上謂肺下謂腎肺腎俱溢故聚水於腹中而生病也帝曰諸水皆生於腎乎岐伯曰腎者牝藏也牝陰也亦主陰位故云牝藏地氣上者屬於腎而生水液也故曰至陰勇而勞甚則腎汗出腎汗出逢於風內不

得入於藏府外不得越於皮膚客於玄府行於皮裏傳爲胕腫本之於腎名曰風水勇而勞甚謂力房也勞勇汗出則玄府開汗出逢風則玄府復閉玄府閉已則餘汗未出內伏皮膚傳化爲水從風而水故名風水所謂玄府者汗空也汗液色玄從空而出以汗聚於裏故謂之玄府府聚也帝曰水俞五十七處者是何主也岐伯曰腎俞五十七穴積陰之所聚也水所從出入也尻上五行行五者此腎俞背部之俞凡有五行當其中者督脉氣所發次兩傍四行皆足太陽脉氣也故水病下爲胕腫大腹上爲喘呼水下居於腎則腹至足而胕腫上入於肺則喘息賁急而大呼也不得卧者標本俱病標本者肺爲標腎爲本如此者是肺腎俱水爲病也故肺爲喘呼腎爲水腫肺爲逆不得卧肺爲喘呼氣逆不得卧者以其主呼吸故也腎爲水腫者以其主水故也分爲相輸俱受者水氣之所留也分其居處以名之則是氣相輸應本其俱受病氣則皆是水所留也伏菟上各

二行行五者此腎之衝也衝謂道也腹部正俞凡有五行俠齊兩傍則腎藏足少陰脉及衝脉氣所發次兩傍則胃府足陽明脉氣所發此四行穴則伏菟之上也三陰之所交結於脚也踝上各一行行六者此腎脉之下行也名曰太衝腎脉與衝脉並下行循足合而盛大故曰太衝凡五十七穴者皆藏之陰絡水之所客也經所謂五十七者然尻上五行行五則背脊當中行督脉氣所發者脊中懸樞命門腰俞長強當其處也次俠督脉兩傍足太陽脉氣所發者有大腸俞小腸俞膀胱俞中膂內俞白環俞當其處也又次外俠兩傍足太陽脉氣所發者有胃倉肓門志室胞肓秩邊當其處也伏菟上各二行行五者腹部正俞俠中行任脉兩傍衝脉足少陰之會者有中注四滿氣穴大赫橫骨當其處也次俠衝脉足少陰兩傍足陽明脉氣所發者有外陵大巨水道歸來氣衝當其處也踝上各一行行六者足內踝之上有足少陰陰蹻脉並循腨上行足少陰脉有太衝復溜陰谷三穴陰蹻脉有照海交信築賓三穴陰蹻既足少陰脉之別亦可通而主之兼此數之猶少一穴脊中在第十一椎節下間俛而取之刺可入同身寸之五分不可灸令人僂懸樞在第十三椎節下間伏而取之刺可入同身寸之三分若灸者可灸三壯命門在第十四椎節下間伏而取之刺可入同身寸之五分若灸者可灸三壯腰俞在第二十一椎節下間刺可入同身寸之二分 新校正云按甲乙經及繆

刺論注并熱穴注俱云刺入二寸而刺熱注氣府注并此注作二分宜從二分之說　留七呼若灸者可灸三壯長強在脊骶端督脉别絡少陰所結刺可入同身寸之二分留七呼若灸者可灸三壯此五穴者並督脉氣所發也　新校正云詳王氏云少一穴按氣府論注十二椎節下有陽關一穴若通數陽關則不少矣　次俠督脉兩傍大腸俞在第十六椎下俠督脉兩傍去督脉各同身寸之一寸半刺可入同身寸之三分留六呼若灸者可灸三壯小腸俞在第十八椎下兩傍相去及刺灸分壯法如大腸俞膀胱俞在第十九椎下兩傍相去及刺灸分壯法如大腸俞中膂内俞在第二十椎下兩傍相去及刺灸分壯法如大腸俞俠脊膂肺起肉留十呼白環俞在第二十一椎下兩傍相去如大腸俞伏而取之刺可入同身寸之五分若灸者可灸三壯　新校正云按甲乙經云刺可入八分不可灸此五穴者並足太陽脉氣所發所謂腎俞者則此也又次外兩傍胃倉在第十二椎下兩傍相去各同身寸之三寸刺可入同身寸之五分若灸者可灸三壯肓門在第十三椎下兩傍相去及刺灸分壯法如胃倉志室在第十四椎下兩傍相去及刺灸分壯法如胃倉正坐取之胞肓在第十九椎下兩傍相去及刺灸分壯法如胃倉伏而取之秩邊在第二十一椎下兩傍相去及刺灸分壯法如胃倉伏而取之此五穴者並足太陽脉氣所發也次伏菟上兩行中注在齊下同身寸之五分兩傍相去任脉各同身寸之五分　新校正云按甲乙經同氣府注云俠中行方一寸文異而義同　四滿在中注下同身寸之一寸氣穴在四滿下同身寸之一寸大赫在氣穴下同身寸之一寸横骨在大赫下同身寸之一寸各横相去同身寸之一寸並衝脉足少陰之

會刺可入同身寸之一寸若灸者可灸五壯次外兩傍穴外陵在齊下同身寸之一寸 新校正云按氣府論注云外陵在天樞下一寸與此正同 兩傍去衝脉各同身寸之一寸半大巨在外陵下同身寸之一寸水道在大巨下同身寸之三寸歸來在水道下同身寸之三寸氣街在歸來下 新校正云按氣府注刺熱注熱穴注云在腹齊下横骨兩端鼠鼷上一寸刺禁注云在腹下俠齊兩傍相去四寸鼠僕上一寸動脉應手骨空注云在毛際兩傍鼠鼷上諸注不同今備録之 鼠鼷上同身寸之一寸各横相去同身寸之二寸此五穴者並足陽明脉氣所發水道刺可入同身寸之二寸半若灸者可灸五壯氣街刺可入同身寸之三分留七呼若灸者可灸三壯餘三穴並刺可入同身寸之八分若灸者並可五壯所謂腎之街者則此也踝上各一行行六者太鍾在足内踝後街中 新校正云按甲乙經云跟後衝中刺瘧注刺腰痛注作跟後街中動脉此云内踝後此注非 足少陰絡别走太陽者刺可入同身寸之二分留三呼若灸者可灸三壯復溜在内踝上同身寸之二寸陷者中足少陰脉之所行也刺可入同身寸之三分留三呼若灸者可灸五壯照海在内踝下刺可入同身寸之四分留六呼若灸者可灸三壯交信在内踝上同身寸之二寸少陰前太陰後筋骨間陰蹻之郄刺可入同身寸之四分留五呼若灸者可灸三壯築賓在内踝上腨分中陰維之郄刺可入同身寸之三分若灸者可灸五壯陰谷在膝下内輔骨之後大筋之下小筋之上按之應手屈膝而得之足少陰脉之所入也刺可入同身寸之四分若灸者可灸三壯所謂腎經之下行名曰太衝者則此也

帝曰春取絡脉分肉何

也岐伯曰春者木始治肝氣始生肝氣急其風疾經脉常深其氣少不能深入故取絡脉分肉間帝曰夏取盛經分腠何也岐伯曰夏者火始治心氣始長脉瘦氣弱陽氣留溢（新校正云按别本留一作流）熱熏分腠内至於經故取盛經分腠絶膚而病去者邪居淺也（絶謂絶破令病得出也）所謂盛經者陽脉也帝曰秋取經俞何也岐伯曰秋者金始治肺將收殺（三陰已升故漸將收殺）金將勝火陽氣在合（金王火衰故云金將勝火）陰氣初勝濕氣及體（以漸於雨濕霧露故云濕氣及體）陰氣未盛未能深入故取俞以寫陰邪取合以虛陽邪陽氣始衰故取於合（新校正云按皇甫士安云是謂始秋之治變）帝曰冬取井滎何也岐伯曰冬

者水始治腎方閉陽氣衰少陰氣堅盛巨陽伏沉陽脉乃去（去謂下去）故取井以下陰逆取榮以實陽氣（新校正云按全元起本實作遺甲乙經千金方作通）故曰冬取井榮春不鼽衄（新校正云按皇甫士安云是謂末冬之治變）此之謂也（新校正云按此與四時刺逆從論及診要經終論義頗不同與九卷之義相通）帝曰夫子言治熱病五十九俞余論其意未能領別其處願聞其處因聞其意岐伯曰頭上五行行五者以越諸陽之熱逆也（頭上五行者當中行謂上星顖會前頂百會後頂次兩傍謂五處承光通天絡却玉枕又次兩傍謂臨泣目窻正營承靈腦空也上星在顱上直鼻中央入髮際同身寸之一寸陷者中容豆刺可入同身寸之三分顖會在上星後同身寸之一寸陷者中刺可入同身寸之四分前頂在顖會後同身寸之一寸五分骨間陷者中刺如顖會法百會在前頂後同身寸之一寸五分頂中央旋毛中陷容指督脉足太陽脉之交會刺如上星法後頂在百會後同身寸之二寸五分枕骨上刺如顖會法然是五者皆督脉氣所發也上星留六呼若灸者並可灸五壯次兩傍穴五處在上星兩傍同身寸之一寸五分承光在

五處後同身寸之一寸通天在承光後同身寸之一寸五分絡却在通天後同身寸之一寸五分玉枕在絡却後同身寸之七分然是五者並足太陽脉氣所發刺可入同身寸之三分五處通天各留七呼絡却留五呼玉枕留三呼若灸者可灸三壯　新校正云按甲乙經承光不灸玉枕刺入二分又刺兩傍臨泣在頭直目上入髮際同身寸之五分足太陽少陽陽維三脉之會目窻正營遞相去同身寸之一寸承靈腦空遞相去同身寸之一寸五分然是五者並足少陽陽維二脉之會腦空一穴刺可入同身寸之四分餘並可刺入同身寸之三分臨泣留七呼若灸者可灸五壯

大杼膺俞缺盆背俞此八者以寫胸中之熱也大杼在項第一椎下兩傍相去各同身寸之一寸半陷者中督脉别絡手足太陽三脉氣之會刺可入同身寸之三分留七呼若灸者可灸五壯　新校正云按甲乙經并氣穴注作七壯刺瘧注刺熱注作五壯　膺俞者膺中之俞也正名中府在胷中行兩傍相去同身寸之六寸雲門下一寸乳上三肋間動脉應手陷者中仰而取之手足太陰脉之會刺可入同身寸之三分留五呼若灸者可灸五壯缺盆在肩上横骨陷者中手陽明脉氣所發刺可入同身寸之二分留七呼若灸者可灸三壯背俞即風門熱府俞也在第二椎下兩傍各同身寸之一寸三分督脉足太陽之會刺可入同身寸之五分留七呼若灸者可灸五壯今中誥孔穴圖經雖不名之既曰風門熱府即治熱之背俞也　新校正云按王氏注刺熱論云背俞未詳何處注此指名風門熱府注氣穴論以大杼爲背俞三經不同者蓋亦疑之者也

氣街三里

巨虛上下廉此八者以寫胃中之熱也氣街在腹齊下橫骨兩端鼠鼷上同身寸之一寸動脉應手足陽明脉氣所發刺可入同身寸之三分留七呼若灸者可灸三壯　新校正云按氣街諸注不同具前水穴注中　三里在膝下同身寸之三寸骱外廉兩筋肉分間足陽明脉之所入也刺可入同身寸之一寸留七呼若灸者可灸三壯巨虛上廉足陽明與大腸合在三里下同身寸之三寸足陽明脉氣所發刺可入同身寸八分若灸者可灸三壯巨虛下廉足陽明與小腸合在上廉下同身寸之三寸足陽明脉氣所發刺可入同身寸之三分若灸者可灸三壯也雲門髃骨委中髓空此八者以寫四支之熱也雲門在巨骨下胷中行兩傍相去同身寸之六寸動脉應手足太陰脉氣所發　新校正云按甲乙經同氣穴注作手太陰刺熱注亦作手太陰　舉臂取之刺可入同身寸之七分若灸者可灸五壯驗今中誥孔穴圖經無髃骨穴有肩髃穴穴在肩端兩骨間手陽明蹻脉之會刺可入同身寸之六分留六呼若灸者可灸三壯委中在足膝後屈處膕中央約文中動脉足太陽脉之所入也刺可入同身寸之五分留七呼若灸者可灸三壯按今中誥孔穴圖經云腰俞穴一名髓空在脊中第二十一椎節下主汗不出足清不仁督脉氣所發也刺可入同身寸之二寸留七呼若灸者可灸三壯　新校正云詳腰俞刺入二寸當作二分以具前水穴注中五藏俞傍五此十者以寫五藏之熱也俞傍五者謂魄戶神堂魂門意舍志室五

穴俠脊兩傍各相去同身寸之三寸並足太陽脉氣所發也魄戶在第三椎下兩傍正坐取之刺可入同身寸之五分若灸者可灸五壯神堂在第五椎下兩傍刺可入同身寸之三分若灸者可灸五壯魂門在第九椎下兩傍正坐取之刺可入同身寸之五分若灸者可灸三壯意舍在第十一椎下兩傍正坐取之刺可入同身寸之五分若灸者可灸三壯志室在第十四椎下兩傍正坐取之刺可入同身寸之五分若灸者可灸五壯也

凡此五十九穴者皆熱之左右也帝曰人傷於寒而傳爲熱何也岐伯曰夫寒盛則生熱也寒氣外凝陽氣內鬱腠理堅緻玄府閉封緻則氣不宣通封則熱氣內結中外相薄寒盛熱生故人傷於寒轉而爲熱汗之而愈則外凝內鬱之理可知斯乃新病數日者也

重廣補注黃帝內經素問卷第十六

骨空論 膞音博 楗音健 齧若結切 水熱穴論 菟音兎 閟音秘

溜力救切 鼷音奚 緻馳二切

重廣補注黄帝内經素問

四

重廣補注黄帝内經素問卷第十七

啓玄子次注林億孫奇高保衡等奉敕校正孫兆重改誤

調經論篇第六十二新校正云按全元起本在第一卷

黄帝問曰：余聞刺法言有餘寫之不足補之，何謂有餘？何謂不足？岐伯對曰：有餘有五，不足亦有五，帝欲何問？帝曰：願盡聞之。岐伯曰：神有餘有不足，氣有餘有不足，血有餘有不足，形有餘有不足，志有餘有不足，凡此十者，其氣不等也。神屬心，氣屬肺，血屬肝，形屬脾，志屬腎，以各有所宗，故不等也。帝曰：人有精氣津液四支九竅五藏十六部三百六十五節，乃生百病，百病之生，皆有虚實。今夫子乃言有餘有五不足亦有五何以生之乎鍼經曰兩神相薄合而成形常先身生是謂精上焦開發宣五穀味熏膚充身澤毛若霧露之溉是謂氣腠理發泄汗出溱理是謂津液之滲於空竅留而不行者爲液也十六部者謂手足二九竅九五藏五合爲十六部也三百六十五節者非謂骨節是神氣出入之處也鍼經曰所謂節之交三百六十五會皆神氣出入遊行之所非骨節也言人身所有則多所舉則少病生之數何以論之岐伯曰皆生於五藏也謂五神藏也夫心藏神肺藏氣肝藏血脾藏肉腎藏志而此成形言所以病皆生於五藏者何哉以內藏五神而成形也志意通內連骨髓而成身形五藏志意者通言五神之大凡也骨髓者通言表裏之成化也言五神通泰骨髓化成身形既立乃五藏互相爲有矣新校正云按甲乙經無五藏二字五藏之道皆出於經隧以行血氣血氣不和百病乃變化而生是故守經隧焉隧潛道也經脈伏行而不見故謂之經隧焉血氣者人之神邪侵之則血氣不正血氣不正故變化而百病乃生矣然經脈者所以決死生處百病調虛實故守經隧焉　新校正云按甲乙經經隧作經渠義各通帝曰神有餘不足何如岐伯曰神有

餘則笑不休神不足則悲心之藏也鍼經曰心藏脉脉舍神心氣虛則悲實則笑不休也悲一爲憂誤也新校正云詳王注云悲一爲憂誤也按甲乙經及太素并全元起注本並作憂皇甫士安云心虛則悲悲則憂心實則笑笑則喜夫心之與肺脾之與心互相成也故喜發於心而成於肺思發於脾而成於心一過其節則二藏俱傷楊上善云脾之憂在心變動也肺之憂在肺之志是則肺主秋憂爲正也心主於夏變而生憂也血氣未并五藏安定邪客於形洒淅起於毫毛未入於經絡也故命曰神之微并謂并合也未與邪合故曰未并也洒淅寒皃也始起於毫毛尚在於小絡神之微病故命曰神之微也新校正云按甲乙經洒淅作悽厥太素作溢泝楊上善云溢毛孔也水逆流曰泝謂邪氣入於腠理如水逆流於溢帝曰補寫奈何岐伯曰神有餘則寫其小絡之血出血勿之深斥無中其大經神氣乃平邪入小絡故可寫其小絡之脉出其血勿深推鍼鍼深則傷肉也以邪居小絡故不欲令鍼中大經也絡血既出神氣自平斥推也小絡孫絡也鍼經曰經脉爲裏支而橫者爲絡絡之别者爲孫絡平謂平調也新校正云詳此注引鍼經曰與三部九候論注兩引之在彼云靈樞而此曰鍼經則王氏之意指靈樞爲鍼經也按今素問注中引鍼經者多靈樞之文

但以靈樞今不全故未得盡知也神不足者視其虛絡按而致之刺而利之無出其血無泄其氣以通其經神氣乃平但通經脉令其和利抑按虛絡令其氣致以神不足故不欲出血及泄氣也　新校正云按甲乙經按作切利作和帝曰刺微柰何覆前初起於毫毛未入於經絡者岐伯曰按摩勿釋著鍼勿斥移氣於不足神氣乃得復按摩其病處手不釋散著鍼於病處亦不推之使其人神氣內朝於鍼移其人神氣令自充足則微病自去神氣乃得復常　新校正云按甲乙經及太素云移氣於足無不字揚上善云按摩使氣至於踵也帝曰善有餘不足柰何岐伯曰氣有餘則喘欬上氣不足則息利少氣肺之藏也肺藏氣息不利則喘鍼經曰肺氣虛則鼻息利少氣實則喘喝胷凭仰息也血氣未并五藏安定皮膚微病命曰白氣微泄肺合脾其色白故皮膚微病命曰白氣微泄帝曰補寫柰何岐伯曰氣有餘則寫其經隧無傷其經無出其血無泄其氣不足則

補其經隧無出其氣氣謂榮氣也鍼寫若傷其經則血出而榮氣泄脫故不欲出血泄氣但寫其衛氣而已鍼補則又宜謹閉穴俞然其衛氣亦不欲泄之　新校正云按楊上善云經隧者手太陰之別從手太陰走手陽明乃是手太陰向手陽明之道欲道藏府陰陽故補寫皆從正經別走之絡寫其陰經別走之路不得傷其正經也

帝曰刺微柰何覆前白氣微泄者

岐伯曰按摩勿釋出鍼視之曰我將深之適人必革精氣自伏邪氣散亂無所休息氣泄腠理真氣乃相得亦謂按摩其病處也革皮也我將深之適人必革者謂其深而淺刺之也如是脇從則人懷懼色故精氣潛伏也以其調適於皮精氣潛伏邪無所據故亂散而無所休息發泄於腠理也邪氣既泄真氣乃與皮腠相得矣　新校正云按楊上善云革改也夫人聞樂至則身心忻悅聞痛及體情必改異忻悅則百體俱縱改革則情志必拒拒則邪氣消伏

帝曰善血有餘不足柰何

岐伯曰血有餘則怒不足則恐肝之藏也鍼經曰肝藏血肝氣虛則恐實則怒　新校正云按全元起本恐作悲甲乙經及太素並同血氣未并五藏安定孫絡水溢則經有留血絡有邪盛則入於經故云孫絡水溢則經有留血

帝曰補寫柰何岐伯曰血有餘則寫其盛經出其血不足則視其虚經内鍼其脉中久留而視新校正云按甲乙經云久留之血至太素同脉大疾出其鍼無令血泄脉盛滿則血有餘故出之經氣虚則血不足故無令血泄也久留疾出是謂補之鍼解論曰徐而疾則實義與此同帝曰刺留血柰何岐伯曰視其血絡刺出其血無令惡血得入於經以成其疾血絡滿者刺按出之則惡色之血不得入於經脉帝曰善形有餘不足柰何岐伯曰形有餘則腹脹涇溲不利不足則四支不用脾之藏也鍼經曰脾氣虚則四支不用五藏不安實則腹脹涇溲不利涇大便溲小便也　新校正云按楊上善云涇作經婦人月經也血氣未并五藏安定肌肉蠕動命曰微風邪薄肉分衛氣不通陽氣内鼓故肉蠕動　新校正云按全元起本及甲乙經蠕作溢太素作濡帝曰補寫柰何岐伯曰形有餘則寫其陽經不足則補其陽絡並胃之經絡

帝曰刺微柰何歧伯曰取分肉間無中其經無傷其絡衛氣得復邪氣乃索衛氣者所以温分肉而充皮膚肥腠理而司開闔故肉蠕動即取分肉間但開肉分以出其邪故無中其經無傷其絡衛氣復舊而邪氣盡索散盡也帝曰善志有餘不足柰何歧伯曰志有餘則腹脹飧泄不足則厥腎之藏也鍼經曰腎藏精精舍志腎氣虛則厥實則脹脹謂脹起厥謂逆行上衝也足少陰脉下行今氣不足故隨衝脉逆行而上衝也血氣未并五藏安定骨節有動腎合骨故骨有邪薄則骨節鼓動或骨節之中如有物鼓動之也帝曰補寫柰何歧伯曰志有餘則寫然筋血者新校正云按甲乙經及太素云寫然筋血者出其血楊上善云然筋當是然谷下筋再詳諸處引然谷者多云然骨之前血者疑少骨之二字前字誤作筋字不足則補其復溜然謂然谷足少陰滎也在内踝之前大骨之下陷者中血絡盛則泄之其刺可入同身寸之三分留三呼若灸者可灸三壯復溜足少陰經也在内踝上同身寸之二寸陷者中刺可入同身寸之三分留三呼若灸者可灸五壯帝曰刺未并柰何歧伯曰即取之無中其經

邪所乃能立虚不求穴俞而直取居邪之處故去即取之新校正去按甲乙經邪所作以去其邪帝曰善余已聞虚實之形不知其何以生岐伯曰氣血以并陰陽相傾氣亂於衛血逆於經血氣離居一實一虚衛行脉外故氣亂於衛血行經内故血逆於經血氣不和故一虚一實血并於陰氣并於陽故爲驚狂氣并於陽則陽氣外盛故爲驚狂血并於陽氣并於陰乃爲炅中氣并於陰則陽氣内盛故爲熱中炅熱也血并於上氣并於下心煩惋善怒血并於下氣并於上亂而喜忘上謂鬲上下謂鬲下帝曰血并於陰氣并於陽如是血氣離居何者爲實何者爲虚岐伯曰血氣者喜温而惡寒寒則泣不能流温則消而去之泣謂如雪在水中凝住而不行去也是故氣之所并爲血虚血之所并爲氣虚氣并於血則血少故血虚血并

於氣則氣少故氣虛帝曰人之所有者血與氣耳今夫子乃言血并爲虛氣并爲虛是無實乎歧伯曰有者爲實無者爲虛氣并於血則血无血并於氣則氣无故氣并則無血血并則無氣今血與氣相失故爲虛焉氣并於血則血失其氣血并於氣則氣失其血故曰血與氣相失絡之與孫脉俱輸於經血與氣并則爲實焉血之與氣并走於上則爲大厥厥則暴死氣復反則生不反則死帝曰實者何道從來虛者何道從去虛實之要願聞其故歧伯曰夫陰與陽皆有俞會陽注於陰陰滿之外陰陽匀平以充其形九候若一命曰平人平人謂平和之人夫邪之生也或生於陰或生於陽其生於陽者得之風雨寒暑

其生於陰者得之飲食居處陰陽喜怒帝曰風雨之傷人柰何岐伯曰風雨之傷人也先客於皮膚傳入於孫脉孫脉滿則傳入於絡脉絡脉滿則輸於大經脉血氣與邪并客於分腠之間其脉堅大故曰實實者外堅充滿不可按之按之則痛帝曰寒濕之傷人柰何岐伯曰寒濕之中人也皮膚不收新校正云按全元起云不收不仁也甲乙經及太素云皮膚收無不字肌肉堅緊榮血泣衛氣去故曰虛虛者聶辟氣不足按之則氣足以溫之故快然而不痛聶謂聶皺辟謂辟疊也　新校正云按甲乙經作攝辟太素作攝辟帝曰善陰之生實柰何實謂邪氣盛也岐伯曰喜怒不節則陰氣上逆上逆則下虛下虛則陽氣

走之故曰實矣（新校正云：按經云喜怒不節則陰氣上逆，疑剩喜字。）帝曰：陰之生虛柰何？（虛謂精氣奪也。）岐伯曰：喜則氣下，悲則氣消，消則脉虛空，因寒飲食，寒氣熏滿（新校正云：按甲乙經作動藏。）則血泣氣去，故曰虛矣。帝曰：經言陽虛則外寒，陰虛則內熱，陽盛則外熱，陰盛則內寒，余已聞之矣，不知其所由然也。（經言，謂上古經言也。）岐伯曰：陽受氣於上焦，以溫皮膚分肉之間，令寒氣在外，則上焦不通，上焦不通，則寒氣獨留於外，故寒慄。（慄謂振慄也。）帝曰：陰虛生內熱柰何？岐伯曰：有所勞倦，形氣衰少，穀氣不盛，上焦不行，下脘不通，（新校正云：按甲乙經作下焦不通。）胃氣熱，熱氣熏胷中，故內熱。（甚用其力，致勞倦也。貪役不食，故穀氣不盛也。）帝曰：陽盛生外熱柰何歧伯曰上焦不通利則皮膚緻密腠理閉塞玄府不通〔新校正云按甲乙經及太素无玄府二字〕衛氣不得泄越故外熱〔外傷寒毒内薄諸陽寒外盛則皮膚收皮膚收則腠理密故衛氣稸聚无所流行矣寒氣外薄陽氣内爭積火内燔故生外熱也〕帝曰陰盛生内寒柰何歧伯曰厥氣上逆寒氣積於胷中而不寫不寫則溫氣去寒獨留則血凝泣凝則脉不通〔新校正云按甲乙經作腠理不通〕其脉盛大以濇故中寒〔溫氣謂陽氣也陰逆内滿則陽氣去於皮外也〕帝曰陰與陽并血氣以并病形以成刺之柰何歧伯曰刺此者取之經隧取血於營取氣於衛用形哉因四時多少高下〔營主血陰氣也衛主氣陽氣也夫行鍼之道必先知形之長短骨之廣狹循三備法通計身形以施分寸故曰用形也四時多少高下具在下篇〕帝曰血氣以并病形以成陰陽相傾補寫柰何歧伯

曰寫實者氣盛乃內鍼鍼與氣俱內以開其門如利其戶鍼與氣俱出精氣不傷邪氣乃下外門不閉以出其疾摇大其道如利其路是謂大寫必切而出大氣乃屈〔言欲開其穴而泄其氣也切謂急也言急出其鍼也鍼解論曰疾而徐則虛者疾出鍼而徐按之也大氣謂大邪氣也屈謂退屈也〕帝曰補虛柰何岐伯曰持鍼勿置以定其意候呼內鍼氣出鍼入鍼空四塞精無從去方實而疾出鍼氣入鍼出熱不得還閉塞其門邪氣布散精氣乃得存動氣候時〔新校正云按甲乙經作動無後時〕近氣不失遠氣乃來是謂追之〔言但密閉穴俞勿令其氣散泄也近氣謂已至之氣遠氣謂未至之氣也欲動經氣而爲補補者皆必候水刻氣之所在而刺之是謂得時而調之追言補也鍼經曰追而濟之安得無實則此謂也〕帝曰夫子言虛實者有十生於五藏五藏

五脉耳夫十二經脉皆生其病新校正云按甲乙經云皆生百病太素同今夫子獨言五藏夫十二經脉者皆絡三百六十五節節有病必被經脉經脉之病皆有虛實何以合之岐伯曰五藏者故得六府與爲表裏經絡支節各生虛實其病所居隨而調之從其左右經氣支節而調之病在脉調之血脉者血之府脉實血實脉虛血虛由此脉病而調之血也　新校正云按全元起本及甲乙經云病在血調之脉病在血調之絡血病則絡脉易故調之於絡也病在氣調之衛衛主氣故氣病而調之衛也病在肉調之分肉候寒熱而取之病在筋調之筋適緩急而刺熨之病在骨調之骨察輕重而調之燔鍼劫刺其下及與急者調筋法也筋急則燒鍼而劫刺之病在骨焠鍼藥熨調骨法也焠鍼火鍼也病不知所痛兩蹻爲上兩蹻謂陰陽蹻脉陰蹻之脉出於照海陽蹻之脉出於申脉申脉在足外踝下陷者

中容爪甲新校正云按刺腰痛注云在踝下五分刺可入同身寸之三分留六呼若灸者可灸三壯照海在足內踝下刺可入同身寸之四分留六呼若灸者可灸三壯身形有痛九候莫病則繆刺之莫病謂無病也繆刺者刺絡脉左痛刺右右痛刺左痛在於左而右脉病者巨刺之巨刺者刺經脉脉左痛刺右右痛刺左必謹察其九候鍼道備矣

重廣補注黃帝內經素問卷第十七

調經論隧音遂飱音孫燔音煩

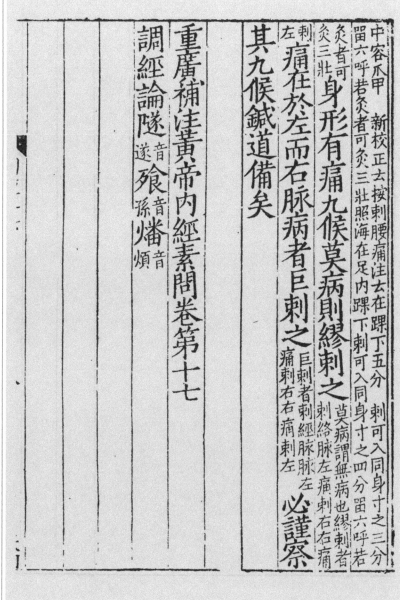

重廣補注黃帝內經素問卷第十八

啓玄子次注林億孫奇高保衡等奉敕校正孫兆重改誤

繆刺論　　四時刺逆從論

標本病傳論

繆刺論篇第六十三 新校正云按全元起本在第二卷

黃帝問曰余聞繆刺未得其意何謂繆刺繆刺言所刺之穴應用如紕繆綱紀也岐伯對曰夫邪之客於形也必先舍於皮毛留而不去入舍於孫脈留而不去入舍於絡脈留而不去入舍於經脈內連五藏散於腸胃陰陽俱感五藏乃傷此邪之從皮毛而入極於五藏之次也如此則治

其經焉今邪客於皮毛入舍於孫絡留而不去閉塞不通不得入於經流溢於大絡而生奇病也病在血絡是謂奇邪新校正云按全元起云大絡十五絡也夫邪客大絡者左注右右注左上下左右與經相干而布於四末其氣無常處不入於經俞命曰繆刺四末謂四支也帝曰願聞繆刺以左取右以右取左柰何其與巨刺何以別之歧伯曰邪客於經左盛則右病右盛則左病亦有移易者新校正云按甲乙經作病易且移左痛未已而右脉先病如此者必巨刺之必中其經非絡脉也先病者謂彼痛未止而此先病以承之故絡病者其痛與經脉繆處故命曰繆刺絡謂正經之傍支非正別也亦兼公孫飛揚等之別絡也　新校正云按王氏云非正別也按本論邪客足太陰絡令人腰痛注引從髀合陽明上絡嗌貫舌中乃太陰

之正也亦是兼脉之正安得謂之作正別也帝曰願聞繆刺奈何取之何如岐伯曰邪客於足少陰之絡令人卒心痛暴脹胷脇支滿以其絡支別者並正經從腎上貫肝鬲走於心包故邪客之則病如是無積者刺然骨之前出血如食頃而已然骨之前然谷穴也在足内踝前起大骨下陷者中足少陰榮也刺可入同身寸之三分留三呼若灸者可灸三壯刺此多見血令人立飢欲食不已左取右右取左言痛在左取之右痛在右取之左餘如此例病新發者取五日已素有此病而新發先刺之五日乃盡已邪客於手少陽之絡令人喉痺舌卷口乾心煩臂外廉痛手不及頭以其脉循手表出臂外上肩入缺盆布膻中散絡心包其支者從膻中上出缺盆上項又心主其舌故病如是刺手中指次指爪甲上去端如韭葉各一痏謂關衝穴少陽之井也刺可入同身寸之一分留三呼若灸者可灸三壯左右手皆刺之故言各一痏痏瘡也　新校正云按甲乙經關衝穴出手小指次指之端今言中指者誤也壯者立已老者有頃已左取右右

取左此新病數日已邪客於足厥陰之絡令人卒疝暴痛以其絡去内踝上同身寸之五寸別走少陽其支別者循脛上睾結於莖故令人卒疝暴痛睾陰丸也刺足大指爪甲上與肉交者各一痏謂大敦穴足大指之端去爪甲角如韭葉厥陰之井也刺可入同身寸之三分留十呼若灸者可灸三壯男子立已女子有頃已左取右右取左邪客於足太陽之絡令人頭項肩痛以其經之正者從腦出別下項支別者從髆内左右別下又其絡自足上行循背上頭故項頭肩痛也新校正云按甲乙經云其支者從巔入絡腦還出別下項王氏云經之正者正當作支刺足小指爪甲上與肉交者各一痏立已謂至陰穴太陽之井也刺可入同身寸之一分留五呼若灸者可灸三壯新校正云按甲乙經云在足小指外側去爪甲角如韭葉不已刺外踝下三痏左取右右取左如食頃已謂金門穴足太陽郄也在外踝下刺可入同身寸之三分若灸者可灸三壯邪客於手陽明之絡令人氣滿胷中喘息而支胠胷中熱以其經自肩端入缺盆絡脉其支別者從缺盆中直

而上頸故病如是刺手大指次指爪甲上去端如韭葉各一痏左取右右取左如食頃已謂商陽穴手陽明之井也刺可入同身寸之一分留一呼若灸者可灸一壯　新校正云按甲乙經云商陽在手大指次指内側去爪甲角如韭葉邪客於臂掌之間不可得屈刺其踝後新校正云按全元起云是人手之本節踝也先以指按之痛乃刺之以月死生爲數月生一日一痏二日二痏十五日十五痏十六日十四痏隨日數也月半已前謂之生月半以後謂之死虧滿而異也邪客於足陽蹻之脉令人目痛從内眥始以其脉起於足上行至頭而屬目内眥故病令人目痛從内眥始也何以明之八十一難經曰陽蹻脉者起於跟中循外踝上行入風池鍼經曰陰蹻脉入鼽屬目内眥合於太陽陽蹻而上行尋此則至於目内眥也刺外踝之下半寸所各二痏謂申脉穴陽蹻之所生也在外踝下陷者中容爪甲刺可入同身寸之三分留六呼若灸者可灸三壯　新校正云詳血脉痏注去外踝下五分左刺右右刺左如行十里頃而已人有所

墮墜惡血留內腹中滿脹不得前後先飲利藥此上傷厥陰之脉下傷少陰之絡刺足內踝之下然骨之前血脉出血此少陰之絡也新校正云詳血脉出血脉字疑是絡字刺足跗上動脉謂衝陽穴胃之原也刺可入同身寸之三分留十呼若灸者可灸三壯主腹大不嗜食以腹脹滿故爾取之不巳刺三毛上各一痏見血立巳左刺右右刺左謂大敦穴厥陰之井也善悲驚不樂刺如右方善悲驚不樂亦如上法刺之邪客於手陽明之絡令人耳聾時不聞音以其經支者從缺盆上頸貫頰又其絡支別者入耳會於宗脉故病令人耳聾時不聞聲刺手大指次指爪甲上去端如韭葉各一痏立聞亦同前商陽穴不巳刺中指爪甲上與肉交者立聞謂中衝穴手心主之井也在手中指之端去爪甲如韭葉陷者中刺可入同身寸之一分留三呼若灸者可灸三壯古經脫簡無絡可尋之恐是刺小指爪甲上與肉交者也何以言之下文云手少陰絡會於耳中也若小指之端是謂少衝手少陰之井

刺可入同身寸之一分留一呼若灸者可灸一壯新校正云按王氏云恐是小指爪甲上少衝穴按甲乙經手心主之正上循喉嚨出耳後合少陽完骨之下如是則安得不刺中衝而疑爲少衝也其不時聞者不可刺也不時聞者絡氣已絕故不可刺耳中生風者亦刺之如此數左刺右右刺左凡痺往來行無常處者在分肉間痛而刺之以月死生爲數用鍼者隨氣盛衰以爲痏數鍼過其日數則脫氣不及日數則氣不寫左刺右右刺左病已止不已復刺之如法言所以約月死生爲數者何以隨氣之盛衰也月生一日一痏二日二痏漸多之十五日十五痏十六日十四痏漸少之如是刺之則無過數無不及也邪客於足陽明之經令人鼽衄上齒寒以其脉起於鼻交頞中下循鼻外入上齒中還出俠口環脣下交承漿却循頤後下廉出大迎循頰車上耳前故病令人鼽衄上齒寒也復以其脉左右交於面部故舉經脉之病以明繆處之類故下文去 新校正云按全元起本與甲

乙經陽明之經作陽明之絡刺足中指次指爪甲上與肉交者各一痏左刺右右刺左中當爲大亦傳寫中大之誤也據靈樞經孔穴圖經中指次指爪甲上無穴當言刺大指次指爪甲上乃厲兌穴陽明之井不當更有次指二字也厲兌者刺可入同身寸之一分留一呼若灸者可灸一壯　新校正云按甲乙經云刺足中指爪甲上無次指二字蓋以大指次指爲中指義與王注同下文云足陽明中指爪甲上亦謂此穴也厲兌在足大指次指之端去爪甲角如韭葉邪客於足少陽之絡令人脇痛不得息欬而汗出以其脉支別者從目銳眥下大迎合手少陽於䪼下加頰車下頸合缺盆以下胷中貫鬲絡肝膽循脇故令人脇痛欬而汗出刺足小指次指爪甲上與肉交者各一痏謂竅陰穴少陽之井也刺可入同身寸之一分留一呼若灸者可灸三壯　新校正云按甲乙經竅陰在足小指次指之端去爪甲角如韭葉不得息立已汗出立止欬者溫衣飲食一日已左刺右右刺左病立已不已復刺如法邪客於足少陰之絡令人嗌痛不可內食無故善怒氣上走賁

上以其經支別者從肺出絡心注胷中又其正經從腎上貫肝鬲入肺中循喉嚨挾舌本故病令人嗌乾痛不可内食無故善怒氣上走賁上也賁謂氣奔也 新校正云詳王注以賁上為氣奔者非按難經胃為賁門楊玄操云賁鬲也是氣上走鬲上也經既云氣上走安得更以賁為奔上之解邪 刺足下中央之脉各三痏凡六刺立已左刺右右刺左謂涌泉穴少陰之井也在足心陷者中屈足踡指宛宛中刺可入同身寸之三分留三呼若灸者可灸三壯 嗌中腫不能内唾時不能出唾者刺然骨之前出血立已左刺右右刺左亦足少陰之絡也以其絡並大經喉嚨故爾刺之此二十九字本錯簡在邪客手足少陰太陰足陽明之絡前今遷於此 新校正云詳王注以其絡並大經循喉嚨若按甲乙經足少陰之絡並經上走心包少陰之經循喉嚨今王氏之注經與絡交互當以甲乙經為正也 邪客於足太陰之絡令人腰痛引少腹控眇不可以仰息足太陰之絡從髀合陽明上貫尻骨中與厥陰少陽結於下髎而循尻骨内入腹上絡嗌貫舌中故腰痛則引少腹控於眇中也眇謂季脇下之空軟處也受邪氣則絡拘急故不可以仰伸而喘息也刺腰痛篇中無息字 新校正云詳王注云足太陰之絡按甲乙經乃太陰之正非絡也王氏謂之絡者未詳其旨 刺腰尻之

解兩胂之上是腰俞以月死生爲痏數發鍼立已左刺右右刺左

腰兒骨間曰解當中有腰俞刺可入同身寸之二寸 新校正云按氣府論注作二分刺熱論注作二分水穴篇注作二分熱穴篇注作二寸甲乙經作二寸 留七呼主與經同中誥孔穴經云左取右右取左穴當中不應㒷北次腰下俠尻有骨空各四皆主腰痛下髎主與經同是足太陰厥陰少陽所結刺可入同身寸之二寸留十呼若灸者可灸三壯胂謂兩髁胂也腰俞髁胂皆當取之也 新校正云按此邪客足太陰之絡并刺法一項已見刺腰痛篇中彼注甚詳此特多是腰俞三字耳別按全元起本舊無此三字王氏頗知腰俞無左右取之理而注之而不知全元起本舊無

邪客於足太陽之絡令人拘攣背急引脇而痛

以其經從踝內左右別下貫胂合膕中故病令人拘攣背急引脇而痛 新校正云按全元起本及甲乙經引脇而痛下更云內引心而痛

刺之從項始數脊椎俠脊疾按之應手如痛刺之傍三痏立已

從項始數脊椎者謂從大椎數之至第二椎兩傍各同身寸之一寸五分內循脊兩傍按之有痛應手則邪客之處也隨痛應手深淺即而刺之邪客在脊骨兩傍故言刺之傍也

邪客於足少陽之絡令人留於樞中痛髀不可

舉以其經出氣街繞髦際橫入髀厭中故痛令人留於髀樞後痛解不可舉也樞謂髀樞也刺樞中以毫鍼寒則久留鍼以月死生爲數立已髀樞之後則環銚穴也正在髀樞後故言刺髀樞後也環銚者足少陽脉氣所發刺可入同身寸之一寸留二十呼若灸者可灸三壯毫鍼者第七鍼也新校正云按甲乙經環銚在髀樞中氣穴論云在兩髀厭分中此經云刺樞中而王氏以謂髀樞之後者誤也治諸經刺之所過者不病則繆刺之王言也經不病則邪在絡故繆刺之若經所過有病是則經病不當繆刺矣耳聾刺手陽明不已刺其通脉出耳前者手陽明謂前手大指次指去端如韭葉者也是謂商陽據中誥孔穴圖經手陽明脉中商陽合谷陽谿徧歷四穴並主耳聾今經所指謂前商陽不謂此合谷等穴也耳前通脉手陽明脉正當聽會之分刺入同身寸之四分若灸者可灸三壯齒齲刺手陽明不已刺其脉入齒中立已據甲乙流注圖經手陽明脉中商陽二間三間合谷陽谿徧歷溫留七穴並主齒痛手陽明脉貫頰入下齒中足陽明脉循鼻外入上齒中也邪客於五藏之間其病也脉引而痛時來時止視其病繆刺之於手足爪甲上各刺其井左取

右右取左視其脈出其血間日一刺一刺不已五刺已有血脈者則刺之如此數繆傳引上齒齒脣寒痛視其手背脈血者去之若病繆傳而引上齒齒脣寒痛者刺手背陽明絡也足陽明中指爪甲上一痏手大指次指爪甲上各一痏立已左取右右取左謂第二指厲兌穴也手大指次指謂商陽穴手陽明井也鍼經曰齒痛不惡清飲取足陽明惡清飲取手陽明　新校正云詳前文邪客足陽明刺中指次指爪甲上此誤剩次指二字當如此只言中指爪甲上乃是也

邪客於手足少陰太陰足陽明之絡此五絡皆會於耳中上絡左角手少陰眞心脈足少陰腎脈手太陰肺脈足太陰脾脈足陽明胃脈此五絡皆會於耳中而出絡左額角也五絡俱竭令人身脈皆動而形無知也其狀若尸或曰尸厥言其卒冒悶而如死尸身脈猶如常人而動也然陰氣盛於上則下氣熏上而邪氣逆邪氣逆則陽氣亂陽氣亂則五絡閉結而不通故其狀若尸也以是從厥而生故或曰尸厥刺其足大指內側爪甲上去端如韭葉謂隱白穴

足太陰之井也刺可入同身寸之一分留三呼若灸者可灸三壯**後刺足心**謂涌泉穴足少陰之井也刺同前取涌泉穴法**後刺足中指爪甲上各一痏**謂第二指足陽明之井也刺同前取厲兌穴法**後刺手大指內側去端如韭葉**謂少商穴手太陰之井也刺可入同身寸之一分留三呼若灸者可灸三壯**後刺手心主**謂中衝穴手心主之井也刺可入同身寸之一分留三呼若灸者可灸一壯　新校正云按甲乙經不刺手心主詳此五絡之數亦不及手心主而此刺之是有六絡未會王冰相隨注之不爲明辨之旨也**少陰銳骨之端各一痏立已**謂神門穴在掌後銳骨之端陷者中手少陰之俞也刺可入同身寸之三分留三呼若灸者可灸三壯**不已以竹管吹其兩耳**言使氣入耳中內助五絡令氣復通也當內管入耳以手密擫之勿令氣泄而極吹之氣壓然從絡脈通也　新校正云按陶隱居云吹其左耳極三度復吹其右耳三度也**鬄其左角之髮方一寸燔治飲以美酒一杯不能飲者灌之立已**左角之髮是五絡血之餘故鬄之燔治飲之以美酒也酒者所以行藥勢又炎上而內走於心心主脈故以美酒服之**凡刺之數先視其經脈切而從之審其虛實而調之不**

調者經刺之有痛而經不病者繆刺之因視其皮部有血絡者盡取之此繆刺之數也

四時刺逆從論篇第六十四

新校正云按厥陰有餘至筋急目痛全元起本在第六卷春氣在經脈至篇末全元起本在第一卷

厥陰有餘病陰痺痺謂痛也陰謂寒也有餘謂厥陰氣盛滿故陰發於外而爲寒痺　新校正云詳王氏以痺爲痛未通不足病生熱痺陰不足則陽有餘故爲熱痺滑則病狐疝風濇則病少腹積氣厥陰脉循股陰入髦中環陰器抵少腹又其絡支別者循脛上睾結於莖故爲狐疝少腹積氣也　新校正云按楊上善云狐夜不得尿日出方得人之所病與狐同故曰狐疝一曰孤疝謂三焦孤府爲疝故曰孤疝少陰有餘病皮痺隱軫不足病肺痺腎水逆連於肺母故也足少陰脉從腎上貫肝鬲入肺中故有餘病皮痺隱軫不足病肺痺也滑則病肺風疝濇則病積溲血以其正經入肺貫腎絡膀胱故爲肺疝及積溲血也太陰有餘病肉

痹寒中不足病脾痹（脾主肉故如是）滑則病脾風疝濇則病積心腹時滿（太陰之脉入腹屬脾絡胃其支別者復從胃別上鬲注心中故爲脾疝心腹時滿也）陽明有餘病脉痹身時熱不足病心痹（胃有餘則上歸於心不足則心下痺故爲是）滑則病心風疝濇則病積時善驚（心主之脉起於胷中出屬心包下鬲歷絡三焦故爲心疝時善驚）太陽有餘病骨痹身重不足病腎痹（太陽與少陰爲表裏故有餘不足皆病歸於腎也）滑則病腎風疝濇則病積善時巔疾（太陽之脉交於巔上入絡腦下循膂絡腎故爲腎風及巔病也）少陽有餘病筋痹脇滿不足病肝痹（少陽與厥陰爲表裏故病歸於肝）滑則病肝風疝濇則病積時筋急目痛（肝主筋故時筋急厥陰之脉上出額與督脉會於巔其支別者從目系下頰裏故目痛）

是故春氣在經脉夏氣在孫絡長夏氣在肌肉秋氣在皮膚冬氣在骨髓中帝曰余願聞其故岐伯曰春

者天氣始開地氣始泄凍解冰釋水行經通故人氣在脉夏者經滿氣溢入孫絡受血皮膚充實長夏者經絡皆盛内溢肌中秋者天氣始收腠理閉塞皮膚引急引謂牵引以縮急也冬者蓋藏血氣在中内著骨髓通於五藏是故邪氣者常隨四時之氣血而入客也至其變化不可為度然必從其經氣辟除其邪除其邪則亂氣不生得氣而調故不亂帝曰逆四時而生亂氣柰何歧伯曰春刺絡脉血氣外溢令人少氣血氣溢於外則中不足故少氣新校正云按自春刺絡脉至令人目不明與診要經終論義同文異彼注甚詳於此彼分四時此分五時然此有長夏刺肌肉之分而逐時各闕刺秋分之事與此肌肉之分即彼秋皮膚之分也春刺肌肉血氣環逆令人上氣血逆氣上故上氣新校正云按經闕春刺秋分春

刺筋骨血氣内著令人腹脹內著不散故脹夏刺經脉血氣乃竭令人解㑊血氣竭少故解㑊然不可名之也解㑊謂寒不寒熱不熱壯不壯弱不弱故不可名之也夏刺肌肉血氣内却令人善恐却閉也血氣内閉則陽氣不通故善恐夏刺筋骨血氣上逆令人善怒血氣上逆則怒氣相應故善怒新校正云按經闕夏刺秋分秋刺經脉血氣上逆令人善忘血氣上逆滿於脉中故善忘秋刺絡脉氣不外行新校正云按別本作血氣不行全元起本作氣不衞外太素同令人卧不欲動以虛甚故新校正云按經闕秋刺長夏分秋刺筋骨血氣内散令人寒慄血氣内散則中氣虛故寒慄冬刺經脉血氣皆脫令人目不明以血氣無所營故也冬刺絡脉内氣外泄留爲大痺冬刺肌肉陽氣竭絕令人善忘陽氣不壯至春而竭故善忘新校正云按經闕冬刺秋分凡此四時刺者大逆之病新校正云按全元起本作六經之病不可不從也反之則生亂

氣相淫病焉（淫不次也不次而行如淩淫相洓而生病也）故刺不知四時之經病之所生以從爲逆正氣內亂與精相薄必審九候正氣不亂精氣不轉（不轉謂不逆轉也）帝曰善刺五藏中心一日死其動爲噫（診要經終論曰中心者環死刺禁論曰一日死其動爲噫）中肝五日死其動爲語（診要經終論闕而不論刺禁論曰中肝五日死其動爲語　新校正云按甲乙經語作欠）中肺三日死其動爲欬（診要經終論曰中肺五日死刺禁論曰中肺三日死其動爲欬）中腎六日死（新校正云按甲乙經作三日死）其動爲嚏欠（診要經終論曰中腎七日死刺禁論曰中腎六日死其動爲嚏　新校正云按甲乙經無欠字）中脾十日死（新校正云按甲乙經作十五日）其動爲吞（診要經終論曰中脾五日死刺禁論曰中脾十日死其動爲吞然此三論皆歧伯之言而死日動變不同傳之誤也）刺傷人五藏必死其動則依其藏之所變候知其死也（變謂氣動變也中心下至此並爲逆從重文也）

標本病傳論篇第六十五

新校正云按全元起本在第二卷皮部論篇前

黄帝問曰病有標本刺有逆從奈何岐伯對曰凡刺之方必別陰陽前後相應逆從得施標本相移故曰有其在標而求之於標有其在本而求之於本有其在本而求之於標有其在標而求之於本故治有取標而得者有取本而得者有逆取而得者有從取而得者得病之情知治大體則逆從皆可施必中焉故知逆與從正行無問知標本者萬舉萬當道不疑惑識既深明則無問於人正行皆當不知標本是謂妄行識猶褊淺道未高深舉且見違故行多妄夫陰陽逆從標本之爲道也小而大言一而知百病之害著之至也言別陰陽知逆順法明著見精微觀其所舉則小尋其所利則大以斯明著故言一而知百病之害

少而多淺而博可以言一而知百也（言少可以貫多舉淺可以料大者何法之明故非聖人之道孰能至於是耶故學之者猶可以言一而知百病也博大也）以淺而知深察近而知遠言標與本易而勿及（雖事極深玄人非咫尺略以淺近而悉貫之然標本之道雖易可為言而世人識見無能及者）治反爲逆治得爲從先病而後逆者治其本先逆而後病者治其本先寒而後生病者治其本先病而後生寒者治其本先熱而後生病者治其本先熱而後生中滿者治其標先病而後泄者治其本先泄而後生他病者治其本必且調之乃治其他病先病而後先中滿者治其標先中滿而後煩心者治其本人有客氣有同氣（新校正云按全元起本同作固）小大不利治其標小大利治其本（本先病標）

後病必謹察之病發而有餘本而標之先治其本後治其標病發而不足標而本之先治其標後治其本本而標之謂有先病復有後病也以其有餘故先治其本後治其標也標而本之謂先發輕微緩者後發重大急者以其不足故先治其標後治其本也謹察間甚以意調之間謂多也甚謂少也多謂多形證而輕易少謂少形證而重難也以意調之謂審量標本不足有餘非謂捨法而以意妄爲也間者并行甚者獨行先小大不利而後生病者治其本并謂他脉共受邪氣而合病也獨爲一經受病而无異氣相參也并甚則相傳傳急則亦死夫病傳者心病先心痛藏真通於心故心先痛一日而欬心火勝金傳於肺也肺在變動爲欬故爾三日脇支痛肺金勝木傳於肝也以其脉循脇脇故如是五日閉塞不通身痛體重肝木勝土傳於脾也脾性安鎮木氣乘之故閉塞不通身痛體重三日不已死以勝相伐唯弱是從五藏四傷豈其能久故爲即死冬夜半夏日中謂正子午之時也或言冬夏有異非也晝夜之半事甚昭然新校正云按靈樞經夫氣入藏病先發於心一日而之肺三日而之肝五日而之脾三日不已死冬夜半夏日

中甲乙經曰病先發於心心痛一日之肺而欬五日之肝脇支痛五日之脾閉
塞不通身病軀重三日不巳死冬夜半夏日中詳素問言其病靈樞言其藏甲
乙經及并素問靈樞二經之文而病與藏兼舉之肺病喘而欬藏眞高於肺而主息故喘欬也三日而脇支滿痛
肺傳於肝一日身重體痛肝傳於脾五日而脹自傳於府十日不巳死冬日入
夏日出孟冬之中日入於申之八刻三分仲冬之中日入於申之七刻三分季冬之中日入於申與孟月等孟夏之中日出於寅之八刻二分仲夏
之中日出於寅十刻三分季夏之中日出於寅與孟月等也肝病頭目眩脇支滿藏眞散於肝脉內連目脇故如
是三日體重身痛肝傳於肺五日而脹自傳於府三日腰脊少腹痛脛
痠謂胃傳於腎以其脉起於足循腨內出膕內廉上股內後廉貫脊屬腎絡膀胱故如是也腰爲腎之府故腰痛三日不巳死冬
日入新校正云按甲乙經作日中夏早食日入早晏如冬法也早食謂早於食時則卯正之時也脾病身痛
體重藏眞濡於脾而主肌肉故爾一日而脹自傳於府二日少腹腰脊痛脛痠胃傳於腎
三日背胎筋痛小便閉自傳於府及之胎也十日不巳死冬人定夏

晏食人定謂申後二十五刻晏食謂寅後二十五刻腎病少腹腰脊痛䯒痠藏眞不刻腎故如是三日背䏝筋痛小便閉自傳於府　新校正云按靈樞經云之䏝膀胱是自傳於府及之䏝也三日腹脹膀胱傳於小腸　新校正云按甲乙經云三日上之心心脹三日兩脇支痛府傳於藏　新校正云按靈樞經云三日之小腸三日上之心今云兩脇支痛是小腸府傳心藏而發痛也三日不已死冬大晨夏晏晡大晨謂寅後九刻大明之時也晏晡謂申後九刻向昏之時也胃病脹滿以其脉循腹故如是五日少腹腰脊痛䯒痠胃傳於腎三日背䏝筋痛小便閉自傳於府及之䏝也五日身體重膀胱水府傳於脾也　新校正云按靈樞經　及甲乙經各云五日上之心是膀胱傳心爲相勝而身體重今王氏言傳脾者誤也六日不已死冬夜半後夏日昳夜半後謂子後八刻丑正時也日昳謂午後八刻未正時也膀胱病小便閉以其爲津液之府故爾五日少腹脹腰脊痛䯒痠自歸於藏一日腹脹腎復傳於小腸一日身體痛小腸傳於脾　新校正云按靈樞經云一日上

之心是府傳於藏也甲乙經作之脾與王注同二日不已死冬雞鳴夏下晡雞鳴謂早雞鳴丑正之分也下晡謂日下於晡時申之後五刻也諸病以次是相傳如是者皆有死期不可刺五藏相移皆如此有緩傳者有急傳者緩者或一歲二歲三歲而死其次或三月若六月而死急者一日二日三日四日或五六日而死則此類也尋此病傳之法皆五行之氣考其日數理不相應夫以五行爲紀以不勝之數傳於所勝者謂火傳於金當云一日金傳於木當云二日木傳於土當云四日土傳於水當云三日水傳於火當云五日也若以已勝之數傳於不勝者則木三日傳於土土五日傳於水水一日傳於火火二日傳於金金四日傳於水經之傳日似法三陰三陽之氣玉機眞藏論曰五藏相通移皆有次不治三月若六月若三日若六日傳而當死此與同也雖爾猶當臨病詳視日數方悉是非爾間一藏止新校正云按甲乙經无止字及至三四藏者乃可刺也間一藏止者謂隔過前一藏而不更傳也則謂木傳土土傳水水傳火火傳金金傳木而止皆間隔一藏也及至三四藏者皆謂至前第三第四藏也諸至三藏者皆是其已不勝之氣也至四藏者皆至已所生之父母也不勝則不能爲害於彼所生則父子無剋伐之期氣順以行故刺之可矣

重廣補注黃帝內經素問卷第十八

重廣補注黄帝内經素問卷第十九

啓玄子次注林億孫奇高保衡等奉敕校正孫兆重改誤

天元紀大論　五運行大論

六微旨大論

天元紀大論篇第六十六

黄帝問曰：天有五行御五位，以生寒暑燥濕風；人有五藏化五氣，以生喜怒思憂恐。御謂臨御，化謂生化也。天眞之氣無所不周，器象雖殊，參應一也。新校正云：按陰陽應象大論云喜怒悲憂恐，二論不同者，思者脾也，四藏皆受成焉，悲者勝怒也，二論所以互相成也。論言五運相襲而皆治之，終朞之日，周而復始，余已知之矣。願聞其與三陰三陽之候奈何合之？論謂六節藏象論也。運謂五行應天之五運，各周三百六十五日而爲紀者也故曰終朞之日周而復始也以六合五數未參同故問之也鬼臾區稽首再拜對曰昭乎哉問也夫五運陰陽者天地之道也萬物之綱紀變化之父母生殺之本始神明之府也可不通乎道謂化生之道綱紀謂生長化成收藏之綱紀也父母謂萬物形之先也本始謂生殺皆因而有之也夫有形稟氣而不爲五運陰陽之所攝者未之有也所以造化不極能爲萬物生化之元始者何哉以其是神明之府故也然合散不測生化無窮非神明運爲無能爾也　新校正云詳陰陽者至神明之府也與陰陽應象大論同而兩論之注頗異故物生謂之化物極謂之變陰陽不測謂之神神用無方謂之聖所謂化變聖神之道也化施化也變散易也神無期也聖無思也氣之施化故曰生氣之散易故曰極無期禀候故曰神無思測量故曰聖由化與變故萬物無能逃五運陰陽由聖與神故衆妙無能出幽玄之理深乎妙用不可得而稱之　新校正云按六微旨大論云物之生從於化物之極由乎變變化之相薄成敗之所由也又五常政大論云氣始而生化氣散而有形氣布而蕃育氣終而象變其致一也夫變化之爲用也應萬化之用也在天爲玄玄遠也天道玄遠變化無窮傳曰天道遠人道邇在

人爲道 道謂妙用之道也經術政化非道不成 在地爲化 化謂生化也生萬物者地非土氣孕育則形質不成 化生五味 金石草木根葉華實酸苦甘淡辛鹹皆化氣所生隨時而有 道生智 智通妙用唯道所生 玄生神 玄遠幽深故生神也神之爲用觸遇玄通契物化成無不應也 神在天爲風 風者教之始天之使也天之號令也 在地爲木 東方之化 在天爲熱 應火爲用 在地爲火 南方之化 在天爲濕 應土爲用 在地爲土 中央之化 在天爲燥 應金爲用 在地爲金 西方之化 在天爲寒 應水爲用 在地爲水 此方之化神之爲用如上五化木爲風所生火爲熱所熾金爲燥所發水爲寒所資土爲濕所全蓋初因而成立也雖初因之以化成卒因之以敗散爾豈五行之獨有是哉凡因所因而成立者悉因所因而散落爾　新校正云詳在天爲玄至此則與陰陽應象大論及五運行大論文重注頗異 故在天爲氣在地成形 氣謂風熱濕燥寒形謂木火土金水 形氣相感而化生萬物矣 此造化生成之大紀 然天地者萬物之上下也 天覆地載上下相臨萬物化生無遺略也由是故萬物自生自長自化自成自盈自虛自復自變也夫變者何謂生之氣極本而更始化也孔子曰曲成萬物而不遺 左右

者陰陽之道路也（天有六氣御下地有五行奉上當歲者爲上主司天承歲者爲下主司地不當歲者二氣居右北行轉之二氣居左南行轉之金木水火運北面正之常左爲右右爲左則左者南行右者北行而反也 新校正云詳上下左右之說義具五運行大論中）水火者陰陽之徵兆也（徵信也驗也兆先也以水火之寒熱彰信陰陽之先兆也）金木者生成之終始也（木主發生應春春爲生化之始金主收斂應秋秋爲成實之終終始不息其化常行故萬物生長化成收藏自久 新校正云按陰陽應象大論曰天地者萬物之上下也陰陽者血氣之男女左右者陰陽之道路水火者陰陽之徵兆陰陽者萬物之能始也與此論相出入也）氣有多少形有盛衰上下相召而損益彰矣（氣有多少謂天之陰陽三等多少不同秩也形有盛衰謂五運之氣有太過不及也由是少多衰盛天地相召而陰陽損益昭然彰著可見也 新校正云詳陰陽三等之義具下文注中）帝曰願聞五運之主時也何如（時四時也）鬼臾區曰五氣運行各終朞日非獨主時也（一運之日終三百六十五日四分度之一乃易之非主一時當其王相囚死而爲終法也氣交之內迢然而別有之也）帝曰請聞其所謂也鬼臾區曰臣積考太始天元

冊文曰天元冊所以記天眞元氣運行之紀也自神農之世鬼臾區十世祖始誦而行之此太古占候靈文洎乎伏羲之時已鐫諸玉版命曰冊文太古靈文故命曰太始天元冊也　新校正云詳今世有天元玉冊或者以謂即此太始天元冊文非是

太虛寥廓肇基化元太虛謂空玄之境眞氣之所充神明之宮府也眞氣精微無遠不至故能爲生化之本始運氣之眞元矣肇始也基本也

萬物資始五運終天五運謂木火土金水運也終天謂一歲三百六十五日四分度之一也終始更代周而復始也言五運更統於太虛四時隨部而遷復六氣分居而異主萬物因之以化生非曰自然其誰能始故曰萬物資始易曰大哉乾元萬物資始乃統天雲行雨施品物流形孔子曰天何言哉四時行焉百物生焉此其義也

布氣眞靈揔統坤元太虛眞氣無所不至也氣齊生有故禀氣含靈者抱眞氣以生焉揔統坤元言天元氣常司地氣化生之道也易曰至哉坤元萬物資生乃順承天也

九星懸朗七曜周旋九星上古之時也上古世質人淳歸眞反朴九星懸朗五運齊宮中古道德稍衰標星藏曜故計星之見者七焉九星謂天蓬天內天衝天輔天禽天心天任天柱天英此蓋從標而爲始遁甲式法今猶用焉七曜謂日月五星今外蕃具以此曆爲舉動吉凶之信也周謂周天之度旋謂左循天度而行五星之行猶各有進退高下小大矣

曰陰曰陽曰柔曰剛陰陽天道也柔剛地道也天以陽生陰長地以柔化剛成也易曰立天之道曰

陰與陽立地之道曰柔與剛此之謂也幽顯既位寒暑弛張幽顯既位言人神各得其序寒暑弛張言陰陽不失其宜也人神各守所居無相干犯陰陽不失其序物得其宜天地之道且然人神之理亦猶也　新校正云按至眞要大論云幽明何如歧伯曰兩陰交盡故曰幽兩陽合明故曰明幽明之配寒暑之異也生生化化品物咸章上生謂生之有情有識之類也下生謂生之無情無識之類也上化謂形容彰顯者也下化謂蔽匿形容者也有情有識彰顯形容天氣主之無情無識蔽匿形質地氣主之稟元靈氣之所化育爾易曰天地絪緼萬物化醇斯之謂歟臣斯十世此之謂也傳習斯文至鬼臾區十世于茲不敢失墜帝曰善何謂氣有多少形有盛衰鬼臾區曰陰陽之氣各有多少故曰三陰三陽也由氣有多少故隨其升降分爲三別也　新校正云按至眞要大論云陰陽之三也何謂岐伯曰氣有多少異用王冰云太陰爲正陰太陽爲正陽次少者爲少陰次少者爲少陽又次爲陽明又次爲厥陰形有盛衰謂五行之治各有太過不及也太過有餘也不及不足也氣至不足太過迎之氣至太過不足隨之天地之氣虧盈如此故云形有盛衰也故其始也有餘而往不足隨之不足而往有餘

從之知迎知隨氣可與期言虧盈無常互有勝負爾始謂甲子歲也六微旨大論曰天氣始於甲地氣始於子子甲相合命曰歲立此之謂也則始甲子之歲三百六十五日所稟之氣當不足也次而推之終六甲也故有餘已則不足不足已則有餘亦有歲運非有餘非不足者蓋以同天地之化也若餘已復餘少已復少則天地之道變常而災害作苛疾生矣　新校正云按六微旨大論云木運臨卯火運臨午土運臨四季金運臨酉水運臨子所謂歲會氣之平也又按五常政大論云委和之紀上角與正角同上商與正商同上宮與正宮同伏明之紀上商與正商同卑監之紀上宮與正宮同上角與正角同從革之紀上商與正商同上角與正角同涸流之紀上宮與正宮同赫曦之紀上羽與正徵同堅成之紀上徵與正商同又六元正紀大論云不及而加同歲會已前諸歲並為正歲氣之平也今王注以同天之化為非有餘不足者非也

應天為天符承歲為歲直三合為治應天謂木運之歲上見厥陰火運之歲上見少陽少陰土運之歲上見太陰金運之歲上見陽明水運之歲上見太陽此五者天氣下降如合符運故曰應天為天符也承歲謂木運之歲歲當于卯火運之歲歲當于午土運之歲歲當辰戌丑未金運之歲歲當于酉　水運之歲歲當于子此五者歲之所直故曰承歲為歲直也三合謂火運之歲上見少陰年辰臨午土運之歲上見太陰年辰臨丑未金運之歲上見陽明年辰臨酉此三者天氣運氣與年辰俱會故云三合為治也歲直亦曰歲位三合亦為天符六微旨大論曰天符歲會曰太一天符謂天運與歲

俱會也　新校正云按天符歲會之詳具六微旨大論中又詳火運上少陰年辰臨午即戊午歲也土運上太陰年辰臨丑未即己丑己未歲也金運上陽明年辰臨酉即乙酉歲也

帝曰上下相召奈何鬼臾區曰寒暑燥濕風火天之陰陽也三陰三陽上奉之太陽爲寒少陽爲暑陽明爲燥太陰爲濕厥陰爲風少陰爲火皆其元在天故曰天之陰陽也木火土金水火地之陰陽也生長化收藏下應之木初氣也火二氣也相火三氣也土四氣也金五氣也水終氣也以其在地應天故云下應也氣在地故曰地之陰陽也　新校正云按六微旨大論曰地理之應六節氣位何如岐伯曰顯明之右君火之位退行一步相火治之復行一步土氣治之復行一步金氣治之復行一步水氣治之復行一步木氣治之此即木火土金水火地之陰陽之義也天以陽生陰長地以陽殺陰藏生長者天之道藏殺者地之道天陽主生故以陽生陰長地陰主殺故以陽殺陰藏天地雖高下不同而各有陰陽之運用也　新校正云詳此經與陰陽應象大論文重注頗異天有陰陽地亦有陰陽天有陰故能下降地有陽故能上騰是以各有陰陽也陰陽交泰故化變由之成也木火土金水火地之陰陽也生長化收藏故陽中有陰

陰中有陽陰陽之氣極則過亢故各兼之陰陽應象大論曰寒極生熱熱極生寒又曰重陰必陽重陽必陰言氣極則變也故陽中兼陰陰中兼陽易之卦離中虛坎中實此其義象也所以欲知天地之陰陽者應天之氣動而不息故五歲而右遷應地之氣靜而守位故六朞而環會天有六氣地有五位天以六氣臨地地以五位承天蓋以天氣不加君火故也以六加五則五歲而餘一氣故遷一位若以五承六則常六歲乃備盡天元之氣故六年而環會所謂周而復始也地氣左行往而不返天氣東轉常自火運數五歲巳其次氣正當君火氣之上法不加臨則右遷君火氣上以臨相火之上故曰五歲而右遷也由斯動靜上下相臨而天地萬物之情變化之機可見矣動靜相召上下相臨陰陽相錯而變由生也天地之道變化之微其由是矣孔子曰天地設位而易行乎其中此之謂也新校正云按五運行大論云上下相遘寒暑相臨氣相得則和不相得則病又云上者右行下者左行左右周天餘而復會帝曰上下周紀其有數乎鬼臾區曰天以六爲節地以五爲制周天氣者六朞爲一備終地紀者五歲爲一周六節謂六氣之

分五制謂五位之分位應一歲氣統一年故五歲爲一周六年爲一備備謂備歷天氣周謂周行地位所以地位六而言五者天氣不臨君火故也君火以明相火以位君火在相火之右但立名於君位不立歲氣故天之六氣不偶其氣以行君火之政守位而奉天之命以宣行火令爾以名奉天故曰君火以名守位禀命故云相火以位五六相合而七百二十氣爲一紀凡三十歲千四百四十氣凡六十歲而爲一周不及太過斯皆見矣歷法一氣十五日因而乘之積七百二十氣即三十年積千四百四十氣即六十年也經云有餘而往不足隨之不足而往有餘從之故六十年中不及太過斯皆見矣　新校正云按六節藏象論云五日謂之候三候謂之氣六氣謂之時四時謂之歲而各從其主治焉五運相襲而皆治之終朞之日周而復始時立氣布如環無端候亦同法故曰不知年之所加氣之盛衰虛實之所起不可爲工矣帝曰夫子之言上終天氣下畢地紀可謂悉矣余願聞而藏之上以治民下以治身使百姓昭著上下和親德澤下流子孫無憂傳之後世無有終時可得聞乎安不忘危

存不忘亡大聖之至教也求民之瘼恤民之隱大聖之深仁也鬼臾區曰至數之機迫迮以微其來可見其往可追敬之者昌慢之者亡無道行私必得天殃謂傳非其人授於情押及寄求名利者也謹奉天道請言眞要申誓戒於君王乃明言天道至眞之要旨也帝曰善言始者必會於終善言近者必知其遠數術明著應用不差故遠近於言始終無謬是則至數極而道不惑所謂明矣願夫子推而次之令有條理簡而不匱久而不絕易用難忘爲之綱紀至數之要願盡聞之簡省要也匱乏也久遠也要樞紐也鬼臾區曰昭乎哉問明乎哉道如鼓之應桴響之應聲也桴鼓椎也響應聲也臣聞之甲己之歲土運統之乙庚之歲金運統之丙辛之歲水運統之丁壬之歲木運統之戊癸之歲

火運統之（太始天地初分之時陰陽析位之際天分五氣地列五行五行定位布政於四方五氣分流散支於十干當是黄氣横於甲己白氣横於乙庚黑氣横於丙辛青氣横於丁壬赤氣横於戊癸故甲己應土運乙庚應金運丙辛應水運丁壬應木運戊癸應火運大古聖人望氣以書天冊賢者謹奉以紀天元下論文義備矣　新校正云詳運有太過不及平氣甲庚丙壬戊主太過乙辛丁癸己主不及大法如此取平氣之法其說不一具如諸篇）帝曰其於三陰三陽合之柰何鬼臾區曰子午之歲上見少陰丑未之歲上見太陰寅申之歲上見少陽卯酉之歲上見陽明辰戌之歲上見太陽巳亥之歲上見厥陰少陰所謂標也厥陰所謂終也（標謂上首也終謂當三甲六甲之終　新校正云詳午未寅酉戌亥之歲爲正化正司化令之實子丑申卯辰巳之歲爲對化對司化令之虚此其大法也）厥陰之上風氣主之少陰之上熱氣主之太陰之上濕氣主之少陽之上相火主之陽明之上燥氣主之太陽之上

寒氣主之所謂本也是謂六元三陰三陽爲標寒暑燥濕風火爲本故云所謂本也天眞元氣分爲六化以統坤元生成之用徵其應用則六化不同本其所生則正是眞元之一氣故曰六元也　新校正云按別本六元作天元也帝曰光乎哉道明乎哉論請著之玉版藏之金匱署曰天元紀

五運行大論篇第六十七

黃帝坐明堂始正天綱臨觀八極考建五常明堂布政宮也八極八方目極之所也考謂考校建謂建立也五常謂五氣行天地之中者也端居正氣以候天和請天師而問之曰論言天地之動靜神明爲之紀陰陽之升降寒暑彰其兆新校正云詳論謂陰陽應象大論及氣交變大論文彼云陰陽之往復寒暑彰其兆余聞五運之數於夫子夫子之所言正五氣之各主歲爾首甲定運余因論之鬼臾區曰土主甲己金主乙庚水主丙辛木主丁壬火主

戊癸子午之上少陰主之丑未之上太陰主之寅申之上少陽主之卯酉之上陽明主之辰戌之上太陽主之巳亥之上厥陰主之不合陰陽其故何也首甲謂六甲之初則甲子年也岐伯曰是明道也此天地之陰陽也上古聖人仰觀天象以正陰陽夫陰陽之道非不昭然而人昧宗源迷其本始則百端疑議從是而生黃帝恐至理真宗便因誣廢慜念黎庶故啓問曰天師知道出從真必非謬述故對上曰是明道也此天地之陰陽也陰陽法曰甲巳合乙庚合丙辛合丁壬合戊癸合其蓋取聖人仰觀天象之義不然則十干之位各在一方徵其離合事亦寥闊嗚呼遠哉百姓日用而不知爾故太上立言曰吾言甚易知甚易行天下莫能知莫能行此其類也　新校正云詳金主乙庚者乙者庚之柔庚者乙之剛大而言之陰與陽小而言之夫與婦是剛柔之事也餘並如此夫數之可數者人中之陰陽也然所合數之可得者也夫陰陽者數之可十推之可百數之可千推之可萬天地陰陽者不以數推以象

之謂也言智識偏淺不見原由雖所指彌遠其知彌近得其元始桴鼓非遥帝曰願聞其所始也岐伯曰昭乎哉問也臣覽太始天元冊文丹天之氣經于牛女戊分黅天之氣經于心尾己分蒼天之氣經于危室柳鬼素天之氣經于亢氐昴畢玄天之氣經于張翼婁胃所謂戊己分者奎壁角軫則天地之門戶也戊土屬乾己土屬巽遁甲經曰六戊爲天門六己爲地戶晨暮占雨以西北東南義取此雨爲土用濕氣生之故此占焉夫候之所始道之所生不可不通也帝曰善論言天地者萬物之上下左右者陰陽之道路未知其所謂也論謂天元紀及陰陽應象論也岐伯曰所謂上下者歲上下見陰陽之所在也左右者諸上見厥陰左少陰右太陽見少陰左太陰

右厥陰見太陰左少陽右少陰見少陽左陽明右大陰見陽明左太陽右少陽見太陽左厥陰右陽明所謂面北而命其位言其見也面向北而言之也上南也下北也左西也右東也帝曰何謂下歧伯曰厥陰在上則少陽在下左陽明右太陰少陰在上則陽明在下左太陽右少陽太陰在上則太陽在下左厥陰右陽明少陽在上則厥陰在下左少陰右太陽陽明在上則少陰在下左太陰右厥陰太陽在上則太陰在下左少陽右少陰所謂面南而命其位言其見也主歲者位在南故面北而言其左右在下者位在北故面南而言其左右也上天位也下地位也面南左東也右西也上下異而左右殊也上下相遘寒暑相臨氣相得則和不相得

則病木火相臨金水相臨水木相臨火土相臨土金相臨爲相得也土木相臨土水相臨水火相臨火金相臨金木相臨爲不相得也上臨下爲順下臨上爲逆逆亦鬱抑而病生土臨相火君火之類者也帝曰氣相得而病者何也岐伯曰以下臨上不當位也六位相臨假令土臨火火臨木木臨水水臨金金臨土皆爲以下臨上不當位也父子之義子爲下父爲上以子臨父不亦逆乎帝曰動靜何如言天地之行左右也岐伯曰上者右行下者左行左右周天餘而復會也上天也下地也周天謂天周地五行之位也天垂六氣地布五行天順地而左迴地承天而東轉木運之後天氣常餘餘氣不加於君火却退一步加臨相火之上是以每五歲已退一位而右遷故曰左右周天餘而復會會遇也合也言天地之道常五歲畢則以餘氣遷加復與五行座位再相會合而爲歲法也周天謂天周地位非周天之六氣也帝曰余聞鬼臾區曰應地者靜今夫子乃言下者左行不知其所謂也願聞何以生之乎詰異也　新校正云按鬼臾區言應地者靜見天元紀大論中岐伯曰天地動靜五行遷復雖鬼臾區其上候而已猶不

能徧明不能徧明無求備也夫變化之用天垂象地成形七曜緯虛
五行麗地地者所以載生成之形類也虛者所以列
應天之精氣也形精之動猶根本之與枝葉也仰觀
其象雖遠可知也觀五星之東轉則地體左行之理昭然可知也麗著也有形之物未有不依據物而得全者也帝曰
地之爲下否乎言轉不居爲下乎爲否乎岐伯曰地爲人之下太虛之
中者也言人之所居可謂下矣徵其至理則是太虛之中一物爾易曰坤厚載物德合無疆此之謂也帝曰馮乎言太虛無
礙地體何馮而止住岐伯曰大氣舉之也大氣謂造化之氣任持太虛者也所以太虛不屈地久天長者蓋由造化之氣
任持之也氣化而變不任持之則太虛之器亦敗壞矣夫落葉飛空不疾而下爲其乘氣故勢不得速焉凡之有形處地之上者皆有生化之氣任持之也然
器有大小不同壞有遲速之異及至氣不任持則大小之壞一也燥以乾之暑以蒸之風以動之
濕以潤之寒以堅之火以溫之故風寒在下燥熱在

上濕氣在中火遊行其間寒暑六入故令虛而生化也地體之中凡有六入一曰燥二曰暑三曰風四曰濕五曰寒六曰火受燥故乾性生焉受暑故蒸性生焉受風故動性生焉受濕故潤性生焉受寒故堅性生焉受火故溫性生焉此謂天之六氣也故燥勝則地乾暑勝則地熱風勝則地動濕勝則地泥寒勝則地裂火勝則地固矣六氣之用帝曰天地之氣何以候之岐伯曰天地之氣勝復之作不形於診也言平氣及勝復皆以形證觀察不以診知也脉法曰天地之變無以脉診此之謂也天地以氣不以位故不當以脉知之帝曰間氣何如岐伯曰隨氣所在期於左右於左右尺寸四部分位承之以知應與不應過與不過帝曰期之柰何岐伯曰從其氣則和違其氣則病謂當沉不沉當浮不浮當濇不濇當鈎不鈎當弦不弦當大不大之類也　新校正云按至真要大論云厥陰之至其脉弦少陰之至其脉鈎太陰之至其脉沉少陽之至大而浮陽明之至短而濇太陰之

至太而長至而和則平至而甚則病至而反則病至而不至者病未至而至者病陰陽易者危不當其位者病見於他位也
迭移其位者病謂左見右脈右見左脈氣差錯故爾失守其位者危已見於他鄉本宮見
賊殺之氣故病危尺寸反者死子午卯酉四歲有之反謂歲當陰在寸脈而反見於尺歲當陽在尺而脈反見於寸尺寸俱乃謂反
也若尺獨然或寸獨然是不應氣非反也陰陽交者死寅申巳亥丑未辰戌八年有之交謂歲當陰在右脈反見左歲當陽在左脈反
見右左右交見是謂交若左獨然或右獨然是不應氣非交也先立其年以知其氣左右應見
然後乃可以言死生之逆順經言歲氣備矣新校正云詳此備六元正紀大論中帝曰
寒暑燥濕風火在人合之柰何其於萬物何以生化
合謂中外相應生謂承化而生化謂成立衆象也岐伯曰東方生風東者日之初風者教之始天之使也所以發號施令故生
自東方也景霽山昏蒼埃際合崖谷若一巖岫之風也黃白昏埃晚空如堵獨見天垂川澤之風也加以黃黑白埃承下山澤之猛風也風生木
陽升風鼓草木敷榮故曰風生木也此和氣之生化也若風氣施化則飄揚敷折其爲變極則木拔草除也運乘丁卯丁丑丁亥丁酉丁未丁巳之歲則風化

不足若乘壬申壬午壬辰壬寅壬子壬戌之歲則風化有餘於萬物也　新校正云詳王注以丁壬分運之有餘不足或者以丁卯丁亥丁巳壬申壬寅五歲爲天符同天符正歲會非有餘不足爲平木運以王注爲非是不知大統也必欲細分雖除此五歲亦未爲盡下文火土金水運等並同此

木生酸萬物味酸者皆始自木氣之生化也酸生肝酸味入胃生養於肝藏肝生筋酸味入肝自肝藏布化生成於筋膜也筋生心酸氣榮養筋膜畢已自筋流化入乃於心其在天爲玄玄謂玄冥也丑之終東方白寅之初天色反黑太虛皆闇在天爲玄象可見　新校正云詳在天爲玄至化生氣七句通言六氣五行生化之大法非東方獨有之也而王注玄謂丑之終寅之初天色黑則專言在東方不兼諸方此注未通在人爲道正理之道生養之政化也在地爲化化生化也有生化而後有萬物萬物無非化氣以生成者也化生五味金玉土石草木菜果根莖枝葉花殼實核無識之類皆地化生也道生智智正知也慮遠也知正則不疑於事慮遠則不涉於危以道處之理符於智靈樞經曰因慮而處物謂之智玄生神神用無方深微莫測迹見形隱物鮮能期由是則玄冥之中神明棲據隱而不見玄生神明也化生氣飛走蚑行鱗介毛倮羽五類變化内屬神機雖爲五味所該然其生稟則異故又曰化生氣也此上七句通言六氣五行生化之大法非東方獨有之也　新校正云按陰陽應象大論及天元紀大論無化生氣一句神在天爲

風鳴紊啓坼風之化也振拉摧拔風之用也歲屬厥陰在上則風化於天厥陰在下則風行於地在地爲木長短曲直木之體也幹舉機發木之用也在體爲筋維結束絡筋之體也繻縱卷舒筋之用也在氣爲柔木化宣發風化所行則物體柔耎在藏爲肝肝有二布葉一小葉如木甲拆之象也各有支給脉遊中以宣發陽和之氣魂之宮也爲將軍之官謀慮出焉乘丁歲則肝藏及經絡先受邪而爲病也膽府同其性爲暄暄溫也肝木之性也其德爲和敷布和氣於萬物木之德也　新校正云按氣交變大論云其德敷和其用爲動風搖而動無風則萬類皆靜　新校正云按木之用爲動火太過之政亦爲動蓋火木之主暴速故俱爲動其色爲蒼有形之類乘木之化則外色皆見薄青之色令東方之地草木之上色皆蒼遇丁歲則蒼物兼白及黃色不純也其化爲榮榮美色也四時之中物見華榮顏色鮮麗者皆木化之所生也　新校正云按氣交變大論云其化生榮其蟲毛萬物發生如毛在皮其政爲散發散生氣於萬物　新校正云按氣交變大論云其政舒啓詳木之政散平木之政發散木太過之政散土不及之氣散金之用散落木之災散落所以爲散之異有六而散之義惟二一謂發散之散是木之氣也二謂散落之散是金之氣所爲也其令宣發陽和之氣舒而散也其變摧拉摧拔成者也　新校正云按氣交變大論云其變振發其眚爲隕隕墜也大風暴

起草泯木墜　新校正云按氣交變大論云其災散落**其味爲酸**夫物之化之變而有酸味者皆木氣之所成敗也今東方之野生味多酸**其志爲怒**怒直聲也怒所以威物**怒傷肝**凡物之用極皆自傷也怒發於肝而反傷肝藏**悲勝怒**悲發而怒止勝之信也　新校正云詳五志悲當爲憂蓋憂傷意悲傷魂故云悲勝怒也**風傷肝**亦猶風之折木也風生於木而反折之用極而舒　新校正云按陰陽應象大論云風傷筋**燥勝風**風自木生燥爲金化風餘則制之以燥肝盛則治之以涼涼清所行金之氣也**酸傷筋**酸寫肝氣寫甚則傷其氣靈樞經曰酸走筋筋病無多食酸以此爾走筋謂宣行其氣速疾也氣血肉骨同　新校正云詳注云靈樞經云乃是素問宣明五氣篇文按甲乙經以此爲素問王云靈樞經者誤也**辛勝酸**辛金味故勝木之酸酸餘則勝之以辛也**南方生熱**陽盛所生相火君火之政也太虛昏翳其若輕塵山川悉然熱之氣也大明不彰其色如丹鬱熱之氣也若行雲暴升嵸然葉積乍盈乍縮崖谷之熱也**熱生火**熱甚之氣火運盛明故曰熱生火火者盛陽之生化也熱氣施化則炎暑鬱燠其爲變極則燔灼銷融運乘癸酉癸未癸巳癸卯癸丑癸亥歲則熱化不足若乘戊辰戊寅戊子戊戌戊申戊午歲則熱化有餘火有君火相火故曰熱生火又云火也**火生苦**物之味苦者皆始自火之生化也甘物遇火體焦則苦苦從火化其可徵也**苦生心**苦物入胃化入於心故諸癸歲則苦化少諸戊歲則苦化多**心生血**苦味自心化巳

則布化生血脈血生脾苦味營血已自血流化生養脾也其在天爲熱亦神化氣也暄暑鬱蒸熱之化也炎赫沸騰熱
之用也歲屬少陰少陽在上則熱化於天在下則熱行於地在地爲火光顯炳明火之體也燔燎焦然火之用也在體爲
脉流行血氣脉之體也壅泄虛實脉之用也絡脉同在氣爲息息長也在藏爲心心形如未敷蓮花中有九空以
導引天真之氣神之宇也爲君主之官神明出焉乘癸歲則心與經絡受邪而爲病小腸府亦然其性爲暑暑熱也心之氣性也其
德爲顯明顯見象定而可取火之德也新校正云按氣交變大論云其德彰顯其用爲躁火性躁動不專定也其
色爲赤生化之物乘火化者悉表備赭丹之色今南方之地草木之上皆兼赤色乘癸歲則赤色之物兼黑及白也其化爲茂
茂蕃盛也新校正云按氣交變大論云其化蕃茂其蟲羽參差長短象火之形其政爲明明曜彰見無所蔽匿火之政也
新校正云按氣交變大論云其政明曜又按火之政明水之氣明水火異而明同者火之明明于外水之明明于內明雖同而實異也其令鬱
蒸鬱盛也蒸熱也言盛熱氣如蒸也新校正云詳注謂鬱爲盛其義未安按王冰注五常政大論云鬱謂鬱燠不舒暢也當如此解其變炎
爍熱甚炎赫爍石流金火之極變也新校正云按氣交變大論云其變銷爍其眚燔焫燔焫山川旋及屋宇火之災也新校正

云按氣交變大論云其災燔焫其味爲苦物之化之變而有苦味者皆火氣之所合散也今南方之野生物多苦其志爲喜喜悅樂也悅以和志喜傷心言其過也喜發於心而反傷心亦由風之折木也過則氣竭故見傷也恐勝喜恐至則喜樂皆泯勝喜之理自擊道存恐則水之氣也熱傷氣天熱則氣伏不見人熱則氣促喘急熱之傷氣理亦可徵此皆謂大熱也小熱之氣猶生諸氣也陰陽應象大論曰壯火散氣少火生氣此其義也寒勝熱寒勝則熱退陰盛則陽衰制熱以寒是求勝也苦傷氣大凡如此尔苦之傷氣以其燥也苦加以熱則傷尤甚也何以明之飲酒氣促多則喘急此其信也苦寒之物偏服歲久益火滋甚亦傷氣也暫以方治乃同少火反生氣也新校正云詳此論所傷之旨有三東方曰風傷肝酸傷筋中央曰濕傷肉甘傷脾西方曰辛傷皮毛是自傷者也南方曰熱傷氣苦傷氣北方曰寒傷血鹹傷血是傷己所勝也西方曰熱傷皮毛是被勝傷己也凡此五方所傷之例有三若太素則俱云自傷焉鹹勝苦酒得鹹而解物理昭然火苦之勝制以水鹹中央生濕中央土也高山土濕泉出地中水源山隈雲生巖谷則其象也夫性內蘊動而爲用則雨降雲騰中央生濕不遠信矣故歷候記土潤溽暑於六月謂是也濕生土濕氣內蘊土體乃全濕則土生乾則土死死則庶類凋喪生則萬物滋榮此濕氣之化爾濕氣施化則土宅而雲騰雨降其爲變極則驟注土崩也運乘己巳己卯己丑己亥己酉己未之歲則濕化不足乘甲子甲戌甲申甲午甲辰甲寅之歲則濕化有餘也

土生甘物之味甘者皆始自土之生化也甘生脾甘物入胃先入於脾故諸巳歳則甘少化諸甲歳甘多化脾生肉
甘味入脾自脾藏布化長生脂肉肉生肺甘氣營肉已自肉流化乃生養肺藏也其在天為濕言神化也柔潤重澤
濕之化也埃鬱雲雨濕之用也歳屬太陰在上則濕化於天太陰在下則濕化於地在地為土敦靜安鎮聚散復形群品以生土之體也含垢
匿穢靜而下民為變化毋土之德也　新校正云詳注云靜而下民為土之德下民之義恐字誤也在體為肉覆裹筋骨氣發其間肉之用也
踈密不時中外否閉肉之動也在氣為充土氣施化則萬象盈在藏為脾形象馬蹄內包胃脘象土形也經絡之氣交歸
於中以營運真靈之氣意之舍也為倉廩之官化物出焉乘巳歳則脾及經絡受邪而為病　新校正云詳肝心肺腎四藏注各言府同獨此注不言胃府同
者闕文也其性靜兼兼謂兼寒熱暄涼之氣也白虎通曰脾之為言并也謂四氣并之也其德為濡津濕潤澤土之
德也　新校正云按氣交變大論云其德溽蒸其用為化化謂兼諸四化并巳為五化所謂風化熱化燥化寒化周萬物而為生長化成
收藏也其色為黃物乘土化則表見黅黃之色今中央之地草木之上皆兼黃色乘巳歳則黃色之物兼蒼及黑其化為
盈盈滿也土化所及則萬物盈滿　新校正云按氣交變大論云其化豐備其蟲倮倮露皮革無毛介也其政為謐謐靜

也土性安靜　新校正云按氣交變大論云其政安靜詳土之政謐水太過其政謐者蓋水太過而土下承之故其政亦謐**其令雲雨**濕氣布化之所成**其變動注**動反靜也地之動則土失性風摇不安注雨久下也久則壞岸復爲土矣　新校正云按氣交變大論云其變驟注**其眚淫潰**淫久雨也潰土崩潰也　新校正云按氣交變大論云其災霖潰**其味爲甘**物之化之變而有甘味者皆土化之所終始也今中原之地物味多甘淡**其志爲思**思以成務　新校正云按靈樞經曰因志而存變謂之思**思傷脾**思勞於智過則傷脾**怒勝思**怒則不思忿而忘禍則勝可知矣思甚不解以怒制之調性之道也**濕傷肉**濕甚爲水水盈則腫水下去已形肉已消傷肉之驗近可知矣**風勝濕**風木氣故勝土濕濕甚則制之以風**甘傷脾**過節也　新校正云按陰陽應象大論云甘傷肉**酸勝甘**甘餘則制之以酸所以救脾氣也**西方生燥**陽氣已降陰氣復升氣爽風勁故生燥也夫巖谷青埃川源蒼翠煙浮草木遠望氤氲此金氣所生燥之化也夜起白朦輕如微霧遐邇一色星月皎如此萬物陰成亦金氣所生白露之氣也太虛埃昏氣鬱黃黑視不見遠無風自行從陰之陽如雲如霧此殺氣也亦金氣所生霜之氣也山谷川澤濁昏如霧氣鬱蓬勃慘然戚然咫尺不分此殺氣將用亦金氣所生運之氣也天雨大霖和氣西起雲卷陽曜太虛廓清燥生西方義可徵也若西風大起木偃雲騰是爲燥與濕爭氣不勝也故當復雨然西風雨晴天之

常氣假有東風雨止必有西風復雨因雨而乃自晴觀是之爲則氣有往復動有燥濕變化之象不同其用矣由此則天地之氣以和爲勝暴發奔驟氣所不勝則多爲復也 **燥生金** 氣勁風切金鳴聲遠燥生之信視聽可知此則燥化能令萬物堅定也燥之施化於物如是其爲變極則天地悽慘肅殺氣行人悉畏之草木凋落運乘乙丑乙卯乙巳乙未乙酉乙亥之歲則燥化不足乘庚子庚寅庚辰庚午庚申庚戌之歲則燥化有餘歲氣不同生化異也

金生辛 物之有辛味者皆始自金化之所成也 **辛生肺** 辛物入胃先入於肺故諸乙歲則辛少化諸庚歲則辛多化 **肺生皮毛** 辛味入肺自肺藏布化生養皮毛也 **皮毛生腎** 辛氣自入皮毛乃流化生氣入腎藏也 **其在天爲燥** 神化也霧露清勁燥之化也肅殺凋零燥之用也歲屬陽明在上則燥化於天陽明在下則燥行於地者也 **在地爲金** 從革堅剛金之體也鋒劒銛束金之用也 新校正云按別本銛作括 **在體爲皮毛** 柔韌包裹皮毛之體也滲泄津液皮毛之用也 **在氣爲成** 物乘金化則堅成 **在藏爲肺** 肺之形似人肩二布葉數小葉中有二千四空行列以分布諸藏清濁之氣主藏魄也爲相傳之官治節出焉乘乙歲則肺與經絡受邪而爲病也大腸府亦然 **其性爲涼** 涼清也肺之性也 **其德爲清** 金以清涼爲德化 新校正云按氣交變大論云其德清潔 **其用爲固** 固堅定也 **其色爲白** 物乘金化

則衣彰縞素之色今西方之野草木之上色皆兼白乘乙歲則白色之物兼赤及蒼也**其化爲斂**斂收也金化流行則物體堅斂　新校正云按氣交變大論云其化緊斂詳金之化爲斂而本不及之氣亦斂者蓋以木不及而金勝之故爲斂也**其蟲介**介甲也外被介甲金堅之象也**其政爲勁**勁前銳也　新校正云按氣交變大論云其政勁切**其令霧露**涼氣化生**其變肅殺**天地慘悽人所不喜則其氣也**其眚蒼落**青乾而凋落**其味爲辛**夫物之化之變而有辛味者皆金氣之所離合也今西方之野草木多辛**其志爲憂**憂慮也思也　新校正云詳主注以憂爲思有害於義按本論思爲脾之志憂爲肺之志是憂非思明矣又靈樞經曰愁憂則閉塞而不行又去愁憂而不解則傷意若是則憂者愁也非思也**憂傷肺**愁憂則氣閉塞而不行肺藏氣故憂傷肺**喜勝憂**神悅則喜故喜勝憂**熱傷皮毛**火有二別故此再舉熱傷之形證也火氣薄爍則物焦乾故熱氣盛則皮毛傷也**寒勝熱**以陰消陽故寒勝熱　新校正云按太素作燥傷皮毛熱勝燥**辛傷皮毛**過節也辛熱又甚焉**苦勝辛**苦火味故勝金之辛**北方生寒**陽氣伏陰氣升政布而大行故寒生也太虛澄淨黑氣浮空天色黯然高空之寒氣也若氣似散麻本末皆黑微見川澤之寒氣也太虛清白空猶雪映遐邇一色山谷之寒氣也太虛白昏火明不翳如霧雨氣遐邇肅然北望色玄凝雰夜落此水氣所生寒之化也太

虛凝陰白埃昏翳天地一色遠視不分此寒濕凝結雪之將至也地裂水氷河渠乾涸枯澤浮鹹木斂土堅是土勝水水不得自清水所生寒之用也

寒生水 寒資陰化水所由生此寒氣之生化爾寒氣施化則水冰雪霜其爲變極則水涸冰堅運乘丙寅丙子丙戌丙申丙午丙辰之歲則寒化大行乘辛未辛巳辛卯辛丑辛亥辛酉之歲則寒化少

水生鹹 物之有鹹味者皆始自水化之所成結也水澤枯涸鹵鹹乃蕃滄海味鹹鹽從水化則鹹因水產其事炳然煎水味鹹近而可見

鹹生腎 鹹物入胃先歸於腎故諸丙歲鹹物多化諸辛歲鹹物少化

腎生骨髓 鹹味入腎自腎藏髓布化生養骨髓也

髓生肝 鹹氣自生骨髓乃流化生氣入肝藏也

其在天爲寒 神化也凝慘冰雪寒之化也凜冽霜雹寒之用也歲屬太陽在上則寒化於天太陽在下則寒行於地

在地爲水 陰氣布化流於地中則爲水泉澄澈流衍水之體也漂蕩沒溺水之用也

在體爲骨 強幹堅勁骨之體也包裹髓腦骨之用也

在氣爲堅 柔耎之物遇寒則堅寒之化也

在藏爲腎 腎藏有二形如豇豆相並而曲附於膂筋外有脂裹裹白表黑主藏精也爲作強之官伎巧出焉乘辛歲則腎藏及經絡受邪而爲病膀胱府同

其性爲凜 凜寒也腎之性也

其德爲寒 水以寒爲德化 新校正云按氣交變大論其德凄滄

其用爲闕水

其色爲黑 物稟水成則表被玄黑之色今比方之野草木之上色皆兼黑乘辛歲則黑色之物兼黃及赤也

其

化爲肅肅靜也　新校正云按氣交變大論云其化淸謐詳水之化爲肅而金之政太過者爲肅平金之政勁肅金之變肅殺者何也蓋水之化肅者肅靜也金之政肅者肅殺也文雖同而事異者也其蟲鱗鱗謂魚蛇之族類其政爲靜水性澄澈而淸靜　新校正云按氣交變大論云其政凝肅詳水之政爲靜而平土之政安靜土太過之政亦爲靜土不及之政亦爲靜定水土異而靜同者非同也水之靜淸淨也土之靜安靜也其令本闕其變凝冽寒甚故致是　新校正云按氣交變大論云其變凜冽其眚冰雹非時而有及暴過也　新校正云按氣交變大論云其災冰雪霜雹其味爲鹹夫物之化之變而有鹹味者皆水化之所凝散也今北方川澤地多鹹鹵其志爲恐恐以遠禍恐傷腎恐甚動中則傷腎靈樞經曰恐懼而不解則傷精腎藏精故精傷而傷及於腎也思勝恐思見禍機故無憂恐思一作憂非也寒傷血明勝心也寒甚血凝故傷血也燥勝寒寒化則水積燥用則物堅燥與寒兼故相勝也天地之化物理之常也鹹傷血味過於鹹則咽乾引飲傷血之義斷可知矣甘勝鹹渴飲甘泉咽乾自巳甘爲土味故勝水鹹　新校正云詳自上歧伯曰至此與陰陽應象大論同小有增損而注頗異五氣更立各有所先當其歲時氣乃先也非其位則邪當其位則正先立運然後知非位與當位者也帝曰病

生之變何如岐伯曰氣相得則微不相得則甚木居火位火居土位土居金位金居水位水居木位木居君位如是者爲相得又木居水位水居金位金居土位土居火位火居木位如是者雖爲相得終以子僭居父母之位下陵其上猶爲小逆也木居金土位火居金水位土居水木位金居火木位水居火土位如是者爲不相得故病甚也皆先立運氣及司天之氣則氣之所在相得與不相得可知矣帝曰主歲何如岐伯曰氣有餘則制己所勝而侮所不勝其不及則己所不勝侮而乘之己所勝輕而侮之木餘則制土輕忽於金以金氣不爭故木恃其餘而欺侮也又木少金勝土反侮木以木不及故土妄凌之也四氣率同侮謂而凌忽之也侮反受邪或以己強盛或遇彼衰微不度卑弱妄行凌忽雖侮而求勝故終必受邪侮而受邪寡於畏也受邪各謂受己不勝之邪也然捨己宮觀適他鄉邦外強中乾邪盛眞弱寡於敬畏由是納邪故曰寡於畏也 新校正云按六節藏象論曰未至而至此謂太過則薄所不勝而乘所勝命曰氣淫至而不至此謂不及則所勝妄行而所生受病所不勝而薄之命曰氣迫即此之義也帝曰善

六微旨大論篇第六十八

黃帝問曰：嗚呼遠哉天之道也，如迎浮雲，若視深淵，視深淵尚可測，迎浮雲莫知其極。（深淵靜瀅而澄澈，故視之可測其深淺；浮雲飄泊而合散，故迎之莫詣其邊涯。言蒼天之象如淵，可視乎鱗介；運化之道猶雲，莫測其去留。六氣深微，其於運化，當知是喻矣。新校正云：詳此文與疏五過論文重。）夫子數言謹奉天道，余聞而藏之，心私異之，不知其所謂也。願夫子溢志盡言其事，令終不滅，久而不絕，天之道可得聞乎？（運化生成之道也。）岐伯稽首再拜對曰：明乎哉問天之道也！此因天之序，盛衰之時也。帝曰：願聞天道六六之節盛衰何也？（六六之節，經已答問，天師夫敷其旨，故重問之。）岐伯曰：上下有位，左右有紀。（上下謂司天地之氣二也，餘左右四氣在歲之左右也。）故少陽之右，陽明治之陽明之右太陽治之太陽之右厥陰治之厥陰之右少陰治之少陰之右太陰治之太陰之右少陽治之此所謂氣之標蓋南面而待也標末也聖人南面而立以闕氣之至也故曰因天之序盛衰之時移光定位正立而待之此之謂也移光謂日移光定位謂面南觀氣正立觀歲數氣之至則氣可待之也少陽之上火氣治之中見厥陰少陽南方火故上見火氣治之與厥陰合故中見厥陰也陽明之上燥氣治之中見太陰陽明西方金故上燥氣治之與太陰合故氣燥之下中見大陰也太陽之上寒氣治之中見少陰太陽北方水故上寒氣治之與少陰合故寒氣之下中見少陰也新校正云按六元正紀大論云太陽所至爲寒生中爲溫與此義同厥陰之上風氣治之中見少陽厥陰東方木故上風氣治之與少陽合故風氣之下中見少陽也少陰之上熱氣治之中見太陽少陰東南方君火故上熱氣治之與太陽合故熱氣之下中見

太陽也　新校正云按六元正紀大論云少陰所至爲熱生中爲寒與此義同太陰之上濕氣治之中見陽明太陰西南方土故上濕氣治之與陽明合故濕氣之下中見陽明也所謂本也本之下中之見也見之下氣之標也本謂元氣也氣則爲主則文言著矣　新校正云詳注云文言著矣疑誤本標不同氣應異象本者應之元標者病之始病生形用求之標方施其用求之本標本不同求之中見法萬全　新校正云按至眞要大論云六氣標本不同氣有從本者有從標本者有不從標本者少陽太陰從本少陰太陽從本從標陽明厥陰不從標本從乎中故從本者化生於本從標本者有標本之化從中者以中氣爲化帝曰其有至而至有至而不至有至而太過何也皆謂天之六氣也初之氣起於立春前十五日餘二三四五終氣次至而分治六十日餘八十七刻半岐伯曰至而至者和至而不至來氣不及也未至而至來氣有餘也時至而氣至和平之應此則爲平歲也假令甲子歲氣有餘於癸亥歲未當至之期先時而至也乙丑歲氣不足於甲子歲當至之期後時而至也故曰来氣不及來氣有餘也言初氣之至期如此歲氣有餘六氣之至皆先時歲氣不及六氣之至皆後時先時後至後時先至各差十三日而應也

新校正云按金匱要略云有未至而至有至而不至有至而不去有至而太過冬至之後得甲子夜半少陽起少陰之時陽始生天得温和以未得甲子天因温和此爲未至而至也以得甲子而天未温和此爲至而不至以得甲子而天寒不解此爲至而不去以得甲子而天温如盛夏時此爲至而太過此亦論氣應之一端也

帝曰至而不至未至而至如何 言太過不及歲當至晚至早之時應也 岐伯曰應則順否則逆逆則變生變則病 當期爲應愆時爲否天地之氣生化不息无止礙也不應有而有應有而不有是造化之氣失常失常則氣變變常則氣血紛撓而爲病也天地變而失常則萬物皆病 帝曰善

請言其應岐伯曰物生其應也氣脉其應也 物之生榮有常時脉之至有常期有餘歲早不及歲晚皆依期至也 帝曰善願聞地理之應六節氣位何如

岐伯曰顯明之右君火之位也君火之右退行一步相火治之 日出謂之顯明則卯地氣分春也自春分後六十日有奇斗建卯正至于巳正君火位也自斗建巳正至未之中三之氣分相火治之所謂少陽也君火之位所謂少陰熱之分也天度至此暄淑太行居熱之分不行炎暑君之德也少陽居之爲僭逆大熱早行疫癘乃生陽明居之爲

温涼不時太陽居之爲寒雨間熱厥陰居之爲風濕雨生羽蟲少陰居之爲天下疵疫以其得位君令宣行故也太陰居之爲時雨火有二位故以君火爲六氣之始也相火則夏至日前後各三十日也少陽之分火之位也天度至此炎熱大行少陽居之爲熱暴至草萎河乾炎亢濕化晩布陽明居之爲涼氣間發大陽居之爲寒氣間至熱爭氷雹厥陰居之爲風熱大行雨生羽蟲少陰居之爲大暑炎亢太陰居之爲雲雨雷電退謂南面視之在位之右也一步凡六十日又八十七刻半餘氣同法

復行一步土氣治之雨之分也即秋分前六十日而有奇斗建未正至酉之中四之氣也天度至此雲雨大行濕蒸乃作少陽居之爲炎熱沸騰雲雨雷雹陽明居之爲清雨霧露太陽居之爲寒雨害物厥陰居之爲暴風雨摧拉雨生倮蟲少陰居之爲寒熱氣反用山澤浮雲暴雨溽蒸太陰居之爲大雨霪霔

復行一步金氣治之燥之分也即秋分後六十日而有奇自斗建酉正至亥之中五之氣也天度至此萬物皆燥少陽居之爲溫清更正萬物乃榮陽明居之爲大涼燥疾太陽居之爲早寒厥陰居之爲涼風大行雨生介蟲少陰居之爲秋濕熱病時行太陰居之爲時雨沈陰

復行一步水氣治之寒之分也即冬至日前後各三十日自斗建亥至丑之中六之氣也天度至此寒氣大行少陽居之爲冬溫蟄蟲不藏流水不冰陽明居之爲燥寒勁切太陽居之爲大寒凝冽厥陰居之爲寒風標揚雨生鱗蟲少陰居之爲蟄蟲出見流水不冰太陰居之爲凝陰寒雪地氣濕也

復行一步木氣治之風之分也

即春分前六十日而有奇也自斗建丑正至卯之中初之氣也天度至此風氣乃行天地神明號令之始也天之使也少陽居之爲温疫至陽明居之爲淸風霧露朦昧太陽居之爲寒風切列霜雪水冰厥陰居之爲大風發榮雨生毛蟲少陰居之爲熱風傷人時氣流行太陰居之爲風雨凝陰不散

復行一步君火治之 熱之分也復春分始也自斗建卯正至巳之中二之氣也凡此六位終紀一年六六三百六十日六八四百八十刻六七四十二刻其餘半刻積而爲三約終三百六十五度也餘奇細分率之可也

相火之下水氣承之 熱盛水承條蔓柔弱湊潤衍溢水象可見 新校正云按六元正紀大論云少陽所至爲火生終爲蒸溽則水承之義可見又云少陽所至爲摽風燔燎霜凝亦下承之水氣也

水位之下土氣承之 寒甚物堅水冰流涸土象斯見承下明矣 新校正云按六元正紀大論云太陽所至爲寒雪冰雹白埃則土氣承之之義也

土位之下風氣承之 疾風之後時雨乃零是則濕爲風吹化而爲雨 新校正云按六元正紀大論云太陰所至爲濕生終爲注雨則土位之下風氣承之而爲雨也又云太陰所至爲雷霆驟注列風則風承之義也

風位之下金氣承之 風動氣淸萬物皆燥金承木下其象昭然 新校正云按六元正紀大論云厥陰所至爲風生終爲肅則金承之義可見又云厥陰所至飄怒大涼亦金承之義也

金位之下火氣承之 鍛金生熱則火流金乘火之上理無妄也 新校正云按六元

正紀大論云陽明所至爲散落溫則火兼之義也君火之下陰精承之君火之位大熱不行蓋爲陰精制承其下也諸以所勝之氣乘於下者皆折其標盛此天地造化之大體爾　新校正云按六元正紀大論云少陰所至爲熱生中爲寒則陰承之義可知又去少陰所至爲大暄寒亦其義也又按六元正紀云水發而雹雪土發而飄驟木發而毀折金發而清明火發而曛昧何氣使然曰氣有多少發有微甚微者當其氣甚者兼其下徵其下氣而見可知也所謂徵其下者即此六承氣也帝曰何也岐伯曰亢則害承迺制制則生化外列盛衰害則敗亂生化大病亢過極也物惡其極帝曰盛衰何如岐伯曰非其位則邪當其位則正邪則變甚正則微帝曰何謂當位岐伯曰木運臨卯火運臨午土運臨四季金運臨酉水運臨子所謂歲會氣之平也非太過非不及是謂平運主歲也平歲之氣物生脉應皆必合期無先後也　新校正云詳木運臨卯丁卯歲也火運臨午戊午歲也土運臨四季甲辰甲戌己丑己未歲也金運臨酉乙酉歲也水運臨子丙子歲也內戊午己丑己未乙酉又爲太一天符帝曰非位何

如歧伯曰歲不與會也不與本辰相逢會也帝曰土運之歲上見太
陰火運之歲上見少陽少陰少陰少陽皆火氣金運之歲上見陽
明木運之歲上見厥陰水運之歲上見太陽柰何歧伯
曰天之與會也天氣與運氣相逢會也新校正云詳土運之歲上見太陰己丑己未也火運之歲上見少陽戊寅戊申也上
見少陰戊子戊午也金運之歲上見陽明乙卯乙酉也木運之歲上見厥陰丁
巳丁亥也水運之歲上見太陽丙辰丙戌內巳丑巳未戌午乙酉又爲太一天
符按六元正紀大論云太過而同天化者三不及而同天化者亦三戊子戊午
太徵上臨少陰戊寅戊申太徵上臨少陽丙辰丙戌太羽上臨太陽如是者三
丁巳丁亥少角上臨厥陰乙卯乙酉少商上臨陽明己丑
己未少宮上臨太陰如是者三臨者太過不及皆曰天符故天元冊曰天
符天符歲會何如歧伯曰太一天符之會也是謂三合一者天會二者歲會
三者運會也天元紀大論曰三合爲治此之謂也新校正云按太一天符之詳其天元紀大論注中帝曰其貴賤何如歧
伯曰天符爲執法歲位爲行令太一天符爲貴人執法猶相

輔行令猶方伯貴人猶君主帝曰邪之中也奈何岐伯曰中執法者其病速而危執法官人之繩準自爲邪僻故病速而危中行令者其病徐而特方伯无執法之權故無速害病但執持而已中貴人者其病暴而死義无凌犯故病則暴而死帝曰位之易也何如岐伯曰君位臣則順臣位君則逆逆則其病近其害速順則其病遠其害微所謂二火也相火居君火是臣位居君位故逆也君火居相火是君居臣位君臨臣位故順也遠謂里遠近謂里近也帝曰善願聞其步何如岐伯曰所謂步者六十度而有奇奇謂八十七刻又十分刻之五也故二十四步積盈百刻而成日也此言天度之餘也夫言周天之度者三百六十五度四分度之一也二十四步正四歲也四分度之一二十五刻也四歲氣乘積巳盈百刻故成一日度一日也帝曰六氣應五行之變何如岐伯曰位有終始氣有初中上下不同求之亦異也

位地位也氣天氣也氣與位互有差移故氣之初天用事氣之中地主之地主則氣流于地天用則氣騰於天初與中皆分天步而率刻爾初中各三十日餘
四十三刻四分刻之三也帝曰求之柰何岐伯曰天氣始於甲地氣始
於子子甲相合命曰歲立謹候其時氣可與期子甲相合命曰
歲立則甲子歲也謹候水刻早晏則六氣悉可與期爾帝曰願聞其歲六氣始終早晏何
如岐伯曰明乎哉問也甲子之歲初之氣天數始於
水下一刻常起於平明寅初一刻艮中之南也新校正云按戊辰壬申丙子庚辰甲申戊子壬辰丙申庚子甲辰戊申壬子丙辰庚申
歲同此所謂辰申子歲氣會同陰陽法以是爲三合終於八十七刻半子正之中夜之半也外十二刻半入二氣之初諸餘刻同
入也二之氣始於八十七刻六分子中之左也終於七十五刻戌之後四刻也
外二十五刻入次三氣之初率三之氣始於七十六刻亥初之一刻終於六十二刻半
酉正之中也外三十七刻半差入後四之氣始於六十二刻六分酉中之北終於五十刻

（未後之四刻也外五十刻差入後）五之氣始於五十一刻（申初之一刻）終於三十七刻半（午正之中晝之半也外六十二刻半差入後）六之氣始於三十七刻六分（午中之西）終於二十五刻（辰正之後四刻外七十五刻差入後）所謂初六天之數也（天、地之數二十四氣乃大會而同故命此曰初六天數也）乙丑歲初之氣天數始於二十六刻（巳初之一刻　新校正云按巳巳癸酉丁丑辛巳乙酉巳丑癸巳丁酉辛丑乙巳巳酉癸丑丁巳辛酉歲同所謂巳酉丑歲氣會同也）終於一十二刻半（卯正之中）二之氣始於一十二刻六分（卯中之南）終於水下百刻（丑後之四刻）三之氣始於一刻（又寅初之一刻）終於八十七刻半（子正之中）四之氣始於八十七刻六分（子中正東）終於七十五刻（戌後之四刻）五之氣始於七十六刻（亥初之一刻）終於六十二刻半（酉正之中）六之氣始於六十二刻六分（酉中之北）終於五十刻（未後之四刻）所謂六二天之數也（一六爲初六二六爲六二名次也丙寅歲初之氣天數始於五十一刻申初之一刻新校正云按庚午甲戌戊寅壬午丙戌庚寅甲午戊戌壬寅丙午庚戌甲寅戊午壬戌歲同此所謂寅午戌歲氣會同終於三十七刻半午正之中二之氣始於三十七刻六分午中之西終於二十五刻辰後之四刻三之氣始於二十六刻巳初之一刻終於一十二刻半卯正之中四之氣始於一十二刻六分卯中之南終於水下百刻丑後之四刻五之氣始於一刻寅初之一刻終於八十七刻半子正之中六之氣始於八十七刻六分子中之左終於七十五刻戌後之四刻所謂六三天之數也丁卯歲初之氣天數始於七十六刻亥初之一刻新校正云按辛未乙亥巳卯癸未丁亥辛卯乙未巳亥癸卯丁未辛亥乙卯巳未癸亥歲同此所謂卯未亥歲氣會同終於六十二刻半酉正之中二之氣始於六十二刻六分酉中之北終於五十刻未後之四刻三之氣始

於五十一刻（申初之二刻）終於三十七刻半（午正之中）四之氣始於三十七刻六分（午中之西）終於二十五刻（辰後之四刻）五之氣始於二十六刻一刻（巳初之一刻）終於一十二刻半（卯正之中）六之氣始於一十二刻六分（卯中之南）終於水下百刻（丑後之四刻）所謂六四天之數也次戊辰歲初之氣復始於一刻常如是無已周而復始（始自甲子年終於癸亥歲常以四歲爲一小周一十五周爲一大周以辰命歲則氣可與期）帝曰願聞其歲候何如歧伯曰悉乎哉問也日行一周天氣始於一刻（甲子歲也）日行再周天氣始於二十六刻（乙丑歲也）日行三周天氣始於五十一刻（丙寅歲也）日行四周天氣始於七十六刻（丁卯歲也）日行五周天氣復始於一刻（戊辰歲也餘五十五歲循環周而復始矣）所謂一紀也（法以四年爲一紀循環不已餘三歲一會同故

有三合也是故寅午戌歲氣會同卯未亥歲氣會同辰申子歲氣會同巳酉丑歲氣會同終而復始陰陽法以是為三合者緣其氣會同也不爾則各在一方義無由合帝曰願聞其用也岐伯曰言天者求之本言地者求之位言人者求之氣交本謂天六氣寒暑燥濕風火也三陰三陽由是生化故云本所謂六元者也位謂金木火土水君火也天地之氣上下相交人之所處者也帝曰何謂氣交岐伯曰上下之位氣交之中人之居也自天之下地之上則二氣交合之分也人居地上故氣交合之中人之居也是以化生變易皆在氣交之中也故曰天樞之上天氣主之天樞之下地氣主之氣交之分人氣從之萬物由之此之謂也天樞當齊之兩傍也所謂身半矣伸臂指天則天樞正當身之半也三分折之上分應天下分應地中分應氣交天地之氣交合之際所遇寒暑燥濕風火勝復之變之化故人氣從之萬物生化悉由而合散也帝曰何謂初中岐伯曰初凡三十度而有奇

中氣同法奇謂三十日餘四十三刻又四十分刻之三十也初中相合則六十日餘八十七刻半也以各餘四十分刻之三十故云中氣同法也帝曰初中何也岐伯曰所以分天地也以是知氣高下生人病主之也帝曰願卒聞之岐伯曰初者地氣也中者天氣也氣之初天用事天用事則地氣上騰於太虛之內氣之中地氣主之地氣生則天氣下降於有質之中帝曰其升降何如岐伯曰氣之升降天地之更用也升謂上升降謂下降升極則降降極則升升降不已故彰天地之更用也帝曰願聞其用何如岐伯曰升已而降降者謂天降已而升升者謂地氣之初地氣升氣之中天氣降升已而降以下彰天氣之下流降已而升以上表地氣之上應天氣下降地氣上騰天地交合泰之象也易曰天地交泰是以天地之氣升降常以三十日半下上下上不已故萬物生化無有休息而各得其所也天氣下降氣流于地地氣上升氣騰于天故高下相召升降相因而變作矣氣有勝復故變生也　新校正云按六元正紀大論云天地之氣盈虛何如曰天氣不足地氣隨之地氣不足

天氣從之運居其中而常先也惡所不勝歸所和同隨運歸從而生其病也故上勝則天氣降而下下勝則地氣遷而上多少而差其分微者小差甚者大差甚則位易氣交易則大變生而病作矣 帝曰善寒濕相遘燥熱相臨風火相值其有聞乎岐伯曰氣有勝復勝復之作有德有化有用有變變則邪氣居之夫撫掌成聲沃火生沸物之交合象出其間萬類交合亦由是矣天地交合則八風鼓拆六氣交馳於其間故氣不能正者反成邪氣 帝曰何謂邪乎邪者不正之目也天地勝復則寒暑燥濕風火六氣互為邪也 岐伯曰夫物之生從於化物之極由乎變變化之相薄成敗之所由也夫氣之有生化也不見其形不知其情莫測其所起莫究其所止而萬物自生自化近成無極是謂天和見其象彰其動震烈剛暴飄泊驟卒拉堅摧殘摺拆鼓慄是謂邪氣故物之生也靜而化成其毀也躁而變革是以生從於化極由乎變變化不息則成敗之由常在生有涯分者言有終始爾 新校正云按天元紀大論云物生謂之化物極謂之變也 故氣有往復用有遲速四者之有而化而變風之來也天地易位寒暑移方水火易處當動用時氣之遲速往復故不

常在雖不可究識意端然微甚之用而爲化爲變風所由來也人氣不勝因而感之故病生焉風匪求勝於人也

帝曰遲速往復風所由生而化而變故因盛衰之變耳成敗倚伏遊乎中何也

夫倚伏者禍福之萌也有禍者福之所倚也有福者禍之所伏也由是故禍福互爲倚伏物盛則衰樂極則哀是福之極故爲禍所倚否極之泰未濟之濟是禍之極故爲福所伏然吉凶成敗目擊道存不可以終自然之理故無尤也

岐伯曰成敗倚伏生乎動動而不已則變作矣

動靜之理氣有常運其微也爲物之化其甚也爲物之變化流於物故物得之以生變行於物故物得之以死由是成敗倚伏生於動之微甚遲速爾豈唯氣獨有是哉人在氣中養生之道進退之用當皆然也　新校正云按至眞要大論云陰陽之氣清靜則化生治動則苛疾起此之謂也

帝曰有期乎岐伯曰不生不化靜之期也

人之期可見者二也天地之期不可見也夫二可見者一曰生之終也其二曰變易與上同體然後捨小生化歸於大化以死後猶化變未已故可見者二也天地終極人壽有分長短不相及故人見之者鮮矣

帝曰不生化乎

言亦有不生不化者乎

岐伯曰出入廢則神機化滅升降息則氣立孤危

出入謂喘息也

升降謂化氣也夫毛羽倮鱗介及飛走蚑行皆生氣根於身中以神爲動靜之
主故曰神機也然金玉土石鎔埏草木皆生氣根於外假氣以成立主特故曰
氣立也五常政大論曰根于中者命曰神機神去則機息根于外者命曰氣立
氣止則化絶此之謂也故無是四者則神機與氣立者生死皆絶　新校正云
按易云本乎天者親上本乎地者親下周禮大宗伯有
天產地產大司徒云動物植物即此神機氣立之謂也
故非出入則無
以生長壯老巳非升降則無以生長化收藏
夫自東自西自
南自北者假出
入息以爲化主因物以全質者陰陽升降之
氣以作生源若非此道則無能致是十者也
是以升降出入無器不
有
包藏生氣者皆謂生化之器觸物然矣夫竅橫者皆有出入去來之氣竅堅
者皆有陰陽升降之氣往復於中何以明之則壁窻戶牖兩面伺之皆承來
氣衝擊於人是則出入氣也夫陽升則井寒陰升則水煖以物投井及葉墜空
中翩翩不疾皆升氣所礙也虛管溉滿捻上懸之水固不泄爲無升氣而不能降
也空瓶小口頓溉不入爲氣不出而不能入也由是觀之升無所不降降無所
不升無出則不入無入則不出夫群品之中皆出入升降不失常守而云非化
者未之有也有識無識有情無情去出入已升降
而云存者未之有也故曰升降出入無器不有
故器者生化之宇器
散則分之生化息矣
器謂天地及諸身也宇謂屋宇也以其身形包
藏府藏受納神靈與天地同故皆名器也諸身

者小生化之器宇太虛者廣生化之器宇也生化之器自有小大無不散也夫小大器皆生有涯分散有遠近也故無不出入無不升降眞生假立形器者無不有此二者化有小大期有近遠近者不見遠謂遠者無涯遠者無常見近而嘆有其涯矣旣近遠不同期合散殊時節即有無交競異見常乖及至分散之時則近遠同歸於一變四者之有而貴常守四者謂出入升降也有出入升降則爲常守有出無入有入無出有升無降有降無升則非生之氣也若非胎息道成居常而生則未之有屛出入息泯升降氣而能存其生化者故貴常守反常則災害至矣出入升降生化之元生故不可無之反常之道則神去其室生之微絕非災害而何哉故曰無形無患此之謂也夫喜於遂悅於色畏於難懼於禍外惡風寒暑濕內繫飢飽愛欲皆以形無所隱故常嬰患累於人間也若便想慕滋蔓嗜欲無厭外附權門內豐情僞則動以牢網坐招燔爇欲思釋縛其可得乎是以身爲患階爾老子曰吾所以有大患者爲吾有身及吾無身吾有何患此之謂也夫身形與太虛釋然消散復未知生化之氣爲有而聚耶爲無而滅乎帝曰善有不生不化乎言人有逃陰陽免生化而不生不化無始無終同太虛自然者乎岐伯曰悉乎哉問也與道合同惟眞人也眞人之身隱見莫測出入天地內外順道至眞以生其爲小也入於無間其爲

大也過虛空界不與道如一其孰能爾乎帝曰善

重廣補注黃帝内經素問卷第十九

天元紀大論鐫子泉切五運行大論憑扶冰切礙音艾倮音畫眚所景切蓯音揔蹔慈濫切溽音辱黅音今銛音括疢音敕六微旨大論霪音淫霔音注涸胡各切蚑音祁埏式連切

重廣補注黃帝內經素問卷第二十

啓玄子次注林億孫奇高保衡等奉敕校正孫兆重改誤

氣交變大論　五常政大論

氣交變大論篇第六十九

新校正云詳此論專明氣交之變乃五運太過不及德化政令災變勝復爲病之事

黃帝問曰五運更治上應天朞陰陽往復寒暑迎隨真邪相薄內外分離六經波蕩五氣傾移太過不及專勝兼并願言其始而有常名可得聞乎朞三百六十五日四分日之一也專勝謂五運主歲太過也兼并謂主歲之不及也常名謂布化於太虛人身參應病之形診也　新校正云按天元紀大論云五運相襲而皆治之終朞之日周而復始又云五氣運行各終朞日太始天元冊文曰萬物資始五運終天即五運更治上應天朞之義也岐伯稽首再拜對曰昭乎哉問也是明道也此上帝所貴先師傳之

臣雖不敏往聞其旨言非已心之生知備聞先人往古受傳之遺旨也帝曰余聞得其人不教是謂失道傳非其人慢泄天寶余誠菲德未足以受至道然而衆子哀其不終願夫子保於無窮流於無極余司其事則而行之柰何至道者非傳之難非知之艱行之難聖人愍念蒼生同居求壽故屈身降志請受於天師太上貴德故後已先人苟非其人則道無虛授黄帝欲仁慈惠遠博愛流行尊道下身拯乎黎庶乃曰余司其事則而行之也歧伯曰請遂言之也上經曰夫道者上知天文下知地理中知人事可以長久此之謂也夫道者大無不包細無不入故天文地理人事咸通　新校正云詳夫道者一節與著至教論文重帝曰何謂也歧伯曰本氣位也位天者天文也位地者地理也通於人氣之變化者人事也故太過者先天不及者後天所謂治化而人應

之也三陰三陽司天司地以表定陰陽生化之紀是謂位天位地也五運居中司人氣之變化故曰通於人氣也先天後天謂生化氣之變化所主時也太過歲化先時至不及歲化後時至帝曰五運之化太過何如太過謂歲氣有餘也新校正云詳太過五化具五常政大論中岐伯曰歲木太過風氣流行脾土受邪木餘故土氣卑屈民病飧泄食減體重煩冤腸鳴腹支滿上應歲星飧泄謂食不化而下出也脾虛故食減體重煩冤腸鳴腹支滿也歲木氣太盛歲星光明逆守星屬分皆災也　新校正云按藏氣法時論云脾虛則腹滿腸鳴飧泄食不化甚則忽忽善怒眩冒巔疾淩犯太甚則遇於金故自病　新校正云按玉機真藏論云肝脈太過則令人善怒忽忽眩冒巔疾爲肝實而然則此病不獨木太過遇金自病肝實亦自病也化氣不政生氣獨治雲物飛動草木不寧甚而搖落反脇痛而吐甚衝陽絕者死不治上應太白星諸壬歲也木餘土抑故不能布政於萬物也生氣木氣也太過故獨治而生化也風不務德非分而動則太虛之中雲物飛動草木不寧動而不止金則勝之故甚則草木搖落也脇反痛木乘土也衝陽胃脈也木氣勝而土氣乃絕故死也金復而太白

逆守屬星者危也其災之發害於東方人之內應則先害於脾後傷肝也書曰滿招損此其類也　新校正云詳此太過五化言星之例有三木與土運先言歲鎮後言勝已之星火與金運先言熒惑太白次言勝已之星後再言熒惑太白水運先言辰星次言鎮星後再言辰星兼見已勝之星也

歲火太過炎暑流行金肺受邪火不以德則邪害於金若以德行則政和平也民病瘧少氣欬喘血溢血泄注下嗌燥耳聾中熱肩背熱上應熒惑星少氣謂氣少不足以息也血泄謂血利便血也血溢謂血上出於七竅也注下謂水利也中熱謂胷心之中也背謂胷中之府肩接近之故胷心中及肩背熱也火氣太盛則熒惑光芒逆臨宿屬分皆災也　新校正云詳火盛而剋金寒熱交爭故為瘧按藏氣法時論云肺病者欬喘肺虛者少氣不能報息耳聾嗌乾甚則胷中痛脇支滿脇痛膺背肩胛間痛兩臂內痛新校正云按藏氣法時論云心病者胷中痛脇支滿脇下痛膺背肩甲間痛兩臂內痛身熱骨痛而為浸淫火無德令縱熱害金水為復讎故火自病　新校正云按玉機真藏論云心脉太過則令人身熱而膚痛為浸淫此云骨痛者誤也收氣不行長氣獨明雨水霜寒今詳水字當作冰上應辰星金氣退避火氣獨行水氣

折之故雨零冰雹及徧降霜寒而殺物也水復於火天象應之辰星逆凌乃寒災於物也占辰星者常在日之前後三十度其災發之當至南方在人之應則內先傷肺後反傷心　新校正云按五常政大論雨水霜寒作雨氷霜雹上臨少陰少陽火燔焫氷泉涸物焦槁新校正云按五常政大論云赫曦之紀上徵而收氣後又六元正紀大論云戊子戊午太徵上臨少陰戊寅戊申太徵上臨少陽臨者太過不及皆曰天符病反譫妄狂越欬喘息鳴下甚血溢泄不已太淵絶者死不治上應熒惑星諸戊歲也戊午戊子歲少陰上臨戊寅戊申歲少陽上臨是謂天符之歲也太淵肺脉也火勝而金絶故死火既太過又火熱上臨兩火相合故形斯候熒惑逆犯宿屬皆危　新校正云詳戊辰戊戌歲上見大陽是謂天刑運故當盛而不得盛則火化減半非太過又非不及也歲土太過雨濕流行腎水受邪土無德乃爾民病腹痛清厥意不樂體重煩寃上應鎮星腹痛謂大腹小腹痛也清厥謂足逆冷也意不樂如有隱憂也土來刑水象應之鎮星逆犯宿屬則災　新校正云按藏氣法時論云腎病者身重腎虛者大腹小腹痛清厥意不樂甚則肌肉萎足痿不收行善瘈脚下痛飲發中

滿食減四支不舉脾主肌肉外應四支又其脉起於足中指之端循核骨內側斜出絡跗故病如是新校正云按藏氣法時論云脾病者身重善飢肉痿足不收行善瘈脚下痛又玉機真藏論云脾太過則令人四支不舉變生得位新校正云詳太過五化獨此言變生得位者舉一而四氣可知也又以土王時月難知故此詳言之也藏氣伏化氣獨治之泉涌河衍涸澤生魚風雨大至土崩潰鱗見于陸病腹滿溏泄腸鳴反下甚而太谿絶者死不治上應歲星諸甲歲也得位謂季月也藏水氣也化土氣也化太過故水藏伏匿而化氣獨治土勝木復故風雨大至水泉涌河渠溢乾澤生魚濕既甚矣風又鼓之故土崩潰土崩潰謂垣頹岸仆山落地入也河溢泉涌枯澤水滋鱗物豐盛故見于陸地也太谿腎脉也土勝而水絶故死木來折土天象逆臨加其宿屬正可憂也新校正云按藏氣法時論云脾虛則腹滿腸鳴飱泄食不化也歲金太過燥氣流行肝木受邪金暴虐乃爾民病兩脇下少腹痛目赤痛眥瘍耳無所聞兩脇謂兩乳之下脅之下也少腹謂齊下兩傍髎骨內也目赤謂白睛色赤也痛謂滲痛也眥謂四際瞼睫之本也肅殺而甚則體重煩冤

胷痛引背兩脇滿且痛引少腹上應太白星
金氣已過肅殺又甚木氣内畏感而病生金盛應天太白明大加臨宿屬心受災害 新校正云按藏氣法時論云肝病者兩脇下痛引少腹肝虚則目䀮䀮無所見耳無所聞又玉機真藏論云肝脉不及則令人胷痛引背下則兩脇胠滿也
甚則喘欬逆氣肩背痛尻陰股膝髀腨䯒足皆病上應熒惑星
火氣復之自生病也天象示應在熒惑逆加守宿屬則可憂也 新校正云按藏氣法時論云肺病者喘欬逆氣肩背痛汗出尻陰股膝髀腨䯒足皆痛
收氣峻生氣下草木斂蒼乾凋隕病反暴痛胠脇不可反側
新校正云詳此云反暴痛不言何所痛者按至真要大論云心脇暴痛不可反側則此乃心脇暴痛也
欬逆甚而血溢太衝絶者死不治上應太白星
諸庚歲也金氣峻虐木氣被刑火未來復則如是也斂謂已生枝葉斂附其身也太衝肝脉也金勝而木絶故死當是之候太白應之逆守星屬病皆危也 新校正云按庚子庚午庚寅庚申歲上見少陰少陽司天是謂天刑運金化減半故當盛而不得盛非太過又非不及也
歲水太過寒氣流行邪害心火
水不務德暴虐乃然
民病身熱煩心躁悸陰

厥上下中寒譫妄心痛寒氣早至上應辰星悸心跳動也譫亂語也妄妄見聞也天氣水盛辰星瑩明加其宿屬災乃至新校正云按陰厥在後金不及復則陰厥有注甚則腹大脛腫喘欬寢汗出憎風新校正云按藏氣法時論云腎病者腹大脛腫喘欬身重寢汗出憎風再詳太過五化木言化氣不政生氣獨治火言收氣不行長氣獨明土言藏氣伏長氣獨治金言收氣峻生氣下水當言藏氣乃盛長氣失政今獨亡者闕文也大雨至埃霧朦鬱上應鎮星水盛不已為土所乘故彰斯候埃霧朦鬱上之氣腎之脉從足下上行入腹從腎上貫肝鬲入肺中循喉嚨故生是病腎為陰故寢則汗出而憎風也臥寢汗出即其病也夫土氣勝折水之強故鎮星明盛昭其應也上臨太陽雨冰雪霜不時降濕氣變物新校正云按五常政大論云流衍之紀上羽而長氣不化又六元正紀大論云丙辰丙戌太羽上臨太陽臨者太過不及皆曰天符病反腹滿腸鳴溏泄食不化新校正云按藏氣法時論云脾虛則腹滿腸鳴飧泄食不化渴而妄冒神門絕者死不治上應熒惑辰星諸丙歲也丙辰丙戌歲太陽上臨是謂天符之歲也寒氣太甚故雨化為冰雪雨冰則雹也霜不時降彰其寒也土復其水則大雨霖霪濕氣內深故物皆濕變神門心

脉也水勝而火絶故死水臨太甚則熒惑滅曜辰星明瑩加以逆守宿屬則危亡也　新校正云詳太過五獨記火水之上臨者火臨火水臨水爲天符故也火臨水爲逆水臨木爲順火臨土爲順水臨土爲運勝天火臨金爲天刑運水臨金爲逆更不詳出也又此獨言土應熒惑辰星舉此一例餘從而可知也

帝曰：善。其不及何如？謂政化少也　新校正云詳不及五化具五常政大論中 岐伯曰：悉乎哉問也！歲木不及，燥迺大行，清冷時至加之薄寒是謂燥氣燥金氣也 生氣失應，草木晚榮，後時之謂失應也 肅殺而甚，則剛木辟著，悉萎蒼乾，上應太白星。天地淒滄日見朦昧謂雨非雨謂晴非晴人意慘然氣象凝斂是爲肅殺甚也剛勁硬也辟著謂辟著枝莖乾而不落也柔耎也蒼青也柔木之葉青色不變而乾卷也木氣不及金氣乘之太白之明光芒而照其空也 民病中清，胠脇痛，少腹痛，腸鳴溏泄，涼雨時至，上應太白星，新校正云按不及五化民病證中上應之星皆言運星失色畏星加臨宿屬爲災此獨言畏星不言運星者經文闕也當云上應太白星歲星 其穀蒼。金氣乘木肝之病也乘此氣者腸中自鳴而溏泄者即無胠脇少腹之痛疾也微者善之甚者止之遇夏之氣亦自止也遇秋之氣而復有之涼雨時至謂應時而至也金土齊化故涼雨俱行火氣來復則夏雨少金氣勝木太白臨之加其宿屬分皆災也金勝畢歲火氣不復則蒼色之穀不成實也　新校正云詳中清胠脇痛少腹痛爲金乘木肝病之狀腸鳴溏泄乃脾病之證蓋以木少脾土無畏侮反受邪之故也**上臨陽明生氣失政草木再榮化氣迺急上應太白鎮星其主蒼早**諸丁歲也丁卯丁酉歲陽明上臨是謂天刑之歲也金氣承天下勝於木故生氣失政草木再榮生氣失政故木華晚啓金氣抑木故秋夏始榮結實成熟以化氣急速故晚結成就也金氣勝木天應同之故太白之見光芒明盛木氣既少土氣無制故化氣生長急速木少金勝天氣應之故鎮星太白潤而明也蒼色之物又早凋落木少金乘故也　新校正云按不及五化獨絕木上臨陽明土上臨厥陰水上臨太陰不絕木上臨厥陰土上臨太陰金上臨陽明者繹之旨各記其甚者也故於太過運中只言火臨火水臨水此不及運中只言木臨金土臨木水臨土故不言厥陰臨木太陰臨土陽明臨金也**復則炎暑流火濕性燥柔脆草木焦槁下體再生華實齊化病寒熱瘡瘍疿胗癰痤上應熒惑太白其穀白堅**火氣復金夏生大熱故萬物濕性時變爲燥流火爍物故柔脆草木及蔓延之類皆上乾死而下體再生若辛熱之草死不再生也小熱者死少大熱者死多火大復已土氣間至則涼雨降其酸苦甘鹹性寒之物乃再發

生新開之與先結者齊承化而成熟火復其金太白減曜熒惑上應則益光芒加其宿屬則皆災也以火反復故曰白堅之穀秀而不實白露早降收殺氣行寒雨害物蟲食甘黃脾土受邪赤氣後化心氣晚治上勝肺金白氣迺屈其穀不成欬而鼽上應熒惑太白星陽明上臨金自用事故白露早降寒涼大至則收殺氣行以太陽居土濕之位寒濕相合故寒雨害物少於成實金行伐木假途於土子居母内蟲之象也故甘物黃物蟲蠹食之清氣先勝熱氣後復復已乃勝故火赤之氣後生化也赤後化謂草木赤華及赤實者皆後時而再榮秀也其五藏則心氣晚王勝於肺心勝於肺則金之白氣乃屈退也金穀稻也鼽鼻中水出也金爲火勝天象應同故太白芒減熒惑益明

歲火不及寒迺大行長政不用物榮而下凝慘而甚則陽氣不化迺折榮美上應辰星火少水勝故寒迺大行長政不用則物容卑下火氣既少水氣洪盛天象出見辰星益明民病胷中痛脇支滿兩脇痛膺背肩胛間及兩臂内痛新校正云詳此證與火太過甚則反病之狀同傍見藏氣法時論鬱冒朦昧心痛

暴瘖胷腹大脇下與要背相引而痛新校正云按藏氣法時論云心虛則胷腹大脇下與腰背相引而痛甚則屈不能伸髖髀如別上應熒惑辰星其穀丹諸癸歲也患以其脉行於是也火氣不行寒氣禁固髖髀如別屈不得伸水行乘火故熒惑芒減丹穀不成辰星臨其宿屬之分則皆災也復則埃鬱大雨且至黑氣迺辱病鶩溏腹滿食飲不下寒中腸鳴泄注腹痛暴攣痿痹足不任身上應鎮星辰星玄穀不成埃鬱雲雨土之用也復寒之氣必以濕濕氣內淫則生腹疾身重故如是也黑氣水氣也辱屈辱也鶩鴨也土復於水故鎮星明潤臨犯宿屬則民受病災矣歲土不及風迺大行化氣不令草木茂榮飄揚而甚秀而不實上應歲星木无德也木氣專行故化氣不令生氣獨擅故草木茂榮飄揚而甚是木不以德土氣薄少故物實不成不實謂粃惡也土不及木乘之故歲星之見潤而明也民病飱泄霍亂體重腹痛筋骨繇復肌肉瞤酸善怒藏氣舉事蟄

蟲早附咸病寒中上應歲星鎭星其穀黅諸巳歲也風客於胃故病如是土氣不及水與齊化故藏氣舉事蟄蟲早附於陽氣之所人皆病中寒之疾也繇搖也筋骨搖動巳復常則巳繇復也土抑不伸若歲星臨宿屬則皆災也新校正云詳此文云筋骨繇復王氏雖注義不可解按至真要大論云筋骨繇併疑此復字併字之誤也復則收政嚴峻名木蒼凋胷脇暴痛下引少腹善大息蟲食甘黃氣客於脾黅穀迺減民食少失味蒼穀迺損金氣復木故名木蒼凋金入於土母懷子也故甘物黃物蟲食其中金入土中故氣客於脾金氣大來與土仇復故黅減實穀不成也上應太白歲星太白甚盛歲減明也一經少此六字鈌文耳上臨厥陰流水不冰蟄蟲來見藏氣不用白迺不復上應歲星民迺康巳亥巳巳歲厥陰上臨其歲少陽在泉火司于地故蟄蟲來見流水不冰也金不得復故歲星之象如常民康不病新校正云詳木不及上臨陽明水不及上臨太陰俱後言復此先言復而後舉上臨之候者蓋白迺不復嫌於此年有復也歲金不及炎火迺行生氣迺用長氣專勝庶物以

茂燥爍以行上應熒惑星火不務德而襲金危炎火既流則夏生大熱生氣舉用故庶物蕃茂燥爍氣至物不勝之爍勝之爍石流金涸泉焦草山澤燔燎雨乃不降炎火大盛天象應之熒惑之見而大明也民病肩背瞀重鼽嚏血便注下收氣迺後上應太白星其穀堅芒諸乙歲也瞀謂悶也受熱邪故生是病收金氣也火先勝故收氣後火氣勝金金不能盛若熒惑逆守宿屬之分皆受病　新校正云詳其穀堅芒白色可見故不云其穀白也經云上應太白以前後例相照經脫熒惑二字及詳王注言熒惑逆守之事益知經中之闕也復則寒雨暴至迺零冰雹霜雪殺物陰厥且格陽反上行頭腦戶痛延及囟頂發熱上應辰星新校正云詳不及之運剋我者行勝我者之子來復當來復之後勝星減曜復星明大此只言上應辰星而不言熒惑者闕文也當云上應辰星熒惑丹穀不成民病口瘡甚則心痛寒氣折火則見冰雹霜雪冰雹先傷而霜雪後損皆寒氣之常也其災害迺傷於赤化也諸不及而爲勝所犯子氣復之者皆歸其方也陰厥謂寒逆也格至也亦拒也水行折火以救困金天象應之辰星明瑩赤色之穀爲霜雹損之歲水不及濕迺大行長氣反用

其化廼速暑雨數至上應鎮星濕大行謂數雨也化速謂物早成也火濕齊化故暑雨數至乘水不及而土勝之鎮星之象增益光明逆凌留犯其又甚矣民病腹滿身重濡泄寒瘍流水腰股痛發膕腨股膝不便煩寃足痿清厥脚下痛甚則跗腫藏氣不政腎氣不衡上應辰星其穀秬藏氣不能申其政令故腎氣不能內致和平衡平也辰星之應當減其明或遇鎮星臨屬宿者乃災　新校正云詳經云上應辰星注言鎮星以前後例相校此經闕鎮星二字

上臨太陰則大寒數舉蟄蟲早藏地積堅冰陽光不治民病寒疾於下甚則腹滿浮腫上應鎮星新校正云詳木不及上臨陽明上應太白鎮星此獨言鎮星而不言熒惑者文闕也蓋水不及而又上臨太陰則鎮星明盛以應土氣專盛水既益弱則熒惑無畏而明大其主黅穀諸辛歲也辛丑辛未歲上臨太陰太陽在泉故大寒數舉也土氣專盛故鎮星益明黅穀應天歲成也復則大風暴發草偃木零生長不鮮面色時變筋骨併辟肉

瞤瘛目視䀮䀮物疎璺肌肉胗發氣并鬲中痛於心腹黃氣迺損其穀不登上應歲星木復其土故黃氣反損而黅穀不登也謂實不成無以登祭器也木氣暴復歲星下臨宿屬分者災新校正云詳此當云上應歲星鎮星爾帝曰善願聞其時也岐伯曰悉哉問也木不及春有鳴條律暢之化則秋有霧露清涼之政春有慘淒殘賊之勝則夏有炎暑燔爍之復其眚東化和氣也勝金氣也復火氣也火復於金悉因其木故災眚之作皆在東方餘眚同新校正云按木火不及先言春夏之化秋冬之政者先言木火之政化次言勝復之變也其藏肝其病內舍胠脇外在關節東方用之主也火不及夏有炳明光顯之化則冬有嚴肅霜寒之政夏有慘淒凝冽之勝則不時有埃昏大雨之復其眚南化火德也勝水虐也復土變也南方火也其藏心其病內舍膺脇外

在經絡（南方心之主也）土不及四維有埃雲潤澤之化則春有鳴條鼓拆之政四維發振拉飄騰之變則秋有肅殺霖霪之復其眚四維（東南東北西南西北方也維隅也謂日在四隅月也　新校正云詳土不及亦先言政化次言勝復）其藏脾其病內舍心腹外在肌肉四支（四維中央脾之主也）金不及夏有光顯鬱蒸之令則冬有嚴凝整肅之應夏有炎爍燔燎之變則秋有冰雹霜雪之復其眚西其藏肺其病內舍膺脇肩背外在皮毛（西方肺之主也）水不及四維有湍潤埃雲之化則不時有和風生發之應四維發埃昏驟注之變則不時有飄蕩振拉之復其眚北（飄蕩振拉大風所作　新校正云詳金水不及先言火土之化令與應故不當秋冬而言也次言者火土勝復之變也與木火土之例不同者互文也）其藏腎其

病內舍腰脊骨髓外在谿谷踹膝（肉之大會爲谷肉之小會爲谿肉分之間谿谷之會以行榮衞以會大氣）夫五運之政猶權衡也高者抑之下者舉之化者應之變者復之此生長化成收藏之理氣之常也失常則天地四塞矣（失常之理則天地四時之氣閉塞而無所運行故動必有靜勝必有復乃天地陰陽之道）故曰天地之動靜神明爲之紀陰陽之往復寒暑彰其兆此之謂也（新校正云按故曰已下與五運行大論同上兩句又與陰陽應象大論文重彼云陰陽之升降寒暑彰其兆也）帝曰夫子之言五氣之變四時之應可謂悉矣夫氣之動亂觸遇而作發無常會卒然災合何以期之岐伯曰夫氣之動變固不常在而德化政令災變不同其候也帝曰何謂也岐伯曰東方生風風生木其德敷和

其化生榮其政舒啓其令風其變振發其災散落敷布也和和氣也榮滋榮也舒展也啓開也振怒也發出也散謂物飄零而散落也　新校正云按五運行大論云其德爲和其化爲榮其政爲散其令宣發其變摧拉其眚爲隕義與此通南方生熱熱生火其德彰顯其化蕃茂其政明曜其令熱其變銷爍其災燔焫新校正云詳五運行大論云其德爲顯其化爲茂其政爲明其令鬱蒸其變炎爍其眚燔焫中央生濕濕生土其德溽蒸其化豐備其政安靜其令濕其變驟注其災霖潰溽濕也蒸熱也驟注急雨也霖久雨也潰爛泥也　新校正云按五運行大論云其德爲濡其化爲盈其政爲謐其令雲雨其變動注其眚淫潰西方生燥燥生金其德清潔其化緊斂其政勁切其令燥其變肅殺其災蒼隕緊縮也斂收也勁銳也切急也燥乾也肅殺謂風動草樹聲若乾也殺氣太甚則木青乾而落也　新校正云按五運行大論云其德爲清其化爲斂其政爲勁其令霧露其變肅殺其眚蒼落北方生寒寒生水其德淒滄其化

清謐其政凝肅其令寒其變凓冽其災冰雪霜雹淒滄薄寒也謐靜也肅中列嚴敬整也凓冽甚寒也冰雪霜雹寒氣凝結所成水復火則非時而有也　新校正云按五運行大論云其德爲寒其化爲肅其政爲靜其變凝列其眚冰雹是以察其動也有德有化有政有令有變有災而物由之而人應之也夫德化政令和氣也其動靜勝復施於萬物皆悉生成變與災殺氣也其出暴速其動驟急其行損傷雖皆天地自爲動靜之用然物有不勝其動者且損且病且死焉帝曰夫子之言歲候不及其太過而上應五星今夫德化政令災眚變易非常而有也卒然而動其亦爲之變乎岐伯曰承天而行之故無妄動無不應也卒然而動者氣之交變也其不應焉故曰應常不應卒此之謂也德化政令氣之常也災眚變易氣卒交會而有勝負者也常謂歲四時之氣不差晷刻者不常不久也帝曰其應柰何岐伯曰各從其氣化

也歲星之化以風應之熒惑之化以熱應之鎮星之化以濕應之太白之化以燥應之辰星之化以寒應之氣變則應故各從其氣化也上文言復勝皆上應之令經言應常不應卒所謂無大變易而不應然其勝復當色有枯燥潤澤之異無見小大以應之帝曰其行之徐疾逆順何如岐伯曰以道留久逆守而小是謂省下以道謂順行留久謂過應留之日數也省下謂察天下人君之有德有過者也以道而去去而速來曲而過之是謂省遺過也順行已去已去輒逆行而速委曲而經過是謂遺其過而輒省察之也行急行緩往多往少蓋謂罪之有大有小按其遺而斷之久留而環或離或附是謂議災與其德也環謂如環之遠盤迴而不去也火議罪金議殺土木水議德也應近則小應遠則大近謂犯星常在遠謂犯星去久大小謂喜慶及罰罪事芒而大倍常之一其化甚大常之二其眚即也甚謂政令大行也發謂起也即至也金火有之小常之一其化減小常之二是謂臨視省下之過與其德也省謂省察萬國人吏侯王有德有過者也故侯王人吏安可不深思誠慎邪德者福之過者

伐之（有德則天降福以應之有過者天降禍以淫之則知禍福無門惟人所召爾）是以象之見也高而遠則小下而近則大（見物之理也）故大則喜怒邇小則禍福遠（象見高而小既未即禍亦未即福象見下而大福既不遠禍亦未遥但當脩德省過以候厥終苟未能慎禍而務求福祐豈有是者哉）歲運太過則運星北越（火運火星木運木星之類也北越謂北而行也）運氣相得則各行以道（無剋伐之嫌故守常而各行於中道）故歲運太過畏星失色而兼其母（木失色而兼火火失色而兼蒼土失色而兼赤金失色而兼黃水失色而兼白是謂兼其母也）不及則色兼其所不勝（木兼白色火兼玄色土兼蒼色金兼赤色水兼黃色是謂兼不勝也）肖者瞿瞿莫知其妙閔閔之當孰者為良（新校正云詳肖者至爲良與蘭靈秘典論重彼有注）妄行無徵示畏侯王（不識天意心私度之妄言災咎卒無徵驗適足以示畏之兆於侯王熒惑於庶民矣）帝曰其災應何如歧伯曰亦各從其化也故時至有盛衰淩犯有逆順留守有多少形

見有善惡宿屬有勝負徵應有吉凶矣五星之至相王爲時盛囚死爲衰東行淩犯爲順災輕西行凌犯爲逆災重留守日多則災深留守日少則災淺星喜潤則爲見善星怒燥憂喪則爲見惡宿屬謂所生月之屬二十八宿及十二辰相分所屬之位也命勝星不災不害不勝星爲災小重命與星相得雖災無害災者獄訟疾病之謂也雖五星淩犯之事時遇星之囚死時月雖災不成然火犯留守逆臨則有誣譖獄訟之憂金犯則有刑殺氣鬱之憂木犯則有震驚風鼓之憂土犯則有中滿下利胕腫之憂水犯則有寒氣衝稸之憂故曰徵應有吉凶也帝曰其善惡何謂也岐伯曰有喜有怒有憂有喪有澤有燥此象之常也必謹察之夫五星之見也從夜深見之人見之喜星之喜也見之畏星之怒也光色微曜乍明乍暗星之憂也光色迥然不彰不瑩不與衆同星之喪也光色圓明不盈不縮怡然瑩然星之喜也光色勃然臨人芒彩滿溢其象懍然星之怒也澤洪潤也燥乾枯也帝曰六者高下異乎岐伯曰象見高下其應一也故人亦應之觀象覩色則中外之應人天咸一矣帝曰善其德化政令之動靜損益皆何如岐伯曰夫德化政令災變不能相

加也天地動靜陰陽往復以德報德以化報化政令災眚及動復亦然故曰不能相加也勝復盛衰不能相多也勝盛復盛勝微復微不應以盛報微以化報變故曰不能相多也往來小大不能相過也勝復曰數多少皆同故曰不能相過也用之升降不能相無也木之勝金必報火土金水皆然未有勝而無報者故氣不能相使無也各從其動而復之耳動必有復察動以言復也易曰吉凶悔吝者生乎動此之謂歟天雖高不可度地雖廣不可量以氣動復言之其猶視其掌矣帝曰其病生何如岐伯曰德化者氣之祥政令者氣之章變易者復之紀災眚者傷之始氣相勝者和不相勝者病重感於邪則甚也祥善應也章程也式也復紀謂報復之綱紀也重感謂年氣已不及天氣又見尅殺之氣是爲重感重謂重累也帝曰善所謂精光之論大聖之業宣明大道通於無窮究於無極也余聞之善言天者必應於人善言古者必驗於今善言氣者必彰

於物善言應者同天地之化善言化言變者通神明之理非夫子孰能言至道歟太過不及歲化無窮氣交遷變流於無極然天垂象聖人則之以知吉凶何者歲太過而星大或明瑩歲不及而星小或失色故吉凶可指而見也吉凶者何謂物禀五常之氣以生成莫不上參應之有否有宜故曰吉凶斯至矣故曰善言天者必應於人也言古之道而今必應之故曰善言古者必驗於今也化氣生成萬物皆禀故言氣應者以物明之故曰善言應者必彰於物也彰明也氣化之應如四時行萬物備故善言應者必同天地之造化也物生謂之化物極謂之變言萬物化變終始必契於神明運爲故言化變者通於神明之理聖人智周萬物無所不通故言必有發動無不應之也迺擇良兆而藏之靈室每旦讀之命曰氣交變非齊戒不敢發愼傳也靈室謂靈蘭室黄帝之書府也　新校正云詳此文與六元正紀大論末同

五常政大論篇第七十

新校正云詳此篇統論五運有平氣不及太過之事次言地理有四方高下陰陽之異又言歲有不病而藏氣不應爲天氣制之而氣有所從之説仍言六氣五類相制勝而歳有胎孕不育之理而後明在泉六化五味有薄厚之異而以治法終之此篇

(之大槩如此而專名五常政大論者舉其所先者言也)黄帝問曰太虚寥廓五運迴薄衰盛不同損益相從願聞平氣何如而名何如而紀也岐伯對曰昭乎哉問也木曰敷和(敷布和氣物以生榮)火曰升明(火氣高明)土曰備化(廣被化氣損於群品)金曰審平(金氣清審平而定)水曰靜順(水體清靜順於物也)帝曰其不及奈何岐伯曰木曰委和(陽和之氣委屈而少用也)火曰伏明(明曜之氣屈伏不申)土曰卑監(土雖卑少猶監萬物之生化也)金曰從革(從順革易堅成萬物)水曰涸流(水少故流注乾涸)帝曰太過何謂岐伯曰木曰發生(宣發生氣萬物以榮)火曰赫曦(盛明也)土曰敦阜(敦厚也阜高也土餘故高而厚)金曰堅成(氣爽風勁堅成庶物)水曰流衍(衍洋衍也溢也)帝曰三氣之紀願聞其候岐伯曰悉乎哉問也(新校正云按此論與五運行大論及陰陽應象

大論金匱眞言論相通敷和之紀木德周行陽舒陰布五化宣平自當其位不與物爭故五氣之化各布政令於四方无相干犯　新校正云按王注大過不及各紀年辰此平木運注不紀年辰者平氣之歲不可以定紀也或者欲補注云謂丁巳丁亥壬寅壬申歲者是未達也其氣端端直也麗也其性隨順於物化其用曲直曲直材幹皆應用也其化生榮木化宣行則物生榮而美其類草木木體堅高草形卑下然各有堅脆剛柔蔓結條屈者其政發散春氣發散物稟以生木之化也其候溫和和春之氣也其令風木之令行以和風其藏肝五藏之氣與肝同肝其畏清清金令也木性暄故畏清五運行大論曰木其性暄又曰燥勝風其主目陽升明見目與同也其穀麻色蒼也　新校正云按金匱眞言論云其穀麦與此不同其果李味酸也其實核中有堅核者其應春四時之中春化同其蟲毛木化宣行則毛蟲生其畜犬如草木之生死所避也　新校正云按金匱眞言論云其畜雞其色蒼木化宣行則物浮蒼翠其養筋酸入筋其病裏急支滿木氣所生新校正云按金匱眞言論云目足以知病之在筋也其味酸木化敷和則物酸味厚其音角調而直也其物中堅

象土中之有木也其數八成數也升明之紀正陽而治德施周普五化
均衡均等也衡平也其氣高火炎上其性速火性躁疾其用燔灼灼燒也燔之與灼皆火之用
其化蕃茂長氣盛故物火其類火五行之氣與火類同其政明曜德合高明火之政也其候
炎暑氣之至也以是候之其令熱熱至乃令行其藏心心氣應之心其畏寒寒水令也心性暑熱
故畏寒五運行大論曰心其性暑又曰寒勝熱其主舌火以燭幽舌申明也其穀麥色赤也新校正云按金匱眞言論云其穀黍
又藏氣法時論云麥也其果杏味苦也其實絡中有支絡者其應夏四時之氣夏氣同其蟲
羽羽火象也火化宜行則羽蟲生其畜馬健決躁速火類同新校正云按金匱眞言論云其畜羊其色赤色同又明其
養血其病瞤瘛火之性動也新校正云按金匱眞言論云是以知病之在脈也其味苦升明氣化則物苦味
純其音徵和而美其物脈中多支脈火之化也其數七成數也備化之紀氣協
天休德流四政五化齊脩土之德靜分助四方贊成金木水火之政土之氣厚應天休和之氣以生長收

藏終而復始故五化齊脩其氣平土之生也平而正其性順應化群品悉化成也其用高下田土高下皆應用也其化豐滿豐滿萬物非土化不可也其類土五行之化土類同其政安靜土體厚土德靜故政化亦然其候溽蒸溽溼也蒸熱也其令溼溼化不絕竭則土令延長其藏脾脾氣同脾其畏風風木令也脾性雖四氣兼并然其所主猶畏木也五運行大論云脾其性靜兼又曰風勝溼其主口上體包容口主受納其穀稷色黃也新校正云按金匱眞言論作稷藏氣法時論作粳其果棗味甘也其實肉中有肌肉者其應長夏長夏謂長養之夏新校正云按王注藏氣法時論云夏爲土母土長于中以長而治故云長夏又注六節藏象論云所謂長夏者六月也土生於火長在夏中既長而王故云長夏其蟲倮無毛羽鱗甲土形同其畜牛成彼稼穡土之用也牛之應用其緩而和其色黃土同也其養肉所養者厚而靜其病否土性擁礙新校正云按金匱眞言論云病在舌本是以知病之在肉也其味甘備化氣豐則物味甘厚其音宮大而重其物膚物稟備化之氣則多肌肉其數五生數也正土不虛加故也審平之紀收而不爭殺而無犯五化宣明

犯謂刑犯於物也收而不爭殺而無犯匪審平之德何以能爲是哉其氣潔金氣以潔白瑩明爲事其性剛性剛故摧缺於物其用散落金用則萬物散落其化堅斂收斂堅強金之化也其類金審平之化金類同其政勁肅化急速而整肅也勁鋭也其候清切清大涼也切急也風聲也其令燥燥乾也其藏肺肺氣之用同金化也肺其畏熱熱火令也肺性涼故畏火熱五運行大論曰肺其性涼其主鼻肺藏氣鼻通息也其穀稻色白也　新校正云按金匱眞言論作稻藏氣法時論作黃黍其果桃味辛也其實殼外有堅殼者其應秋四時之化秋氣同其蟲介外被堅甲者其畜雞性善鬬傷象金用也　新校正云按金匱眞言論云其畜馬其色白色同也其養皮毛堅同也其病欬有聲之病金之應也　新校正云按金匱眞言論云病在背是以知病之在皮毛也其味辛審平化治則物辛味正其音商和利而揚其物外堅金化宣行則物體外堅其數九成數也靜順之紀藏而勿害治而善下五化咸整治化也水之性下所以德全江海所以能爲百谷主者以其善下之也其氣明清淨明昭水氣所主其性下歸流於下其用沃

衍用非淨事故沫生而流溢沃沫也衍溢也其化凝堅藏氣布化則水物凝堅其類水淨順之化水同類其政流演井泉不竭河流不息則流演之義也其候凝肅凝寒也肅靜也寒來之氣候其令寒水令宣行則寒司物化其藏腎腎藏之用同水化也腎其畏濕濕土氣也腎性凜故畏土濕五運行大論曰腎其性凜其主二陰流注應同新校正云按金匱眞言論曰北方黑色入通於腎開竅於二陰其穀豆色黑也新校正云按金匱眞言論及藏氣法時論同其果栗味鹹也其實濡中有津液也其應冬四時之化冬氣同其蟲鱗鱗水化生其畜彘善下也彘豕也其色黑色同也其養骨髓氣入也其病厥厥氣逆也凌上也倒行不順也新校正云按金匱眞言論云病在谿是以知病之在骨也其味鹹味同鹹也其音羽深而和也其物濡水化豐洽庶物濡潤其數六成數也故生而勿殺長而勿罰化而勿制收而勿害藏而勿抑是謂平氣生氣主歲收氣不能縱其殺長氣主歲藏氣不能縱其罰化氣主歲生氣不能縱其制收氣主歲長氣不能縱其害藏氣主歲化氣不能縱其抑夫如是者皆天氣平地氣正五化之氣不以勝剋爲用故謂曰平和氣也委和之紀

是謂勝生［丁卯丁丑丁亥丁酉丁未丁巳之歲］生氣不政化氣迺揚［木少故生氣不政土寬故化氣迺揚］長氣自平收令迺早［火无忤犯故長氣自平木氣既少故收令迺早］涼雨時降風雲並興［涼金化也雨濕氣也風木化也雲濕氣也］草木晚榮蒼乾凋落［金氣有餘木不能勝故也　新校正云詳委和之紀木不及而金氣乘之故蒼乾凋落非金氣有餘木不能勝也蓋木不足而金勝之也］物秀而實膚肉內充［歲生雖晚成者滿實土化氣速故如是也］其氣斂［收斂兼金氣故］其用聚［不布散也］其動緛戾拘緩［緛縮短也戾了戾也拘拘急也緩不收也］其發驚駭［大屈卒伸驚駭象也］其藏肝［內應肝］其果棗李［棗土李木實也　新校正云詳李木實也按火土金水不及之果李當作桃　王注亦非］其實核殼［核木殼金主］其穀稷稻［金土穀也］其味酸辛［味酸之物孰兼辛也］其色白蒼［蒼色之物孰兼白也］其畜犬雞［木從金畜］其蟲毛介［毛從介］其主霧露淒滄［金之化也］其聲角商［角從商］其病搖動注恐［木受邪也］從金化也［木不自攻故化從金］少角與判商同［少角木不及故半與商金化同］

判半也　新校正云按火土金水之文判作少則此當云少角與少商同不云少商者蓋少角之運共有六年而丁巳丁亥上角與正角同丁卯丁酉上商與正商同丁未丁丑上宮與正宮同是六年者各有所同與火土金水之少運不同故不云同少商只大約而言半從商化也

上角與正角同上見厥陰與敷和歲化同謂丁亥丁巳歲上之所見者也上商與正商同上見陽明則與平金歲化同丁卯丁酉歲上見陽明其病支廢癰腫瘡瘍金刑木也其甘蟲子在母中邪傷肝也雖化悉與金同然其所傷則歸於肝木也上宮與正宮同土蓋其木與未出等也木未出土與無木同土自用事故與正土運歲化同也上見太陰是謂上宮丁丑丁未歲上見太陰司天化之也蕭飋肅殺則炎赫沸騰蕭飋肅殺金無德也炎赫沸騰火之復也眚於三火爲木復故其眚在東三東方也此言金之物勝也　新校正云按六元正紀大論云災三宮也所謂復也復報復也其主飛蠹蛆雉飛羽蟲也蠹內生蟲也蛆蠅之生者此則物內自化爾雉鳥耗也迺爲雷霆雷謂大聲生於太虛雲暝之中也霆謂迅雷卒如火之爆者即霹靂也

伏明之紀是謂勝長藏氣勝長也謂癸酉癸未癸巳癸卯癸丑癸亥之歲也長氣不宣藏氣反布火之長氣不能施化故水之藏氣反布於時收氣自政化令

廼衡金土之義與歲氣素無干犯故金自行其政土自平其氣也寒清數舉暑令廼薄火氣不用故承化物生生而不長火令不振故承化生之物皆不長也成實而稚遇化已老物實成孰苗尚稚短及遇化氣未長極而氣已老矣陽氣屈伏蟄蟲早藏陽不用而陰勝也若上臨癸卯癸酉歲則蟄反不藏　新校正云詳癸巳癸亥之歲蟄亦不藏其氣鬱鬱燠不舒暢其用暴速也其動彰伏變易彰明也伏隱也變易謂不常其象見也其發痛痛由心所生其藏心歲運之氣通於心其果栗桃栗水桃金果也其實絡濡絡支脉也濡有汁也其穀豆稻豆水稻金穀也其味苦鹹苦兼鹹也其色玄丹色丹之物熟兼玄也其畜馬彘火從水畜其蟲羽鱗羽從鱗其主冰雪霜寒水之氣也其聲徵羽徵從羽其病昏惑悲忘火之躁動不拘常律陰冒陽火故昏惑不治心氣不足故喜悲善忘從水化也火弱水強故伏明之紀半從水之政化少徵與少羽同火少故半同水化　新校正云詳少徵運六年內癸卯癸酉同正商癸巳癸亥同歲會外癸未癸丑二年少徵與少羽同故不云判羽也上商與正商同歲上見陽明則與平金歲化同也癸

卯及癸酉歲上見陽明 新校正云詳此不言上宮上角者蓋宮角於火無大剋罰故經不備云 邪傷心也受病者心 凝慘凓冽則暴雨霖霪凝慘凓冽水無德也暴雨霖霪土之復也 眚於九九南方也 新校正云按六元正紀大論云災九宮 其主驟注雷霆震驚天地氣爭而生是變氣交之內害及粢盛及傷鱗類 沈霒淫雨沈陰淫雨濕變所生也霒音陰 卑監之紀是謂減化謂化氣減少己巳己卯己丑己亥己酉己未之歲也 化氣不令生政獨彰土少而木專其用 長氣整雨迺愆收氣平不相干犯則平整化氣減故雨愆期 風寒並興草木榮美風木也寒水也土少故寒氣得行生氣獨彰故草木敷榮而端美 秀而不實成而粃也榮秀而美氣生於木化氣不滿故物實中空是以粃惡 其氣散氣不安靜水且乘之從大之風故施散也 其用靜定雖不能專政於時物然或舉用則終歸土德而靜定 其動瘍涌分潰癰腫瘍瘡也涌嘔吐也分裂也 其潰爛也癰腫膿瘡也 其發濡滯土性也濡濕也 其藏脾主藏病 其果李栗李木栗水果也 其實濡核濡中有汁者核中堅者 新校正云詳前後濡實主水此濡字當作肉王注亦非 其穀豆麻豆水麻木穀也 其

味酸甘甘味之物熟兼酸也其色蒼黃色黃之物外兼蒼也其畜牛犬土從木畜其蟲倮毛倮從毛其主飄怒振發木之氣用也其聲宮角宮從角其病留滿否塞土氣擁礙故從木化也不勝故從佗化少宮與少角同土少故半從木化也新校正云詳少宮之運六年內除己丑己未與正宮同己巳己亥與正角同外有己卯己酉二年少宮與少角同故不云判角也上宮與正宮同上見太陰則與平土運生化同也己丑己未其歲見也上角與正角同上見厥陰則悉是敷和之紀也己亥己巳其歲見也其病飧泄風之勝也邪傷脾也縱諸氣金病即自傷脾新校正云詳此不言上商者土與金無相剋罰故經不紀之也又注云縱諸氣金病即自傷脾也金字疑誤振拉飄揚則蒼乾散落振拉飄揚木無德也蒼乾散落金之復也其眚四維東南西南東北西北土之位也新校正云按六元正紀大論云災五宮其主敗折虎狼虎狼猴狖豹鹿馬獐麂諸四足之獸害於粢盛及生命也清氣迺用生政迺辱金氣行則木氣屈從革之紀是謂折收火折金收之氣也謂乙丑乙亥乙酉乙未乙巳乙卯之歲也收氣迺後生氣迺揚後不及時也收氣不能以時而

行則生氣自應布揚而用之也長化合德，火政迺宣，庶類以蕃，火土之氣同生化也宣行也其氣揚，順火也其用躁切，少雖後用用則切急隨火躁也其動鏗禁瞀厥，鏗欬聲也禁謂二陰禁止也瞀悶也厥謂氣上逆也其發欬喘，欬金之有聲喘肺藏氣也其藏肺，主藏病其果李杏，李木杏火果也其實殼絡，外有殼內有支絡之實也其穀麻麥，麻木麥火穀也麥色赤也其味苦辛，苦味勝辛辛兼苦也其色白丹，赤加白也其畜雞羊，金從火土之兼化新校正云詳火畜馬土畜牛今言羊故王注云從火土之兼化爲羊也或者當去注中之土字甚非其蟲介羽，介從羽其主明曜炎爍，火之勝也其聲商徵，商從徵其病嚏欬鼽衄，金之病也從火化也。火氣來勝故屈已以從之少商與少徵同，金少故半同火化也新校正云詳少商運六年內除乙卯乙酉同正商乙巳乙亥同正角外乙未乙丑二年爲少商同少徵故不去判徵也上商與正商同，上見陽明則與平金運生化同乙卯乙酉其歲上見也上角與正角同，上見厥陰則與平木運生化同乙巳乙亥其歲上見也新校正云詳金土無相勝剋故經不言上宮與正宮同也邪傷肺也。有邪之勝

則歸肺炎光赫烈則冰雪霜雹炎光赫烈火無德也冰雪霜雹水之復也水復之作雹形如半珠　新校正云

詳注云雹形如半珠半字疑誤眚於七七西方也　新校正云按六元正紀大論云災七宮其主鱗伏彘鼠突戾潛伏

歲主縱之以傷赤實及羽類也歲氣早至迺生大寒水之化也涸流之紀是謂反陽

陰氣不及反爲陽氣代之謂辛未辛巳辛卯辛酉辛亥辛丑之歲也藏令不舉化氣迺昌少水而土盛長氣宣

布蟄蟲不藏太陽在泉經文背也厥陰陽明司天乃如經謂也土潤水泉減草木條茂

榮秀滿盛長化之氣豐而厚也其氣滯從土也其用滲泄不能流也其動堅止

謂便寫也水少不濡則乾而堅止藏氣不能固則注下而奔速其發燥槁陰少而陽盛故爾其藏腎主藏病也其

果棗杏棗土杏火果也其實濡肉濡水肉土化也其穀黍稷黍火稷土穀也　新校正云　按本論上文麥爲

火之穀今言黍者疑麥字誤爲黍也雖金匱眞言論作黍然本論作麥當從本篇之文也其味甘鹹甘入於鹹味甘美也其色黅

玄黅黃加玄黑也其畜彘牛水從土畜其蟲鱗倮鱗從倮其主埃鬱昏翳土之勝也其

聲羽宮羽從宮其病痿厥堅下水土參并故如是從土化也不勝於土故從他化少羽與少宮同水土各半化也　新校正云詳少羽之運六年内除辛丑辛未與正宮同外辛卯辛酉辛巳辛亥四歲爲同少宮故不言判宮也上宮與正宮同上見太陰則與平土運生化同辛丑辛未歲上見之　新校正云詳此不言上角上商者蓋水於金木無相剋罰故也其病癃閟癃小便不通閟大便乾澀不利也邪傷腎也邪勝則歸腎埃昏驟雨則振拉摧拔埃昏驟雨土之虐也振拉摧拔木之復也眚於一一北方也諸謂方者國郡州縣境之方也　新校正云按六元正紀大論云災一宮其主毛顯狐狢變化不藏毛顯謂毛蟲麋鹿麞麂貓兔虎狼顯見傷於黃實兼害倮蟲之長也變化謂爲魅狐狸當之不藏謂害粢盛鼠猯兔狸狢當之所謂毛顯不藏也故乘危而行不速而至暴虐無德災反及之微者復微甚者復甚氣之常也通言五行氣少而有勝復之大凡也乘彼孤危恃乎強盛不召而往專肆威刑怨禍自招又誰咎也假令木弱金氣來乘暴虐蒼卒是無德也木被金害火必讎之金受火燔則災及也夫如是者刑甚則復甚刑微則復微氣動之常固其宜也五行之理咸迭然乎　新校正云按五運不及之詳具氣交變大論中發生

之紀是謂啓敷物秉木氣以發生而啓陳其容質也是謂壬申壬午壬辰壬寅壬子壬戌之六歲化也敷古陳字土疎泄蒼氣達生氣上發故土體疎泄木之專政故蒼氣上達達通也出也行也陽和布化陰氣迺隨少陽先生發於萬物之表厥陰次隨營運於萬象之中也生氣淳化萬物以榮歲木有餘金不來勝生令布化故物以舒榮其化生其氣美木化宣行則物容端美其政散布散生榮無所不至其令條舒條直也理也舒啓也端直舒啓萬物隨之發生之化無非順理者也其動掉眩巔疾掉搖動也眩旋轉也巔上首也疾病氣也　新校正云詳王不解其動之義按後敦阜之紀其動濡積并稸王注云動謂變動又堅成之紀其動暴折瘍疰王注云動以生病蓋謂氣既變因動以生病也則木火土金水之動義皆同也又按王注脉要精微論云巔疾上巔疾也又注奇病論云巔謂上巔則頭首也此注云巔上首也疾病氣也氣字為衍其德鳴靡啓坼風氣所生　新校正云按六元正紀大論云其化鳴紊啓折其變振拉摧拔振謂振怒拉謂中折摧謂仆落拔謂出本　新校正云按六元正紀大論同其穀麻稻木化齊金其畜雞犬齊雞孕也其果李桃李齊桃實也其色青黃白青加於黃白自正也其味酸甘辛酸入於甘辛齊化也其象春如春之氣布散陽和

其經足厥陰少陽（厥陰肝脉少陽膽脉）其藏肝脾（肝勝脾）其蟲毛介（木餘故毛齊介育）其物中堅外堅（中堅有核之物齊等於皮殼之類也）其病怒（木餘故）太角與上商同（太過之木氣與金化齊等　新校正云按太過五運獨太角言與上商同餘四運並不言者疑此文為衍）上徵則其氣逆其病吐利（上見少陰少陽則其氣逆行壬子壬午歲上見少陰壬寅壬申歲上見少陽木餘遇火故氣不順　新校正云按五運行大論云氣相得而病者以下臨上不當位也不云上羽者水臨木為相得故也）不務其德則收氣復秋氣勁切甚則肅殺清氣大至草木凋零邪迺傷肝（特巳太過凌犯於土土氣屯極金為復讎金行殺令故邪傷肝木也）赫曦之紀是謂蕃茂（物遇太陽則蕃而茂是謂戊辰戊寅戊子戊戌戊申戊午之歲也　新校正云按或者云注中太陽當作太徵詳木土金水之太過注俱不言角宮商羽等運而水太過注云陰氣大行此火太過是物遇太陽也安得謂之太徵乎）陰氣內化陽氣外榮（陰陽之氣得其序也）炎暑施化物得以昌（長氣多故爾）其化長其氣高（長化行則物容大高氣達則物色明）其政動（革易其象不常也）其令鳴顯（火之用而

有聲火之燔而有焰象無所隱則其信也顯露也其動炎灼妄擾妄謬也擾撓也其德暄暑鬱蒸熱化所生長於物也　新校正云按六元正紀大論云其化暄囂鬱燠又作暄曜其變炎烈沸騰勝復之有極於是也其穀麥豆火齊水化也其畜羊彘齊孕育月也　新校正云按本論上文馬為火之畜今言羊者疑馬字誤為羊金匱真言論及藏氣法時論俱作羊然本論作馬當從本論之文也其果杏栗等實也其色赤白玄赤色加白黑自正也其味苦辛鹹辛物兼苦與鹹化齊成也其象夏如夏氣之熱也其經手少陰太陽少陰心脉太陽小腸脉手厥陰少陽厥陰心包脉少陽三焦脉其藏心肺心勝肺其蟲羽鱗火餘故鱗羽齊化其物脉濡脉火物濡水物水火齊也　新校正云詳脉即絡也文雖殊而義同其病笑瘧瘡瘍血流狂妄目赤火盛故上羽與正徵同其收齊其病痓上見太陽則天氣且制故太過之火反與平火運生化同也戊辰戊戌歲上見之若平火運同則五常之氣無相凌犯故金收之氣生化同等上徵而收氣後也上見少陰少陽則其生化自政金氣不能與之齊化戊子戊午歲上見少陰戊寅戊申歲上見少陽火盛故收氣後化　新校正云按氣交變大論云歲火大

過上臨少陰少陽火燔焫水泉涸物焦槁暴烈其政藏氣迺復時見凝慘甚則雨水霜雹切寒邪傷心也不務其德輕侮致之也新校正云按氣交變大論云雨冰霜寒與此互文也敦阜之紀是謂廣化土餘故化氣廣被於物也是謂甲子甲戌甲申甲午甲辰甲寅之歲也厚德淸靜順長以盈土性順用無與物爭故德厚而不躁順火之長育使萬物化氣盈滿也至陰內實物化充成至陰土精氣也夫萬物所以化成者皆以至陰之靈氣生化於中也煙埃朦鬱見於厚土厚土山也煙埃土氣也大雨時行濕氣迺用燥政迺辟濕氣用則燥政辟自然之理爾其化圓其氣豐化氣豐圓以其淸靜故也其政靜靜而能久故政常存其令周備氣緩故周備其動濡積并稸動謂變動其德柔潤重淖靜而柔潤故厚德常存新校正云按六元正經大論云其化柔潤重澤其變震驚飄驟崩潰震驚雷霆之作也飄驟暴風雨至也大雨暴注則山崩土潰隨水流注其穀稷麻土木齊化其畜牛犬齊孕育也其果棗李土齊木化其色黅玄蒼黃色加黑蒼自正也其味甘鹹

酸甘入於鹹酸齊化也其象長夏六月之氣生化同其經足太陰陽明太陰脾脉陽明胃脉其藏
脾腎脾勝腎其蟲倮毛土餘故毛倮齊化其物肌核肌土核木化也其病腹滿四支
不舉土性靜故病如是　新校正云詳此不云上羽上徵者徵羽不能虧盈於土故無他候也大風迅至邪傷脾也
木盛怒故土脾傷堅成之紀是謂收引引斂也陽氣收陰氣用故萬物收斂謂庚午庚辰庚寅庚子庚戌庚申之歲也天
氣潔地氣明秋氣高潔金氣同陽氣隨陰治化陽順陰而生化燥行其政物以
司成燥氣行化萬物專司其成熟無遺略也收氣繁布化洽不終收殺氣早土之化不得終其用也　新校正云
詳繁字疑誤其化成其氣削減削也其政肅肅清也靜也其令銳切氣用不屈勁而
急其動暴折瘍疰動以病生其德霧露蕭飋燥之化也蕭飋風聲也靜為霧露用則風生　新校正云
按六元正紀大論德作化其變肅殺凋零隕墜於物其穀稻黍金火齊化也新校正云按本論上文麥為火之
穀當言其穀稻麥其畜雞馬齊孕育也其果桃杏金火齊實其色白青丹白加於青丹白

正也其味辛酸苦辛入酸苦齊化其象秋氣爽清潔如秋之化其經手太陰陽明太陰肺脉陽明大腸脉其藏肺肝肺勝肝其蟲介羽金餘故介羽齊育其物殼絡殼金絡火化也其病喘喝胷憑仰息金氣餘故上徵與正商同其生齊其病欬上見少陰少陽則天氣見抑故其生化與平金歲同庚子庚午歲上見少陰庚寅庚申歲上見少陽上火制金故生氣與之齊化火乘金肺故病欬　新校正云詳此不言上羽者水與金非相勝剋故也政暴變則名木不榮柔脆焦首長氣斯救大火流炎爍且至蔓將槁邪傷肺也變謂太甚也政太甚則生氣抑故木不榮草首焦死政暴不已則火氣發怒故火流炎爍至柔條蔓草脆之類皆乾死也火乘金氣故肺傷也

流行之紀是謂封藏陰氣大行則天地封藏之化也謂丙寅丙子丙戌丙申丙午丙辰之歲寒司物化天地嚴凝陰之氣也藏政以布長令不揚藏氣用則長化止故令不發揚其化凜其氣堅寒氣及物則堅定其政謐謐靜也其令流注水之象也其動漂泄沃涌沃沫也涌溢也其德

凝慘寒雰（寒之化也　新校正云按六元正紀大論作其化凝慘慄冽）其變冰雪霜雹（非時而有）其穀豆稷（水齊土化）其畜彘牛（齊孕育也）其果栗棗（水土齊實）其色黑丹黅（黑加於丹黃自正也）其味鹹苦甘（鹹入於苦甘化齊焉）其象冬（氣序凝肅似冬之化）其經足少陰太陽（少陰腎脉太陽膀胱脉也）其藏腎心（腎勝心）其蟲鱗倮（水餘故鱗倮齊育）其物濡滿（濡水滿土化也　新校正云按土不及作肉土太過作肌此作滿互相成也）其病脹（水餘也）上羽而長氣不化也（上見太陽則火不能布化以長養也丙辰丙戌之歲上見天符水運也　新校正云按氣交變大論云上臨太陽則雨冰雪霜不時降濕氣變物不云上臨者運所勝也）政過則化氣大舉而埃昏氣交大雨時降邪傷腎也（暴寒數舉是謂政過火被水凌土來仇復故天地昏翳土水氣交大雨斯降而邪傷腎也）故曰不恒其德則所勝來復政恒其理則所勝同化此之謂也（不恒謂恃已有餘凌犯不勝恒謂守常之化不肆威刑如是則剋巳之氣歲同治化也　新校正云詳五運太過之說具氣交變大論中）帝曰天不足西北

左寒而右涼地不滿東南右熱而左温其故何也 面巽言也 岐伯曰陰陽之氣高下之理太少之異也 高下謂地形太少謂陰陽之氣盛衰之異今中原地形西北方高東南方下西方涼北方寒東方温南方熱氣化猶然矣 東南方陽也陽者其精降於下故右熱而左温 陽精下降故地以温而知之於下矣陽氣生於東而盛於南故東方温而南方熱氣之多少明矣 西北方陰也陰者其精奉於上故左寒而右涼 陰精奉上故地以寒而知之於上矣陰氣生於西而盛於北故西方涼北方寒君面巽而言臣面乾而對也 新校正云詳天地不足陰陽之說亦具陰陽氣象大論中 是以地有高下氣有温涼高者氣寒下者氣熱 新校正云按六元正紀大論云至高之地冬氣常在至下之地春氣常在 故適寒涼者脹之温熱者瘡下之則脹已汗之則瘡已此湊理開閉之常太少之異耳 西北東南言其大也夫以氣候驗之中原地形所居者悉以居高則寒處下則熱嘗試觀之高山多雪平川多雨高山多寒平川多熱則高下寒熱可徵見矣中華之地凡有高下之大者東

西南北各三分也其一者自漢蜀江南至海也二者自漢江北至平遥縣也三者自平遥北山北至蕃界北海也故南分大熱中分寒熱兼半北分大寒南北分外寒熱尤極大熱之分其寒微大寒之分其熱微然其登涉極高山頂則南面北面寒熱懸殊榮枯倍異也又東西高下之别亦三矣其一者自汧源縣西至沙州二者自開封縣西至汧源縣三者自開封縣東至滄海也故東分大温中分温涼兼半西分大涼大温之分其寒五分之二大涼之分其熱五分之二温涼分外温涼尤極變爲大暄大寒也約其大凡如此然九分之地寒極於東北熱極於西南九分之地其中有高下不同地高處則濕下處則燥此一方之中小異也若大而言之是則高下之有一也何者中原地形西高北高東下南下今百川滿湊東之滄海則東南西北高下可知一爲地形高下故寒熱不同二則陰陽之氣有少有多故表温涼之異爾今以氣候驗之乃春氣西行秋氣東行冬氣南行夏氣北行以中分校之自開封至汧源氣候正與曆候同以東行校之自開封至滄海每一百里秋氣至晚一日春氣發早一日西行校之自汧源縣西至蕃界磧石其以南向及西北東南者每四十里春氣發晚一日秋氣至早一日北向及東北西南者每一十五里春氣發晚一日秋氣至早一日南行校之川形有北向及東北西南者每五百里　新校正云按别本作十五里陽氣行晚一日陰氣行早一日南向及東南西北川每一十五里熱氣至早一日寒氣至晚一日廣平之地則每五十里陽氣發早一日寒氣至晚一日北行校之川形有南向及東南西北者每二十五里陽氣行晚一日陰氣行早一日北向及東北西南川每一十五里寒氣至早一日熱氣至晚一日廣平之地則

每二十里熱氣行晚一日寒氣至早一日大率如此然高處峻處冬氣常在平處下處夏氣常在觀其雪零草茂則可知矣然地土固有弓形川蛇行川月形川地勢不同生殺榮枯地同而天異凡此之類有离向丙向巽向乙向震向處則春氣早至秋氣晚至早晚校十五日有丁向坤向庚向兊向辛向乾向坎向艮向處則秋氣早至春氣晚至早晚亦校二十日是所謂帶山之地也審觀向背氣候可知寒涼之地湊理開少而閉多閉多則陽氣不散故適寒涼腹必脹也濕熱之地湊理開多而閉少開多則陽發散故往溫熱皮必瘡也下之則中氣不餘故脹已汗之則陽氣外泄故瘡愈

帝曰其於壽夭何如言土地居人之壽夭**岐伯曰陰精所奉其人壽陽精所降其人夭**陰精所奉高之地也陽精所降下之地也陰方之地陽不妄泄寒氣外持邪不數中而正氣堅守故壽延陽方之地陽氣耗散發泄無度風濕數中眞氣傾竭故夭折即事驗之今中原之境西北方衆人壽東南方衆人夭其中猶各有微甚爾此壽夭之大異也方者審之乎

帝曰善其病也治之柰何岐伯曰西北之氣散而寒之東南之氣收而溫之所謂同病異治也西方北方人皮膚腠理密人皆食熱故宜散宜寒東方南方人皮膚䟽腠理開人皆食冷故宜收宜溫散謂溫浴使中外條達收謂溫中不解表也今土俗皆反之依而療之則反甚矣　新校正云詳分方爲治亦具異法方宜論中

故

曰氣寒氣涼治以寒涼行水漬之氣溫氣熱治以溫熱強其內守必同其氣可使平也假者反之寒方以寒熱方以熱溫方以溫涼方以涼是正法也是同氣也行水漬之是湯漫漬也平謂平調也若西方北方有冷病假熱方溫方以除之東方南方有熱疾須涼方寒方以療者則反上正法以取之帝曰善一州之氣生化壽夭不同其故何也岐伯曰高下之理地勢使然也崇高則陰氣治之污下則陽氣治之陽勝者先天陰勝者後天先天謂先天時也後天謂後天時也悉言土地生榮枯落之先後也物既有之人亦如然此地理之常生化之道也帝曰其有壽夭乎岐伯曰高者其氣壽下者其氣夭地之小大異也小者小異大者大異大謂東南西北相遠萬里許也小謂居所高下相近二十三十里或百里許也地形高下懸倍不相計者以近爲小則十里二十里高下平慢氣相接者以遠爲小則三百里二百里地氣不同乃異也故治病者必

明天道地理陰陽更勝氣之先後人之壽夭生化之期乃可以知人之形氣矣不明天地之氣又昧陰陽之候則以壽爲夭以夭爲壽雖盡上聖救生之道畢經脉藥石之妙猶未免世中之誣斥也帝曰善其歲有不病而藏氣不應不用者何也歧伯曰天氣制之氣有所從也從謂從事於彼不及營於私應用之帝曰願卒聞之歧伯曰少陽司天火氣下臨肺氣上從白起金用草木眚火見燔焫革金且耗大暑以行欬嚏鼽衄鼻窒曰瘍寒熱胕腫寅申之歲候也臨謂御於下從謂從事於上起謂價高於市用謂用行刑罰也臨從起用同之革謂皮革亦謂革易也金謂器屬也耗謂費用也火氣燔灼故曰生瘡瘡身瘡也瘍頭瘡也寒熱謂先寒而後熱則瘧疾也肺爲熱害水且救之水守肺中故爲胕腫胕腫謂腫滿按之不起此天氣之所生也　新校正云詳注云故曰生瘡瘡瘍身瘡也瘍頭瘡也今經只言曰瘍疑經脱一瘡字别本曰字作口風行于地塵沙飛揚心痛胃脘痛厥逆鬲不通其

主暴速厥陰在泉故風行于地風淫所勝故是病生焉少陽厥陰其化急速故病氣起發疾速而爲故云其主暴速此也氣不順而生是也新校正云詳厥陰與少陽在泉言其主暴速其發機速故不言甚則某病也陽明司天燥氣下臨肝氣上從蒼起木用而立土廼眚淒滄數至木伐草萎脇痛目赤掉振鼓慄筋痿不能久立卯酉之歲候也木用亦謂木功也淒滄大涼也此病之起天氣生焉暴熱至土廼暑陽氣鬱發小便變寒熱如瘧甚則心痛火行于稿流水不冰蟄蟲廼見少陰在泉熱監于地而爲是也病之所有地氣生焉太陽司天寒氣下臨心氣上從而火且明新校正云詳火且明三字當作火用二字丹起金廼眚寒凊時舉勝則水冰火氣高明心熱煩嗌乾善渴鼽嚏喜悲數欠熱氣妄行寒廼復霜不時降善忘甚則心痛辰戌之歲候也寒凊時舉太陽之令也火氣高明謂燔焫於物也不時謂太早及偏害不循時

令不普及於物也病之所起天氣生焉土迺潤水豐衍寒客至沈陰化濕氣變物水飲內稸中滿不食皮𤸷肉苛筋脉不利甚則胕腫身後癰太陰在泉濕監于地而爲是也病之源始地氣生焉　新校正云詳身後癰當作身後難厥陰司天風氣下臨脾氣上從而土且隆黃起水迺眚土用革體重肌肉萎食減口爽風行太虛雲物搖動目轉耳鳴巳亥之歲候也土隆土用革謂土氣有用而革易其體亦謂土功土也云物搖動是謂風高此病所生天之氣也火縱其暴地迺暑大熱消爍赤沃下蟄蟲數見流水不冰少陽在泉火監于地而爲是也病之宗兆地氣生焉其發機速少陽厥陰之氣變化卒急其爲疾病速若發機故曰其發機速少陰司天熱氣下臨肺氣上從白起金用草木眚喘嘔寒熱嚏鼽衄鼻窒大暑流行子午之歲候也熱司天氣故是病生天氣之作也甚則瘡瘍燔灼金爍石流

天之交也地迺燥清淒滄數至脇痛善太息肅殺行草木變變謂變易容質也脇痛太息地氣生也太陰司天濕氣下臨腎氣上從黑起水變新校正云詳前後文此少火迺眚三字埃冒雲雨胷中不利陰痿氣大衰而不起不用新校正云詳不用二字當作水用當其時反腰脽痛動轉不便也丑未之歲候也水變謂甘泉變鹹也埃土霧也冒不分遠也雲雨土化也脽謂臀肉也病之有者天氣生焉厥逆新校正云詳厥逆二字疑當連上文地迺藏陰大寒且至蟄蟲早附心下否痛地裂冰堅少腹痛時害於食乘金則止水增味迺鹹行水減也止水井泉也行水河渠流注者也止水雖長迺變常甘美而爲鹹味也病之有者地氣生焉　新校正云詳太陰司天之化不言甚則病某而云當其時又云乘金則云云者與前條互相發明也帝曰歲有胎孕不育治之不全何氣使然岐伯曰六氣五類有相勝制也同者盛之異者衰之

此天地之道生化之常也故厥陰司天毛蟲靜羽蟲育介蟲不成謂乙巳丁巳巳巳辛巳癸巳乙亥丁亥巳亥辛亥癸亥之歲也靜無聲也亦謂靜退不先用事也羽爲火蟲氣同地也火制金化故介蟲不成謂白色有甲之蟲少孕育也在泉毛蟲育倮蟲耗羽蟲不育地氣制土黄倮耗損歲乘木運其又甚也羽蟲不育少陽自抑之是則五寅五申歲也凡稱不育不成皆謂少非悉無也少陰司天羽蟲靜介蟲育毛蟲不成謂甲子丙子戊子庚子壬子甲午丙午戊午庚午壬午之歲也靜謂胡越鷰百舌鳥之類也是歲黑色毛蟲孕育少成在泉羽蟲育介蟲耗不育地氣制金白介蟲不育歲乘火運斯復甚焉是則五卯五酉歲也　新校正云詳介蟲耗以少陰在泉火尅金也介蟲不育以陽明在天自抑之也太陰司天倮蟲靜鱗蟲育羽蟲不成謂乙丑丁丑巳丑辛丑癸丑乙未丁未巳未辛未癸未之歲也倮蟲謂人及蝦蟇之類也羽蟲謂青緑色者則鸚鵡鴷鳥翠碧鳥之類諸青緑色之有羽者也歲乘金運其復甚焉在泉倮蟲育鱗蟲新校正云詳此少一耗字不成地氣制水黑鱗不育歲乘土運而又甚乎是則五辰五戌歲也少陽司天羽蟲靜毛蟲育倮蟲不成謂甲寅丙寅戊

寅庚寅壬寅甲申丙申戊申庚申壬申之歲也倮蟲謂青綠色者也羽蟲謂黑色諸有羽翼者則越鷰百舌鳥之類是也在泉羽蟲育介蟲耗毛蟲不育地氣制金白介耗損歲乘火運其又甚也毛蟲不育天氣制之是則五巳五亥歲也陽明司天介蟲靜羽蟲育介蟲不成謂乙卯丁卯巳卯辛卯癸卯乙酉丁酉巳酉辛酉癸酉歲也羽爲火蟲故蕃育也介蟲諸有赤色甲殼者也赤介不育天氣制之也在泉介蟲育毛蟲耗羽蟲不成地氣制木黑毛蟲耗歲乘金運損復甚焉是則五子五午歲也羽蟲不就以上見少陰也太陽司天鱗蟲靜倮蟲育謂甲辰丙辰戊辰庚辰壬辰甲戌丙戌戊戌庚戌壬戌之歲也倮蟲育地氣同也鱗蟲靜謂黃鱗不用也是歲雷霆少舉以天氣抑之也　新校正云詳此當云鱗蟲不成在泉鱗蟲耗倮蟲不育天氣制勝黃黑鱗耗是則五丑五未歲也　新校正云詳此當爲鱗蟲育羽蟲耗倮蟲不育注中鱗字亦當作羽諸乘所不成之運則甚也乘水之運倮蟲不成乘火之運介蟲不成乘土之運鱗蟲不成乘金之運毛蟲不成乘水之運羽蟲不成當是歲者與上文同悉少能孕育也斯並運與氣同者運乘其勝復遇天符及歲會者十孕不全一二也故氣主有所制歲立有所生地氣制巳勝天氣制

勝已天制色地制形天氣隨已不勝者制之謂制其色也地氣隨已所勝者制之謂制其形也故又曰天制色地制形焉是以天地之間五類生化互有所勝互有所化互有所生互有所制矣五類衰盛各隨其氣之所宜也宜則蕃息故有胎孕不育治之不全此氣之常也天地之間有生之物凡此五類也五謂毛羽倮鱗介也故曰毛蟲三百六十麟為之長羽蟲三百六十鳳為之長倮蟲三百六十人為之長鱗蟲三百六十龍為之長介蟲三百六十龜為之長凡諸有形跂行飛走喘息胎息大小高下青黃赤白黑身被毛羽鱗介者通而言之皆謂之蟲矣不具是四者皆為倮蟲凡此五物皆有胎生卵生濕生化生也因人致問言及五類也所謂中根也生氣之根本發自身形之中中根也非是五類則生氣根系悉因外物以成立去之則生氣絕矣根于外者亦五謂五味五色類也然木火土金水之形類悉假外物色藏乃能生化外物既去則生氣離絕故皆是根于外也　新校正云詳注中色藏二字當作巳成故生化之別有五氣五味五色五類五宜也然是二十五者根中根外悉有之五氣謂臊焦香腥腐也五味謂酸苦辛鹹甘也五色謂青黃赤白黑也五類有二矣其一者謂毛羽倮鱗介其二者謂燥濕液堅耎也夫如是等於萬物之中互有所宜帝曰何謂也岐伯曰根于

中者命曰神機神去則機息根于外者命曰氣立氣止則化絶諸有形之類根於中者生源繫天其所動靜皆神氣爲機發之主故其所爲也物莫之知是以神捨去則機發動用之道息矣根于外者生源繫地故其所生長化成收藏皆爲造化之氣所成立故其所出也亦物莫之知是以氣止息則生化結成之道絶滅矣其木火土金水燥濕液堅柔雖常性不易及乎外物去生氣離根化絶止則其常體性顔色皆必小變移其舊也　新校正云按六元微旨大論云出入廢則神機化滅升降息則氣立孤危故非出入則無以生長壯老已非升降則無以生長化收藏故各有制各有勝各有生各有成根中根外悉如是故曰不知年之所加氣之同異不足以言生化此之謂也新校正云按六節藏象論云不知年之所加氣之盛衰虛實之所起不可以爲工矣帝曰氣始而生化氣散而有形氣布而蕃育氣終而象變其致一也始謂始發動散謂流散於物中布謂布化於結成之形所終亟於收藏之用也故始動而生化流散而有形布化而成結終極而萬象皆變也即事驗之天地之間有形之類其生也柔弱其死也堅強凡如此類皆謂變易生死之時形質是謂氣之終極　新校正云按天元紀大論云物生謂之化物極謂之變

又六微旨大論云物之生從於化物之極由乎變變化相薄成敗之所由也然而五味所資生化有薄厚成熟有少多終始不同其故何也岐伯曰地氣制之也非天不生地不長也天地雖無情於生化而生化之氣自有異同爾何者以地體之中有六入故也氣有同異故有生有化有不生有不化有少生少化有廣生廣化矣故天地之間無必生必化必不生必不化必少生少化也必廣生廣化各隨其氣分所好所惡所異所同也帝曰願聞其道岐伯曰寒熱燥濕不同其化也舉寒熱燥濕四氣不同則溫清異化可知之矣故少陽在泉寒毒不生其味辛其治苦酸其穀蒼丹巳亥歲氣化也夫毒者皆五行標盛暴烈之氣所爲也今火在地中其氣正熱寒毒之物氣與地殊生死不同故生少也火制金氣故味辛者不化也少陽之氣上奉厥陰故其歲化苦與酸也六氣主歲唯此歲通和木火相承故無間氣也苦丹地氣所化酸蒼天氣所生矣餘所生化悉有上下勝尅故皆有間氣矣陽明在泉濕毒不生其味酸其氣濕新校正云詳在泉云唯陽明與太陰在泉之歲云其氣濕其氣熱蓋以濕燥未見寒溫之氣故再云其氣也其治辛苦甘其穀丹

素子午歲氣化也燥在地中其氣涼清故濕溫毒藥少生化也金木相制故味酸者少化也陽明之氣上奉少陰故其歲化辛與苦也辛素地氣也苦丹天氣也甘間氣也所以間金火之勝剋故兼治甘 太陽在泉熱毒不生其味苦其治淡鹹其穀黅秬丑未歲氣化也寒在地中與熱殊化故其歲物熱毒不生木勝火味故當苦也太陽之氣上奉太陰故其歲化生淡鹹也太陰土氣上生於天氣遠而高故甘之化薄而為淡也味以淡亦屬甘甘之類也淡黅天化也鹹秬地化也黅黃也　新校正云詳注云味故當苦當作故味苦者不化傳寫誤也 厥陰在泉清毒不生其味甘其治酸苦其穀蒼赤寅申歲氣化也溫在地中與清殊性故其歲物清毒不生木勝其土故味甘少化也厥陰之氣上合少陽所合之氣既無乖忤故其治化酸與苦也酸蒼地化也苦赤天化也氣無勝剋故不間氣以甘化也 其氣專其味正厥陰少陽在泉之歲皆氣化專一其味純正然餘歲悉上下有勝剋之氣故皆有間氣間味矣 少陰在泉寒毒不生其味辛其治辛苦甘其穀白丹卯酉歲氣化也熱在地中與寒殊化故其歲藥寒毒甚微火氣爍金故味辛少化也故少陰陽明主天主地故其所治苦與辛焉苦丹為地氣所育辛白為天氣所生甘間氣也所以間止剋伐也 太陰在泉燥毒不生其味鹹其

其氣熱其治甘鹹其穀黅秬辰戌歲氣化也地中有濕與燥不同故乾毒之物不生化也土制於木故味鹹少化也太陰之氣上承太陽故其歲化甘與鹹也甘黅秬化也鹹秬天化也寒濕不爲大忤故間氣同而氣熱者應之化淳則鹹守氣專則辛化而俱治淳和也化淳謂少陽在泉之歲也火來居水而反能化育是水鹹自守不與火爭化也氣專謂厥陰在泉之氣也木居于水而復下化金不受害故辛復生化與鹹俱王也唯此兩歲上下之氣無剋伐之嫌故辛得與鹹同應王而生化也餘歲皆上下有勝剋之變故其中閒甘味兼化以緩其制抑餘苦鹹酸三味不同其生化也故天地之閒藥物辛甘者多也故曰補上下者從之治上下者逆之以所在寒熱盛衰而調之上謂司天下謂在泉也司天地氣太過則逆其味以治之司天地氣不及則順其味以和之從順也故曰上取下取內取外取以求其過能毒者以厚藥不勝毒者以薄藥此之謂也上取謂以藥制有過之氣也制而不順則吐之下取謂以迅疾之藥除下病攻之不去則下之內取謂食及以藥內之審其寒熱而調之外取謂藥熨令所病氣調適也當寒反熱以冷調之當熱反寒以溫和之上盛不已吐而脫之下盛不已下而奪之謂求得氣過之道也藥厚薄謂氣味厚薄者也

新校正云按甲乙經云胃厚色黑大骨肉肥者皆勝毒其瘦而薄胃者皆不勝毒又按異法方宜論云西方之民陵居而多風水土剛強不衣而褐薦華食而脂肥故邪不能傷其形體其病生於內其治宜毒藥

氣反者病在上取之下病在下取之上病在中傍取之

下取謂寒逆於下而熱攻於上不利於下氣盈於上則溫下以調之上取謂寒積於下溫之不去陽藏不足則補其陽也傍取謂氣并於左則藥熨其右氣并於右則熨其左以和之必隨寒熱爲適凡是七者皆病無所逃動而必中斯爲妙用矣

治熱以寒溫而行之治寒以熱涼而行之治溫以清冷而行之治清以溫熱而行之

氣性有剛柔形證有輕重方用有大小調制有寒溫盛大則順氣性以取之小耎則逆氣性以伐之氣殊則主必不容力倍則攻之必勝是則謂湯飲調氣之制也 新校正云按至真要大論云熱因寒用寒因熱用熱必代其所主而先其所因其始則同其終則異可使破積可使潰堅可使氣和可使必已者也

故消之削之吐之下之補之寫之久新同法

量氣盛虛而行其法病之新久無異道也

帝曰病在中而不實不堅且聚且散柰何岐伯曰悉乎哉問也無積者求其

藏虛則補之〔隨病所在命其藏以補之〕藥以袪之食以隨之〔食以無毒之藥隨湯丸以迫逐之使其盡也〕行水潰之和其中外可使畢已〔中外通和氣無流凝則釋然消散真氣自平〕帝曰有毒無毒服有約乎歧伯曰病有久新方有大小有毒無毒固宜常制矣大毒治病十去其六〔下品藥毒毒之大也〕常毒治病十去其七〔中品藥毒次於下也〕小毒治病十去其八〔上品藥毒毒之小也〕無毒治病十去其九〔上品中品下品無毒藥悉謂之平〕穀肉果菜食養盡之無使過之傷其正也〔大毒之性烈其爲傷也多少毒之性和其爲傷也少常毒之性減大毒之性一等加小毒之性一等所傷可知也故至約必止之以待來證爾然無毒之藥性雖平和久而多之則氣有偏勝則有偏絶久攻之則藏氣偏弱既弱且困不可長也故十去其九而止服至約巳則以五穀五肉五果五菜隨五藏宜者食之巳盡其餘病藥食兼行亦通也　新校正云按藏氣法時論云毒藥攻邪五穀爲養五果爲助五畜爲益五菜爲充〕不盡行復如法〔法謂前四約也餘病不盡然再行之毒之大小至約而止必無過也〕必先

歲氣無伐天和歲有六氣分主有南面北面之政先知此六氣所在人脉至尺寸應之太陰所在其脉沈少陰所在其脉鉤厥
陰所在其脉弦太陽所在其脉大而長陽明所在其脉短而濇少陽所在其脉
大而浮如是六脉則謂天和不識不知呼為寒熱攻寒令熱脉不變而熱疾已
生制熱令寒脉如故而寒病又起欲求無盛盛無虛虛而遺人天
其適安可得乎夭枉之來率由於此
殃不察虛實但思攻擊而盛者轉盛虛者轉虛萬端之病從茲而甚其真氣日消病勢日侵殃咎之來苦夭之興難可逃也悲夫無致邪無
失正絕人長命所謂代天和也攻虛謂實是則致邪不識藏之虛斯為失正氣既失則為死之由矣帝曰其久
病者有氣從不康病去而瘠柰何從謂順也岐伯曰昭乎哉
聖人之問也化不可代時不可違化謂造化也代大匠斲猶傷其手況造化之氣人能以力
代之乎夫生長收藏各應四時之化雖巧智者亦無能先時而致之明非人力
所及由是觀之則物之生長收藏化必待其時也物之成敗理亂亦待其時也
物既有之人亦宜然或言力必可
致而能代造化違四時者妄也夫經絡以通血氣以從復其不
足與衆齊同養之和之靜以待時謹守其氣無使傾

移其形迺彰生氣以長命曰聖王故大要曰無代化無違時必養必和待其來復此之謂也帝曰善大要上古經法也引古之要旨以明時化之不可違不可以力代也

重廣補注黃帝內經素問卷第二十

氣交變大論槁芒老切瞼音撿睫音接蠹音妬鶩音木璺音問謐音蜜

五常政大論瞤如勻切凊妻遥切飋音瑟䨩音令麂音几鏗音坑瞀音冒拉音蠟猯他端切磧妻力切鴷音列

重廣補注黄帝内經素問

五

重廣補注黃帝內經素問卷第二十一

啓玄子次注林億孫奇高保衡等奉敕校正孫兆重改誤

六元正紀大論篇第七十一　刺法論篇第七十二亡

本病論篇第七十三亡　新校正云：詳此二篇亡在王注之前。按《病能論》篇末王冰注云：世本既闕第七二篇，謂此二篇也。而今世有《素問亡篇》及《昭明隱旨論》，以謂此三篇，仍託名王冰爲注，辭理鄙陋，无足取者。舊本此篇名在六元正紀篇後列之，爲後人移於此。若以《尚書》亡篇之名皆在前篇之末，則舊本爲得。

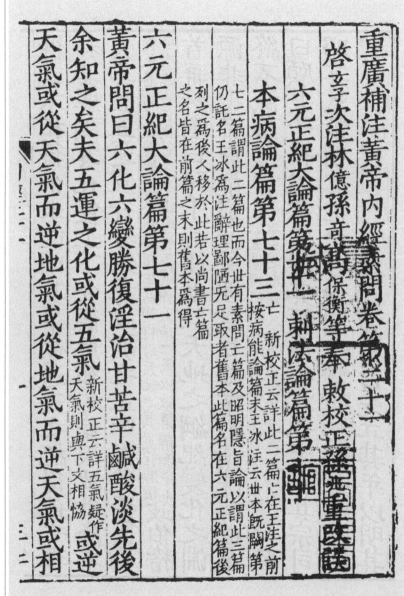

六元正紀大論篇第七十一

黃帝問曰：六化六變，勝復淫治，甘苦辛鹹酸淡先後，余知之矣。夫五運之化，或從五氣，新校正云：詳五氣疑作天氣，則與下文相協。或逆天氣，或從天氣而逆地氣，或從地氣而逆天氣，或相得或不相得余未能明其事欲通天之紀從地之理和其運調其化使上下合德無相奪倫天地升降不失其宜五運宣行勿乖其政調之正味從逆柰何氣同謂之從氣異謂之逆勝制爲不相得相生爲相得司天地之氣更淫勝復各有主治法則欲令平調氣性不違忤天地之氣以致清靜和平也岐伯稽首再拜對曰昭乎哉問也此天地之綱紀變化之淵源非聖帝孰能窮其至理歟臣雖不敏請陳其道令終不滅久而不易氣主循環同於天地太過不及氣序常然不言永定之制則久而更易去聖遼遠何以明之帝曰願夫子推而次之從其類序分其部主別其宗司昭其氣數明其正化可得聞乎部主謂分六氣所部主者也宗司謂配五氣運行之位也氣數謂天地五運氣更用之正數也正化謂歲直氣味所宜酸苦甘辛鹹寒溫冷熱也岐伯曰先立其年以明其

氣金木水火土運行之數寒暑燥濕風火臨御之化則天道可見民氣可調陰陽卷舒近而無惑數之可數者請遂言之遂盡也帝曰太陽之政奈何歧伯曰辰戌之紀也

太陽 太角 太陰 壬辰 壬戌 其運風 其化鳴紊啓拆新校正云按五常政大論云其德鳴靡啓拆 其變振拉摧拔新校正云詳此其運其化其變從太角等運起 其病眩掉目瞑新校正云詳此病證以運加同天地爲言

太角初正 少徵 太宮 少商 太羽終

太陽 太徵 太陰 戊辰 戊戌同正徵新校正云按五常政大論云赫曦之紀上羽與正徵同 其運熱 其化暄暑鬱燠新校正云按五常政大論燠作蒸

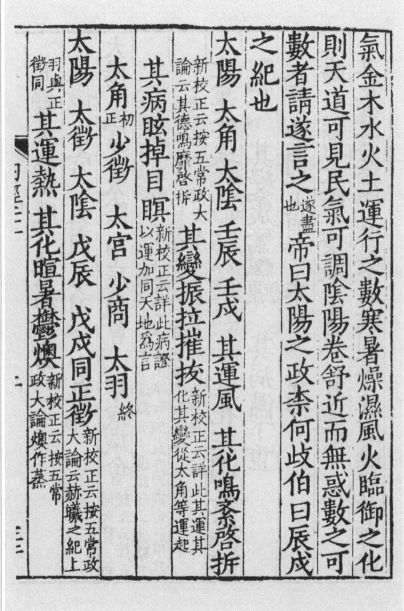

其變炎烈沸騰　其病熱鬱

太徵　少宮　太商　少羽終　少角初

太陽　太宮　太陰　甲辰歲會同天符　甲戌歲會同天符新校正云按天元紀大論云承歲爲歲直又六微旨大論云木運臨卯火運臨午土運臨四季金運臨酉水運臨子所謂歲會氣之平也王冰云歲直亦曰歲會此甲爲太宮辰戌爲四季故曰歲會又云同天符者按本論下文云太過而加同天符是此歲一爲歲會又爲同天符也

其運陰埃新校正云詳太宮三運兩曰陰雨獨此曰陰埃埃疑作雨　其化柔潤重澤新校正云按五常政大論澤作淖　其變震驚飄驟　其病濕下重

太宮　少商　太羽終　太角初　少徵

太陽　太商　太陰　庚辰　庚戌　其運涼

其化霧露蕭飋　其變肅殺凋零　其病燥背瞀胸滿

太商 少羽終 少角初 太徵 少宮

太陽 太羽新校正云按五常政大論云上羽而長氣不化 太陰 丙辰天符 丙戌天符新校正云按天元紀大論云應天爲天符又六微旨大論云土運之歲上見太陰火運之歲上見少陽少陰金運之歲上見陽明木運之歲上見厥陰水運之歲上見太陽曰天與之會故曰天符又本論下文云五運同行天化者命曰天符又云臨者太過不及皆曰天符 其運寒新校正云詳太羽三運此爲上羽少陽少陰司天爲太徵而少陽司天運言寒肅此與少陰司天運言其運寒者疑此太陽司天運合太羽當言其運寒肅少陽少陰司天運當云其運寒也 其化凝慘凓冽新校正云按五常政大論作凝慘寒雰 其變冰雪霜雹 其病大寒留於谿谷

太羽終 太角初 少徵 太宮 少商

凡此太陽司天之政氣化運行先天六步之氣生長化成收藏皆先天時而應至也餘歲先天同之也 天氣肅地氣靜寒臨太虛陽氣不令水土合

德上應辰星鎮星（明而大也）其穀玄黅（天地正氣之所生長化成也黅黃也）其政肅其令徐寒政大舉澤無陽燄則火發待時（寒甚則火鬱待四氣乃發暴爲炎熱也）少陽中治時雨迺涯止極雨散還於太陰雲朝北極濕化迺布（北極雨府也）澤流萬物寒敷于上雷動于下寒濕之氣持於氣交（歲氣之大體也）民病寒濕發肌肉萎足痿不收濡寫血溢（新校正云詳血溢者火發待時所爲之病也）初之氣地氣遷氣迺大溫（畏火致之）草迺早榮民迺厲溫病迺作身熱頭痛嘔吐肌腠瘡瘍（赤班也是爲膚腠中瘡在皮內也）二之氣大涼反至民迺慘草迺遇寒火氣遂抑民病氣鬱中滿寒迺始（因涼而又之於寒氣故寒氣始來近人也）三之氣天政布寒氣行雨迺降民病寒反熱中癰疽注下

心熱瞀悶不治者死（當寒反熱是反天常熱起於心則神之危亟不急扶救神必消亡故治者則生不治則死）四之氣風濕交爭風化爲雨廼長廼化廼成民病大熱少氣肌肉萎足痿注下赤白五之氣陽復化草廼長廼化廼成民廼舒（大火臨御故萬物舒榮）終之氣地氣正濕令行陰凝太虛埃昏郊野民廼慘悽寒風以至反者孕廼死故歲宜苦以燥之溫之（新校正云詳故歲宜若以燥之溫之九字當在避虛邪以安其正下錯簡在此）必折其鬱氣先資其化源（化源謂九月迎而取之以補心火 新校正云詳水將勝也先於九月迎取其化源先寫腎之源也蓋以水王十月故先於九月迎而取之瀉水所以補火也）抑其運氣扶其不勝（太角歲脾不勝太徵歲肺不勝太宮歲腎不勝太商歲肝不勝太羽歲心不勝歲之宜也如此然太陽司天五歲之氣通宜先助心後扶腎氣）無使暴過而生其疾食歲穀以全其眞避虛邪以安其正（木過則脾病生

火過則肺病生土過則腎病生金過則肝病生水過則心病生天地之氣過亦然也歲穀謂黃色黑色虛邪謂從衝後來之風也適氣同異多少制之同寒濕者燥熱化異寒濕者燥濕化太宮太商太羽歲同寒濕宜治以燥熱化太角太徵歲異寒濕宜治以燥濕化也故同者多之異者少之多謂燥熱少謂燥濕氣用少多隨其歲也用寒遠寒用涼遠涼用溫遠溫用熱遠熱食宜同法有假者反常反是者病所謂時也時謂春夏秋冬及間氣所在同則遠之即雖其時若六氣臨御假寒熱溫涼以除疾病者則勿遠之如太陽司天寒為病者假熱以療則熱用不遠夏餘氣例同故曰有假反常也食同藥法爾若無假反法則為病之媒非方制養生之道　新校正云按用寒遠寒及有假者反常等事下文備矣帝曰善陽明之政柰何

岐伯曰卯酉之紀也

陽明　少角　少陰　清熱勝復同同正商清勝少角熱復清氣故曰清熱勝復同也餘少運皆同也同正商者上見陽明上商與正商同言歲木不及也餘準此　新校正云按五常政大論云委和之紀上商與正商同　丁卯歲會　丁酉

其運風清熱不及之運常兼勝復之氣言之風運氣也清勝氣也熱復氣也餘少運悉同

少角正初 太徵 少宮 太商 少羽終

陽明 少徵 少陰 寒雨勝復同 同正商新校正云按伏明之紀上商與正商同 癸卯同歲會 癸酉同歲會 新校正云按本論下文云不及而加同歲會此運少徵爲不及下加少陰故云同歲會 其運熱寒雨

少徵 太宮 少商 太羽終 太角初

陽明 少宮 少陰 風涼勝復同 己卯 己酉 其運雨風涼

少宮 太商 少羽終 少角初 太徵

陽明 少商 少陰 熱寒勝復同 同正商新校正云按五常政大論云從革之紀上商與正商同 乙卯天符 乙酉歲會太一天符新校正云按天元紀大論云三合爲治又六微旨大論云天符歲會曰太一天符王冰云是謂三合一者天會二者歲會三者運會或云此歲三合曰太一天符不當更曰歲會者甚不然也乙酉本爲歲會又爲

太一天符歲會之名不可去也或云巳丑巳未戊午何以不連言歲會而單言太一天符曰舉一隅不以三隅反舉一則三者可知去之則亦太一天符不爲歲會故曰不可去也

其運涼熱寒

少商 太羽終 太角初 少徵 太宮

陽明 少羽 少陰 雨風勝復同 辛卯少宮同新校正云按五常政大論云五運不及除同正角正商正宮外癸丑癸未當云少徵與少羽同巳卯乙酉少宮與少角同乙丑乙未少商與少徵同辛卯辛酉辛巳辛亥少羽與少宮同合有十年今此論獨於此言少宮同者蓋以癸丑癸未丑未爲土故不更同少羽巳卯巳酉爲金故不更同少角辛巳辛亥爲太徵不更同少宮乙丑乙未下見太陽爲水故不更同少徵又除此八年外只有辛卯辛酉二年爲少羽同少宮也

辛酉 辛卯 其運寒雨風

少羽終 少角初 太徵 太宮 太商

凡此陽明司天之政氣化運行後天六步之氣生長化成庶務動靜皆後天時而應餘少歲同

天氣急地氣明陽專其令炎暑大行物燥以堅淳風迺治風燥橫運流於氣交多陽少陰雲趨雨府濕化迺敷〔雨府太陰之所在也〕燥極而澤〔燥氣欲終則化爲雨澤是謂三氣之分也〕其穀白丹〔天地正氣所化生也〕間穀命太者〔命太者謂前文太角商等氣之化者間氣化生故云間穀也　新校正云按玄珠云歲穀與間穀者何即在泉爲歲穀及在泉之左右間者皆爲歲穀其司天及運間而化者名間穀又別有一名間穀者是也化不及即反有所勝而生者故名間穀即邪氣之化又名並化之穀也亦名間穀與王注頗異〕其耗白甲品羽〔白色甲蟲多品羽類有羽翼者耗散粢盛蟲鳥甲兵歲爲災以耗竭物類〕金火合德上應太白熒惑〔見大而明〕其政切其令暴蟄蟲迺見流水不冰民病欬嗌塞寒熱發暴振慄癃閟清先而勁毛蟲迺死熱後而暴介蟲迺殃其發躁勝復之作擾而大亂〔金先勝木已承害故毛蟲死火後勝金不勝故介蟲復殃勝而行殺羽者已亡復者後來強者又死非大亂氣其何謂也〕清熱之

氣持於氣交初之氣地氣遷陰始凝氣始肅水廼冰寒雨化其病中熱脹面目浮腫善眠鼽衄嚏欠嘔小便黃赤甚則淋（太陰之化　新校正云詳氣肅水冰凝非太陰之化）二之氣陽廼布民廼舒物廼生榮厲大至民善暴死（臣位君故爾）三之氣天政布涼廼行燥熱交合燥極而澤民病寒熱（寒熱瘧也）四之氣寒雨降病暴仆振慄讝妄少氣嗌乾引飲及爲心痛癰腫瘡瘍瘧寒之疾骨痿血便（骨痿無力）五之氣春令反行草廼生榮民氣和終之氣陽氣布候反溫蟄蟲來見流水不冰民廼康平其病溫（君之化也）故食歲穀以安其氣食間穀以去其邪歲宜以鹹以苦以辛汗之清之散之

安其運氣無使受邪折其鬱氣資其化源化源謂六月迎而取之也　新校正云按金王七月故逆於六月寫金氣以寒熱輕重少多其制同熱者多天化同清者多地化少角少徵歲同熱用方多以天清之化治之少宮少商少羽歲同清用方多以地熱之化治之火在地故同清者多地化金在天故同熱者多天化用涼遠涼用熱遠熱用寒遠寒用溫遠溫食宜同法有假者反之此其道也反是者亂天地之經擾陰陽之紀也帝曰善少陽之政奈何岐伯曰寅申之紀也

少陽　太角新校正云按五常政大論云上徵則其氣逆　厥陰　壬寅同天符　壬申同天符　其運風鼓新校正云詳風火合勢故其運風鼓少陰司天太角運亦同　其化鳴紊啓坼新校正云按五常政大論云其德鳴靡啓坼　其變振拉摧拔　其病掉眩支脇驚駭

太角初正 少徵 太宮 少商 太羽終

少陽 太徵新校正云按五常政大論云上徵而收氣後 厥陰 戊寅天符 戊申天符

其運暑 其化暄囂鬱燠新校正云按五常政大論作暄暑鬱燠此變暑爲囂者以上臨少陽故也

其變炎烈沸騰 其病上熱鬱血溢血泄心痛

太徵 少宮 太商 少羽終 少角初

少陽 太宮 厥陰 甲寅 甲申 其運陰雨

其化柔潤重澤 其變震驚飄驟 其病體重胕腫痞飲

太宮 少商 太羽終 太角初 少徵

少陽 太商 厥陰 庚寅 庚申 同正商新校正云按五常政大論云堅成之紀上徵與正商同

其運涼 其化霧露清切新校正云按五常政大論云霧露蕭飋又大商三運兩言蕭飋獨此言清切詳

（此下如厥陰當此蕭飋）其變肅殺凋零　其病肩背胷中

太商　少羽終　少角初　太徵　少宮

少陽　太羽　厥陰　丙寅　丙申　其運寒肅（新校正云詳此運不當言寒肅以注

太陽司天太羽運中）其化凝慘凓冽（新校正云按五常政大論云作凝慘寒雰）

其變冰雪霜雹　其病寒浮腫

太羽終　太角初　少徵　太宮　少商

凡此少陽司天之政氣化運行先天天氣正（新校正云詳少陽司天太陰司地正得天地之正又厥陰少陽司地各云得其正者以地主生榮爲言也本或作天氣止者少陽火之性用動躁云止義不通也）地氣擾

風迺暴舉木偃沙飛炎火迺流陰行陽化雨迺時應

火木同德上應熒惑歲星（見明而大　新校正云詳六氣惟少陽厥陰司天司地爲上下通和無相勝剋

故言火木同德餘氣皆有勝剋故言合德其穀丹蒼其政嚴其令擾故風熱參布雲物沸騰太陰橫流寒迺時至涼雨並起民病寒中外發瘡瘍内爲泄滿故聖人遇之和而不爭往復之作民病寒熱瘧泄聾瞑嘔吐上怫腫色變初之氣地氣遷風勝迺搖寒迺去候迺大溫草木早榮寒來不殺溫病迺起其病氣怫於上血溢目赤欬逆頭痛血⿱山明（今詳⿱山明字當作⿱山朋）脇滿膚腠中瘡（少陰之化）二之氣火反鬱（太陰分故爾）白埃四起雲趨雨府風不勝濕雨迺零民迺康其病熱鬱於上欬逆嘔吐瘡發於中胷嗌不利頭痛身熱昏憒膿瘡三之氣天政布炎暑至少陽臨上雨迺涯民病

熱中聾瞑血溢膿瘡欬嘔鼽衄渴嚏欠喉痺目赤善暴死四之氣凉廼至炎暑閒化白露降民氣和平其病滿身重五之氣陽廼去寒廼來雨廼降氣門廼閉新校正云按王注生氣通天論氣門玄府也所以發泄經脉榮衛之氣故謂之氣門剛木早凋民避寒邪君子周密終之氣地氣正風廼至萬物反生霿霧以行其病關閉不禁心痛陽氣不藏而欬抑其運氣贊所不勝必折其鬱氣先取化源化源年之前十二月迎而取之　新校正云詳王注資取化源俱注云取其意有四等太陽司天取九月陽明司天取六月是二者先取在天之氣也少陽司天取年前十二月太陰司天取九月是二者乃先時取在地之氣也少陰司天取年前十二月厥陰司天取四月義不可解按玄珠之說則不然太陽陽明之月與王注合少陽少陰俱取三月太陰取五月厥陰取年前十二月玄珠之義可解王注之月疑有誤也暴過不生苛疾不起苛重也　新校正云詳此不言食歲穀間穀者蓋此歲天地氣正上下通和故

不言也故歲宜鹹辛宜酸滲之泄之漬之發之觀氣寒溫以調其過同風熱者多寒化異風熱者少寒化太角太徵歲同風熱以寒化多之太宮太商太羽歲異風熱以涼調其過也用熱遠熱用溫遠溫用寒遠寒用涼遠涼食宜同法此其道也有假者反之反是者病之階也帝曰善太陰之政奈何歧伯曰丑未之紀也

太陰 少角 太陽 清熱勝復同 同正宮新校正云按五常政大論云委和之紀太宮與正宮同 丁丑 丁未 其運風清熱

少角初正 太徵 少宮 太商 少羽終

太陰 少徵 太陽 寒雨勝復同 癸丑 癸未 其運熱寒雨

少徵 太宮 少商 太羽終 太角

太陰 少宮 太陽 風清勝復同 同正宮新校正云按五常政大論云卑監之紀上宮與正宮同 巳丑太一天符 巳未太一天符 其運雨風清

少宮 太商 少羽終 少角初 太徵

太陰 少商 太陽 熱寒勝復同 乙丑 乙未 其運涼熱寒

少商 太羽終 太角初 少徵 太宮

太陰 少羽 太陽 雨風勝復同 同正宮新校正云按五常政大論云涸流之紀上宮與正宮同或以此二歲爲同歲會爲平水運欲去同正宮三字者非也蓋此歲有二義而輒去其一甚不可也 辛丑同歲會 辛未同歲會 其運寒雨風

少羽終 少角初 太徵 少宮 太商

凡此太陰司天之政氣化運行後天萬物生長化成皆後天時而生成也陰

專其政陽氣退辟大風時起新校正云詳此太陰之政但以言大風時起蓋厥陰爲初氣居木位春氣正風迺來故言大風時起天氣下降地氣上騰原野昬霿白埃四起雲奔南極寒雨數至物成於差夏南極雨府也差夏謂立秋之後一十日也民病寒濕腹滿身䐜憤胕腫痞逆寒厥拘急濕寒合德黃黑埃昬流行氣交上應鎮星辰星見而大明其政肅其令寂其穀黅玄正氣所生成也故陰凝於上寒積於下寒水勝火則爲冰雹陽光不治殺氣迺行黃黑昬埃是謂殺氣自北及西流行於東及南也故有餘宜高不及宜下有餘宜晚不及宜早土之利氣之化也民氣亦從之間穀命其太也以間氣之大者言其穀也初之氣地氣遷寒迺去春氣正風迺來生布萬物以榮民氣條舒風濕

相薄雨迺後民病血溢筋絡拘強關節不利身重筋痿二之氣大火正物承化民迺和其病温厲大行遠近咸若濕蒸相薄雨迺時降應順天常不愆時候謂之時雨　新校正云詳此以少陰居君火之位故言大火正也三之氣天政布濕氣降地氣騰雨迺時降寒迺隨之感於寒濕則民病身重胕腫胷腹滿四之氣畏火臨溽蒸化地氣騰天氣否隔寒風曉暮蒸熱相薄草木凝煙濕化不流則白露陰布以成秋令萬物得之以成民病腠理熱血暴溢瘧心腹滿熱臚脹甚則胕腫五之氣慘令已行寒露下霜迺早降草木黄落寒氣及體君子周密民病皮腠終之氣寒大舉濕大化霜迺積

陰迺凝水堅冰陽光不治感於寒則病人關節禁固腰脽痛寒濕推於氣交而爲疾也必折其鬱氣而取化源九月化源迎而取之以補益也益其歲氣無使邪勝食歲穀以全其眞食間穀以保其精故歲宜以苦燥之溫之甚者發之泄之不發不泄則濕氣外溢肉潰皮拆而水血交流必贊其陽火令禦甚寒冬之分其用五步量氣用之也從氣異同少多其判也通言歲運之同異也同寒者以熱化同濕者以燥化少宮少商少羽歲同寒少宮歲又同濕濕過故宜燥寒過故宜熱少角少徵歲平和處之也異者少之同者多之用涼遠涼用寒遠寒用溫遠溫用熱遠熱食宜同法假者反之此其道也反是者病也帝曰善少陰之政奈何歧伯

曰子午之紀也

少陰　太角（新校正云按五常政大論云上徵則其氣逆）　陽明　壬子　壬午

其運風鼓　其化鳴紊啓拆（新校正云按五常政大論云其德鳴靡啓拆）

其變振拉摧拔　其病支滿

太角（初正）　少徵　太宮　少商　太羽（終）

少陰　太徵（新校正云按五常政大論云上徵而收氣後）　陽明　戊子　天符　戊午

太一天符　其運炎暑（新校正云詳太徵運太陽司天曰熱少陽司天曰暑少陰司天曰炎暑兼司天之氣而言運也）　其化暄曜鬱燠（新校正云按五常政大論作暄暑鬱燠此變暑爲曜者以上臨少陰故也）

其變炎烈沸騰　其病上熱血溢

太徵　少宮　太商　少羽（終）　少角（初）

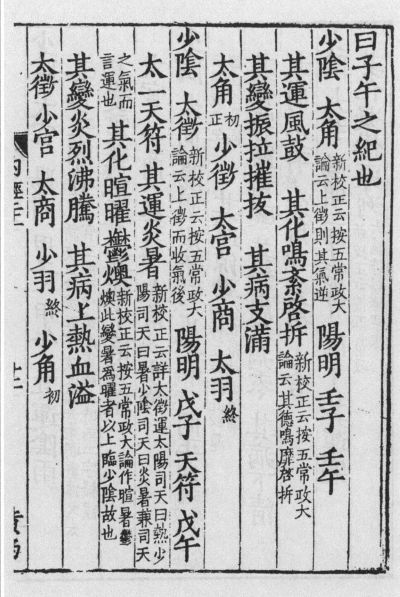

少陰 太宮 陽明 甲子 甲午 其運陰雨

其化柔潤時雨新校正云按五常政大論云柔潤重淖又太宮三運雨作柔潤重澤此時雨二字疑誤

其變震驚飄驟 其病中滿身重

太宮 少商 太羽終 太角初 少徵

少陰 太商 陽明 庚子同天符 庚午同天符 同正商新校正云按五常政大論云堅成之紀上徵與正商同

其運涼勁新校正云詳此以運合在泉故云涼勁

其化霧露蕭飋 其變肅殺凋零 其病下清

太商 少羽終 少角初 太徵 少宮

少陰 太羽 陽明 丙子歲會 丙午 其運寒

其化凝慘凓冽新校正云按五常政大論作凝慘寒雰

其變冰雪霜雹　其病寒下

太羽終　太角初　少徵　太宮　少商

凡此少陰司天之政，氣化運行先天，地氣肅，天氣明，寒交暑，熱加燥（新校正云：詳此云寒交暑者，謂前歲終之氣少陽，今歲初之氣太陽，太陽寒交前歲少陽之暑也。熱加燥者，少陰在上而陽明在下也。）雲馳雨府，濕化迺行，時雨迺降，金火合德，上應熒惑太白（見而明大）。其政明，其令切，其穀丹白。水火寒熱持於氣交而爲病始也。熱病生於上，清病生於下，寒熱凌犯而爭於中，民病欬喘，血溢血泄，鼽嚏，目赤眥瘍，寒厥入胃，心痛腰痛，腹大嗌乾腫上。初之氣，地氣遷，燥將去（新校正云：按陽明在泉之前歲爲少陽，少陽者暑，暑往而陽明在地，太陽初之氣，故上文寒交暑，是暑去而寒始也。此燥字乃是暑字之誤也寒迺始蟄復藏水迺冰霜復降風迺至新校正云按王注六微旨大論云太陽居木位爲寒風切列此風迺至當作風迺列陽氣鬱民反周密關節禁固腰脽痛炎暑將起中外瘡瘍二之氣陽氣布風迺行春氣以正萬物應榮寒氣時至民迺和其病淋目瞑目赤氣鬱於上而熱三之氣天政布大火行庶類蕃鮮寒氣時至民病氣厥心痛寒熱更作欬喘目赤四之氣溽暑至大雨時行寒熱互至民病寒熱嗌乾黃癉鼽衄飲發五之氣畏火臨暑反至陽迺化萬物迺生迺長榮民迺康其病溫終之氣燥令行餘火內格腫於上欬喘甚則血溢寒氣數舉則霿霧翳病生皮腠內

舍於脇下連少腹而作寒中地將易也氣終則遷何可長也必抑其運氣資其歲勝折其鬱發先取化源先於年前十二月迎而取之無使暴過而生其病也食歲穀以全真氣食間穀以辟虚邪歲宜鹹以耎之而調其上甚則以苦發之以酸收之而安其下甚則以苦泄之適氣同異而多少之同天氣者以寒清化同地氣者以温熱化太角太徵歲同天氣宜以寒清治之太宫太商太羽歲同地氣宜以温熱治之化治也用熱遠熱用凉遠凉用温遠温用寒遠寒食宜同法有假則反此其道也反是者病作矣帝曰善厥陰之政柰何岐伯曰巳亥之紀也

厥陰 少角 少陽 清熱勝復同 同正角新校正按五常政大論云委和之紀上

角與正角同　丁巳天符　丁亥天符　其運風淸熱

少角初正　太徵　少宮　太商　少羽終

厥陰　少徵　少陽　寒雨勝復同　癸巳同歲會　癸亥同歲會

其運熱寒雨

少徵　太宮　少商　太羽終　太角初

厥陰　少宮　少陽　風淸勝復同　同正角新校正云按五常政大論云卑監之紀上角與正角同　己巳　己亥　其運雨風淸

少宮　太商　少羽終　少角初　太徵

厥陰　少商　少陽　熱寒勝復同　同正角新校正云按五常政大論云從革之紀上角與正角同　乙巳　乙亥　其運涼熱寒

少商太羽終 太角初 少徵 太宮

厥陰 少羽 少陽 雨風勝復同 辛巳 辛亥 其運寒雨風

少羽終 少角初 太徵 少宮 太商

凡此厥陰司天之政氣化運行後天諸同正歲氣化運行同天太過歲運化氣行先天時不及歲化生成後天時同正歲化生成與天二十四氣遲速同無先後也 新校正云詳此注云同王歲與二十四氣同疑非恐是與大寒日交同氣候同天氣擾地氣正風生高遠炎熱從之雲趨雨府濕化乃行風火同德上應歲星熒惑其政撓其令速其穀蒼丹間穀言太者其耗文角品羽風燥火熱勝復更作蟄蟲來見流水不冰熱病行於下風病行於上風燥勝復形於中初之氣寒始肅殺氣

方至民病寒於右之下二之氣寒不去華雪水冰殺氣施化霜迺降名草上焦寒雨數至陽復化民病熱於中三之氣天政布風迺時舉民病泣出耳鳴掉眩四之氣溽暑濕熱相薄爭於左之上民病黃癉而爲胕腫五之氣燥濕更勝沈陰迺布寒氣及體風雨迺行終之氣畏火司令陽迺大化蟄蟲出見流水不冰地氣大發草迺生人迺舒其病溫厲必折其鬱氣資其化源化源四月也迎而取之贊其運氣無使邪勝歲宜以辛調上以鹹調下畏火之氣無妄犯之新校正云詳此運何以不言適氣同異少多之制者蓋厥陰之政與少陽之政同六氣分政惟厥陰與少陽之政上下無剋罰之異治化惟一故不再言同風熱者多寒化異風熱者少寒化也用溫遠溫

用熱遠熱用涼遠涼用寒遠寒食宜同法有假反常此之道也反是者病帝曰善夫子言可謂悉矣然何以明其應乎岐伯曰昭乎哉問也夫六氣者行有次止有位故常以正月朔日平旦視之覩其位而知其所在矣陰之所在天應以雲陽之所在天應以清淨自然分布象見不差運有餘其至先運不及其至後先後皆寅時之先後也先則丑後後則卯初此天之道氣之常也天道昭然當期必應見無差失是氣之常運非有餘非不足是謂正歲其至當其時也當時謂當寅之正也帝曰勝復之氣其常在也災眚時至候也柰何岐伯曰非氣化者是謂災也十二變備矣帝曰天地之數終始柰何岐伯曰悉乎哉問也是明道也數之始起於上而

終於下歲半之前天氣主之歲半之後地氣主之歲半謂立秋之日也　新校正云詳初氣交司在前歲大寒日歲半當在立秋前一氣十五日不得云立秋日也上下交互氣交主之歲紀畢矣交互互體也上體下體之中有二互體也故曰位明氣月可知乎所謂氣也大凡一氣主六十日而有奇以立位數之位同一氣則月之節氣中氣可知也故言天地氣者以上下體言勝復者以氣交言橫運者以上下互皆以節氣準之候之災眚變復可期矣帝曰余司其事則而行之不合其數何也歧伯曰氣用有多少化洽有盛衰衰盛多少同其化也帝曰願聞同化何如歧伯曰風溫春化同熱曛昏火夏化同勝與復同燥清煙露秋化同雲雨昏暝埃長夏化同寒氣霜雪冰冬化同此天地五運六氣之化更用盛衰之常也帝曰五運行同天化者命曰

天符余知之矣願聞同地化者何謂也岐伯曰太過而同天化者三不及而同天化者亦三太過而同地化者三不及而同地化者亦三此凡二十四歲也六十年中同天地之化者凡二十四歲餘悉隨已多少帝曰願聞其所謂也岐伯曰甲辰甲戌太宫下加太陰壬寅壬申太角下加厥陰庚子庚午太商下加陽明如是者三癸巳癸亥少徵下加少陽辛丑辛未少羽下加太陽癸卯癸酉少徵下加少陰如是者三戊子戊午太徵上臨少陰戊寅戊申太徵上臨少陽丙辰丙戌太羽上臨太陽如是者三丁巳丁亥少角上臨厥陰乙卯乙酉少商上臨陽明己

丑巳未少宮上臨太陰如是者三除此二十四歲則不加不臨也帝曰加者何謂歧伯曰太過而加同天符不及而加同歲會也帝曰臨者何謂歧伯曰太過不及皆曰天符而變行有多少病形有微甚生死有早晏耳帝曰夫子言用寒遠寒用熱遠熱余未知其然也願聞何謂遠歧伯曰熱無犯熱寒無犯寒從者和逆者病不可不敬畏而遠之所謂時與六位也四時氣王之月藥及食衣寒熱溫涼同者皆宜避之差四時同犯則以水濟水以火助火病必生也帝曰溫涼何如溫涼減於寒熱可輕犯之乎歧伯曰司氣以熱用熱無犯司氣以寒用寒無犯司氣以涼用涼無犯司氣以溫用溫無犯間氣同其主

無犯異其主則小犯之是謂四畏必謹察之帝曰善其犯者何如須犯者岐伯曰天氣反時則可依則反甚爲病則可依時及勝其主則可犯夏熱甚則可以熱犯熱寒氣不甚則不可犯之以平爲期而不可過氣平則止過則病生過而病生與犯同也是謂邪氣反勝者氣動有勝是謂邪客勝於主不可不禦也六步之氣於六位中應寒反熱應熱反寒應溫反涼應涼反溫是謂六步之邪勝也差冬反溫差夏反冷差秋反熱差春反涼是謂四時之邪勝也勝則反其氣以平之故曰無失天信無逆氣宜無翼其勝無贊其復是謂至治天信謂至時必定翼贊皆佐之謹守天信是謂至眞妙理也帝曰善五運氣行主歲之紀其有常數乎岐伯曰昌請次之

甲子　甲午歲

上少陰火　中太宮土運　下陽明金　熱化二新校正云詳對化從標成

數正化從本生數甲子之年熱化七燥化九甲午之年熱化二燥化四雨化五新校正云按本論正文云太過不及其數何始太過者其數成不及者其數生土常以生也甲年太宮土運太過故言雨化五五土數也燥化四　所謂正化日也正氣化也其化上鹹寒中苦熱下酸熱所謂藥食宜也新校正云按玄珠云下苦熱又按至真要大論云熱淫所勝平以鹹寒燥淫于內治以苦溫此云下酸熱疑誤也

乙丑　乙未歲

上太陰土　中少商金運　下太陽水　熱化寒化勝復同

所謂邪氣化日也　災七宮新校正云詳七宮西室兌位天柱司也災之方以運之當方言

濕化五新校正云詳太陰正司於未對司於丑其化皆五以生數也不以成數者土王四季不得正方又天有九宮不可至十

清化四新校正云按本論下文云不及者其數生乙年少商金運不及故言清化四四金生數也寒化六新校正云詳乙丑寒化六乙未寒化一　所謂正化日也其化上苦熱中酸和下甘熱

所謂藥食宜也新校正云按玄珠云上酸平下甘溫又按至真要大論云濕淫所勝平以苦熱寒淫于内治以甘熱

丙寅　丙申歲新校正云詳丙申之歲申金生水水化之令轉盛司天相火爲病減半

上少陽相火　中太羽水運　下厥陰木　火化二新校正云詳丙寅火化二丙申火化七　寒化六　風化三新校正云詳丙寅風化八丙申風化三　所謂正化日也

其化上鹹寒中鹹溫下辛溫所謂藥食宜也新校正云按玄珠云下辛涼又按至真要大論云火淫所勝平以鹹冷風淫于内治以辛涼

丁卯歲會　丁酉歲新校正云詳丁年正月壬寅爲干德符便爲平氣勝復不至運同正角金不勝木木亦不災土又丁卯年得卯木佐之即上陽明不能災之

上陽明金　中少角木運　下少陰火　清化熱化勝復同

所謂邪氣化日也　災三宮新校正云詳三宮東室震位天衝司　燥化九新校正云詳丁

卯燥化九丁酉燥化四 風化三 熱化七 新校正云詳丁卯熱化二丁酉熱化七 所謂正化日也

其化上苦小温中辛和下鹹寒所謂藥食宜也 新校正云按至眞要大論云燥淫所勝平以苦温熱淫于內治以鹹寒又玄珠云上苦熱也

戊辰 戊戌歲

上太陽水中太徵火運 新校正云詳此上見太陽火化減半 下太陰土 寒化六 新校正云詳戊辰寒化六戊戌寒化一 熱化七 濕化五 所謂正化日也

其化上苦温中甘和下甘温所謂藥食宜也 新校正云按至眞要大論云寒淫所勝平以辛熱濕淫于內治以苦熱又玄珠云上甘温不酸平

己巳 己亥歲

上厥陰木中少宮土運 新校正云詳至九月甲戌月已得甲戌方還正宮 下少陽相火

風化清化勝復同所謂邪氣化日也災五宮（新校正云按五常政大論云其眚四維又按天元玉冊云中室天禽司非維宮同正宮寄位二宮坤位）風化三（新校正云詳己巳風化八己亥風化三）濕化五火化七（新校正云詳己巳熱化七己亥熱化二）所謂正化日也其化上辛涼中甘和下鹹寒所謂藥食宜也（新校正云按至真要大論云風淫所勝平以辛涼火淫于內治以鹹冷）

庚午（同天符）庚子歲（同天符）

上少陰火中太商金運（新校正云詳庚午年金令減半以上見少陰君火年午亦爲火故也庚子年子是水金氣相得與庚午年又異）下陽明金熱化七（新校正云詳庚午年熱化二燥化四庚子年熱化七燥化九）清化九燥化九所謂正化日也其化上鹹寒中辛溫下酸溫所謂藥食宜也（新校正云按玄珠云

下苦熱又按至眞要大論云燥淫于内治以苦熱

辛未同歲會　辛丑歲同歲會

上太陰土　中少羽水運新校正云詳此至七月丙申月水還正羽　下太陽水

雨化風化勝復同　所謂邪氣化日也　災一宮新校正云詳一宮北室坎位天玄司

雨化五　寒化一新校正云詳此以運與在泉俱水故只言寒化一寒化一者少羽之化氣也若太陽在泉之化則辛未寒化一辛五寒化六　所謂正化日也

其化上苦熱中苦和下苦熱所謂藥食宜也新校正云按玄珠云上酸和下甘溫又按至眞要大論云濕淫所勝平以苦熱寒淫于内治以甘熱

壬申同天符　壬寅歲同天符

上少陽相火　中太角木運　下厥陰木　火化二新校正云詳壬申熱化七壬寅熱化二

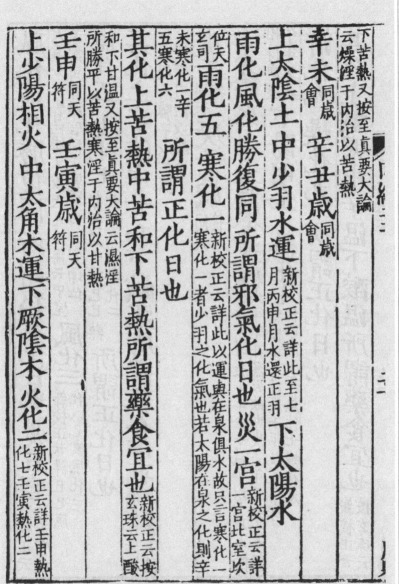

風化八新校正云詳此以運與在泉俱木故只言風化八風化八乃太角之運化也若厥陰在泉之化則壬申風化三壬寅風化八所謂正化日也其化上鹹寒中酸和下辛涼所謂藥食宜也

癸酉同歲會 癸卯歲同歲會

上陽明金 中少徵火運新校正云詳此五月遇戊午月火還正徵 下少陰火 寒化雨化勝復同 所謂邪氣化日也 災九宮新校正云詳九宮離位南室天英司也 燥化九新校正云詳癸酉燥化四癸卯燥化九 熱化二新校正云詳此以運與在泉俱火故只言熱化二熱化二者少徵之運化也若少陰在泉之化癸酉熱化七癸卯熱化二所謂正化日也其化上苦小溫中鹹溫下鹹寒所謂藥食宜也新校正云按玄珠云上苦熱

甲戌歲會同天符 甲辰歲歲會同天符

上太陽水 中太宮土運 下太陰土 寒化六新校正云詳甲戌寒化一甲辰寒化

六　濕化五新校正云詳此以運與在泉俱土故只言濕化五　正化日也

其化上苦熱中苦溫下苦溫藥食宜也新校正云按玄珠云上甘溫下酸平又按至真要大論云寒淫所勝平以辛熱濕熱千內治以苦熱

乙亥　乙巳歲

上厥陰木中少商金運新校正云詳乙亥年三月得庚辰月早見于德符即氣還正商火未得王而先平火不勝則水不復又亥是水得力年故火不勝也乙巳歲火來小勝巳爲火佐於勝也即於二月中氣君火時化日火來行勝不待水復遇三月庚辰月乙見庚而氣自全金還正商　下少陽相火　熱化寒化勝復同邪氣化日也

災七宮　風化八新校正云詳乙亥風化三乙巳風化八　清化四　火化二新校正云詳乙亥熱化二乙巳熱化七　正化度也度謂日也　其化上辛涼中酸和下鹹寒藥食宜也

丙子歲會　丙午歲

上少陰火中太羽水運下陽明金　熱化二（新校正云詳丙子歲熱化七金之災得其半以運水太過勝於天令天令減半丙午熱化二午爲火少陰君火司天運雖水一水不能勝二火故異於丙子歲）寒化六清化四（新校正云詳丙子燥化九丙午燥化四）正化度也　其化上鹹寒中鹹熱下酸溫藥食宜也（新校正云按玄珠云下苦熱又按至真要大論云燥淫于內治以酸溫）

丁丑　丁未歲

上太陰土（新校正云詳此木運平氣上刑天令減半）中少角木運（新校正云詳丁年正月壬寅爲干德符爲正角）下太陽水　清化熱化勝復同　邪氣化度也　災三宮　雨化五　風化三　寒化一（新校正云詳丁丑寒化六丁未寒化一）正化度也　其化上苦溫中辛溫下甘熱藥食宜也（新校正云按玄珠云上酸平下甘溫又按至真要大論云濕淫所勝平以苦熱寒淫于內治以甘熱）

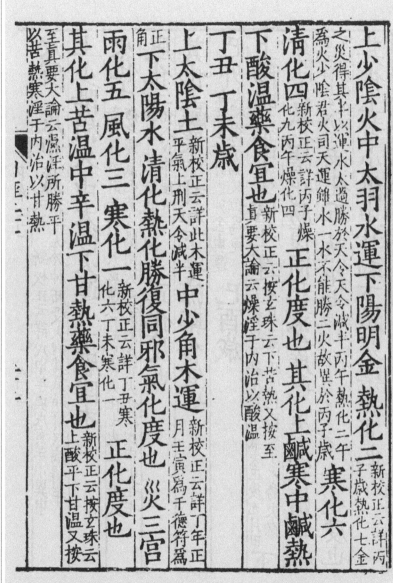

戊寅　戊申歲天符　新校正云詳戊申年與戊寅年小異申為金佐於肺肺受火刑其氣稍實民病得半

上少陽相火　中太徵火運　下厥陰木

火化七新校正云詳天符司天與運合故只言火化七火化七者太徵之運氣也若少陽司天之氣則戊寅火化二戊申火化七

風化三新校正云詳戊寅風化八戊申風化三　正化度也

其化上鹹寒中甘和下辛涼藥食宜也

己卯新校正云詳己卯金與運土相得子臨父位為逆　己酉歲

上陽明金中少宮土運新校正云詳復罷土氣未正後九月甲戌月土還正宮己酉之年木勝火微　下少陰火風化清化勝復同邪氣化度也　災五宮清化九新校正云詳己卯燥化九己酉燥化四

雨化五　熱化七新校正云詳己卯熱化二己酉熱化七　正化度也

其化上苦小溫中甘和下鹹寒藥食宜也

庚辰　庚戌歲

上太陽水中太商金運　下太陰土

寒化一新校正云詳庚辰寒化六庚戌寒化一　清化九　雨化五　正化度也

其化上苦熱中辛溫下甘熱藥食宜也新校正云按玄珠云上甘溫下酸平又按至真要大論云寒淫所勝平以辛熱濕淫于內治以苦熱

辛巳　辛亥歲

上厥陰木中少羽水運新校正云詳辛巳年木復土罷至七月丙申月水還正羽辛亥年爲水平氣以亥爲木相佐爲正羽與辛巳年小異　下少陽相火　雨化風化勝復同

邪氣化度也　災一宮　風化三新校正云詳辛巳風化八辛亥風化三

寒化一　火化七新校正云詳辛巳熱化七辛亥熱化二　正化度也

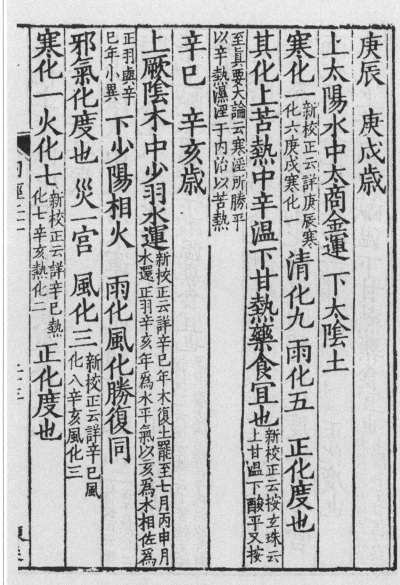

其化上辛涼中苦和下鹹寒藥食宜也

壬午　壬子歲

上少陰火　中太角木運　下陽明金　熱化二新校正云詳壬午熱化二壬子熱化七　風化八　清化四新校正云詳壬午燥化四壬子燥化九　正化度也

其化上鹹寒中酸涼下酸溫藥食宜也新校正云按玄珠云下苦熱又按至真要大論云燥淫于內治以苦熱

癸未　癸丑歲

上太陰土　中少徵火運新校正云詳癸未癸丑左右二火為間相佐又五月戊午干德符癸見戊而氣全水未行勝為正徵　下太陽水　寒化雨化勝復同邪氣化度也　災九宮

雨化五　火化二　寒化一新校正云詳癸未寒化一癸丑寒化六　正化度也

其化上苦溫中鹹溫下甘熱藥食宜也新校正云按玄珠云上酸和下甘溫又按

至眞要大論云濕淫所勝平以苦熱寒淫于内治以甘熱

甲申　甲寅歲

上少陽相火中太宫土運新校正云詳甲寅之歲小異於甲申以寅木可刑土氣之平也下厥陰木火化二新校正云詳甲申火化七甲寅火化二雨化五風化八新校正云詳甲申風化三甲寅風化八正化度也

其化上鹹寒中鹹和下辛涼藥食宜也

乙酉太一天符　乙卯歲天符

上陽明金中少商金運新校正云按乙酉爲正商以酉金相佐故得平氣乙卯之年二之氣君火分中火來行勝水未行復其氣以平以三月庚辰乙得庚合金運正商其氣乃平下少陰火熱化寒化勝復同邪氣化度也災七宫燥化四新校正云詳乙酉燥化四乙卯燥化九清化四熱化二新校正云詳乙酉熱化七乙卯熱化二正化度也

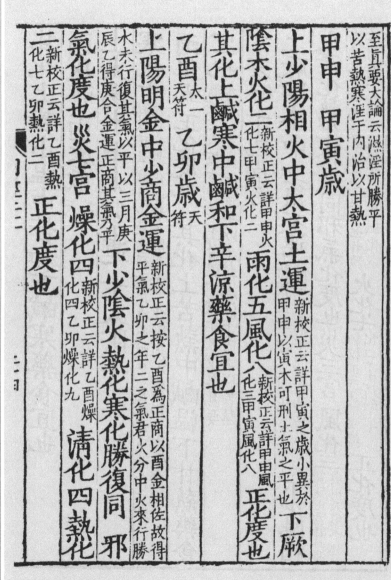

其化上苦小温中苦和下鹹寒藥食宜也

丙戌天符　丙辰歲天符

上太陽水　中太羽水運　下太陰土

寒化六新校正云詳此以運與司天俱水運故只言寒化六寒化六者太羽之運化也若太陽司天之化則丙戌寒化一丙辰寒化六

雨化五　正化度也　其化上苦熱中鹹温下甘熱藥食宜也新校正云按玄珠云上甘温下酸平又按至真要大論云寒淫所勝平以辛熱濕淫于内治以苦熱

丁亥天符　丁巳歲天符

上厥陰木　中少角木運新校正云詳丁年正月壬寅丁得壬合爲干德符爲正角平氣　下少陽相火　清化熱化勝復同　邪氣化度也　災三宮　風化三新校正云詳此運與司天俱木故只言風化三風化三者少角之運化也若厥陰司天之化則丁亥風化三丁巳風化八　火化七新校正云詳丁亥熱化二丁巳熱化七　正化度也

其化上辛涼中辛和下鹹寒藥食宜也

戊子天符 戊午歲太一天符

上少陰火中太徵火運下陽明金熱化七新校正云詳此運與司天俱火故只言熱化七熱化七者太徵之運化也若少陰司天之化則戊子熱化七戊午熱化二清化九新校正云詳戊子清化九戊午清化四正化度也 其化上鹹寒中甘寒下酸溫藥食宜也新校正云按玄珠云下苦熱又按至真要大論云燥淫于內治以苦溫

己丑太一天符 己未歲太一天符

上太陰土中少宮土運新校正云詳是歲木得初氣而來勝脾乃病久土至危金乃來復至九月甲戌月已得甲合土還正宮 下太陽水 風化清化勝復同 邪氣化度也 災五宮 雨化五新校正云詳此運與司天俱土故只言雨化五 寒化一

新校正云詳己丑寒化六己未寒化一正化度也　其化上苦熱中甘和下甘熱藥食宜也新校正云按玄珠云上酸平又按至真要大論云濕淫所勝平以苦熱

庚寅　庚申歲

上少陽相火　中太商金運新校正云詳庚寅歲爲正商得平氣以上見少陽相火下剋於金運不能太過庚申之歲申金佐之乃爲太商　下厥陰木　火化七新校正云詳庚寅熱化二庚申熱化七清化九　風化三新校正云詳庚寅風化八庚申風化三　正化度也

其化上鹹寒中辛溫下辛涼藥食宜也

辛卯　辛酉歲

上陽明金　中少羽水運新校正云詳此歲七月丙申水還正羽　下少陰火

雨化風化勝復同　邪氣化度也　災一宮　清化九新校正云詳辛

卯燥化九辛酉燥化四寒化一熱化七新校正云詳辛卯熱化二辛酉熱化七正化度也

其化上苦小溫中苦和下鹹寒藥食宜也

壬辰　壬戌歲

上太陽水中太角木運下太陰土　寒化六新校正云詳壬辰寒化六壬戌寒化一

風化八　雨化五　正化度也　其化上苦溫中酸和下甘

溫藥食宜也新校正云按玄珠云上甘溫下酸平又按至眞要大論云寒淫所勝平以辛熱濕淫于內治以苦熱

癸巳同歲會　癸亥同歲會

上厥陰木中少徵火運新校正云詳癸巳正徵火氣平一謂巳爲火亦名歲會二謂水未得化三謂五月戊午月癸得戊合故得平氣癸亥之歲亥爲水水得年力便來行勝至五月戊午火還正徵其氣始平　下少陽相火　寒化

雨化勝復同　邪氣化度也　災九宮

風化八（新校正云詳癸巳風化八癸亥風化三）火化二（新校正云詳此運與在泉俱火故只言火化二火化二者少徵火運之化也若少陽在泉之化則癸巳熱化七癸亥熱化二）正化度也

其化上辛涼中鹹和下鹹寒藥食宜也

凡此定期之紀勝復正化皆有常數不可不察故知其要者一言而終不知其要流散無窮此之謂也帝曰善五運之氣亦復歲乎（復報也先有勝制則後必復也）岐伯曰鬱極迺發待時而作也（待謂五及差分位也大溫發於辰巳大熱發於申未大涼發於戌亥大寒發於丑寅上件所勝臨之亦待間氣而發故曰待時也新校正云詳注及字疑作氣）帝曰請問其所謂也岐伯曰五常之氣太過不及其發異也（歲太過其發早歲不及其發晚）帝曰願卒聞之岐伯曰太過者暴不及者徐暴者為病甚徐者為病持（持謂相執持也）

帝曰太過不及其數何如岐伯曰太過者其數成不及者其數生土常以生也數謂五常化行之數也水數一火數二木數三金數四土數五成數謂水數六火數七木數八金數九土數五也故曰土常以生也數生者各取其生數多少以占故政令德化勝復之休作日及尺寸分毫並以準之此蓋都明諸用者也

帝曰其發也何如岐伯曰土鬱之發巖谷震驚雷殷氣交埃昏黄黑化爲白氣飄驟高深鬱謂鬱抑天氣之甚也故雖天氣亦有涯也分終則衰故雖鬱者怒發也土化不行炎亢無雨木盛過極故鬱怒發焉土性靜定至動也雷雨大作而木土相持之氣乃休解也易曰雷雨作解此之謂也土雖獨怒木尚制之故但震驚於氣交之中而聲尚不能高遠也故曰雷殷氣交氣交謂土之上盡山之高也詩云殷其雷也所謂雷雨生於山中者土既鬱抑天木制之平川土薄氣常乾燥故不能先發也山原土厚濕化豐深土厚氣深故先怒發也擊石飛空洪水迺從川流漫衍田牧土駒疾氣驟雨岸落山化大水横流石迸勢急高山空谷擊石先飛而洪水隨至也洪大也巨川衍溢流漫平陸漂蕩瘞沒於粢盛大水去巳石土危然若羣駒散牧於田野凡言土者沙石同也化氣迺敷善爲時雨

始生始長始化始成化土化也土被制化氣不敷否極則泰屈極則伸處彿之時化氣因之乃能敷布於庶類以時而雨滋澤草木而成也善調應時也化氣既少長氣已過故萬物始生始長始化始成言是四始者明萬物化成之晚也故民病心腹脹腸鳴而爲數後甚則心痛脇䐜嘔吐霍亂飲發注下胕腫身重脾熱之生雲奔雨府霞擁朝陽山澤埃昏其迺發也以其四氣雨府太陰之所在也埃白氣似雲而薄也埃固有微甚微者如紗縠之騰甚者如薄雲霧也甚者發近微者發遠四氣謂夏至後三十一日起盡至秋分日也雲橫天山浮游生滅彿之先兆天際雲橫山猶冠帶巖谷叢薄乍滅乍生有土之見彿兆已彰皆平明占之浮游以午前候望也金鬱之發天潔地明風清氣切大涼迺舉草樹浮煙燥氣以行霿霧數起殺氣來至草木蒼乾金迺有聲大涼次寒也舉用事也浮煙燥氣也殺氣霜氛正殺氣者以丑時至長者亦卯時辰時也其氣之來色黃赤黑雜而至也物不勝殺故草木蒼乾蒼薄青色也故民病欬逆心脇滿引少

腹善暴痛不可反側嗌乾面塵色惡金勝而木病也山澤焦枯土凝霜鹵怫迺發也其氣五夏火炎亢時雨既愆故山澤焦枯土上凝白鹹鹵狀如霜也五氣謂秋分後至立冬後十五日內也夜零白露林莽聲悽怫之兆也夜濡白露曉聽風悽有是乃爲金發徵也水鬱之發陽氣迺辟陰氣暴舉大寒迺至川澤嚴凝寒雰結爲霜雪雰音紛寒雰白氣也其狀如霧而不流行墜地如霜雪得日晞也甚則黃黑昏翳流行氣交迺爲霜殺水迺見祥黃黑亦濁惡氣水氣也祥妖祥亦謂泉出平地故民病寒客心痛腰脽痛大關節不利屈伸不便善厥逆痞堅腹滿陰勝陽故陽光不治空積沈陰白埃昏暝而迺發也其氣二火前後陰精與水皆上承火故其發也在君相二火之前後亦猶辰星迎隨日也太虛深玄氣猶麻散微見而隱色黑微黃怫之先兆也深玄言高遠而黯黑也氣似散

麻薄微可見之也寅後卯時候之夏冬月兼辰前之時亦可候也木鬱之發太虛埃昏雲物以擾大風迺至屋發折木木有變屋發謂發鴟吻折木謂大樹摧拔摺落懸辛中拉也變謂土生異木奇狀也故民病胃脘當心而痛上支兩脇鬲咽不通食飲不下甚則耳鳴眩轉目不識人善暴僵仆筋骨強直而不用卒倒而無所知也太虛蒼埃天山一色或氣濁色黃黑鬱若橫雲不起雨而迺發也其氣無常氣如塵如雲或黃黑鬱然猶在太虛之間而特異於常乃其候也長川草偃柔葉呈陰松吟高山虎嘯巖岫怫之先兆也草偃謂無風而自低柔葉謂白楊葉也無風而葉皆背見是謂呈陰如是皆通微甚甚者發速微者發徐也山行之候則以松虎期之原行亦以麻黃爲候秋冬則以梧桐蟬葉候之火鬱之發太虛腫翳大明不彰腫翳謂赤氣也大明日也新校正云詳經注中腫字疑誤炎火行大暑至山澤燔燎材木流津廣厦騰煙土浮霜

鹵止水迺減蔓草焦黄風行惑言濕化迺後太陰太陽在上寒濕流於太虚心火應天鬱抑而莫能彰顯寒濕盛已火迺與行陽氣火光故曰澤燔燎非水減少妄作訛言雨已愆期也濕化迺後謂陽亢主時氣不爭長故先旱而後雨也故民病少氣瘡瘍癰腫脅腹胷背面首四支䐜憤臚脹瘍疿嘔逆瘛瘲骨痛節迺有動注下温瘧腹中暴痛血溢流注精液迺少目赤心熱甚則瞀悶懊憹善暴死火鬱而怒爲土水相持客主皆然悉無深犯則無咎也但熱已勝寒則爲摧敵而熱從心起是神氣孤危不速救之天真將竭故死火之用速故善暴死刻終大温汗濡玄府其迺發也其氣四刻終謂晝夜水刻之終盡時也大温次熱也玄府汗空也汗濡玄府謂早行而身蒸熱也刻盡之時陰盛於此反無涼氣是陰不勝陽熱既已萌故當怒發也　新校正云詳二火俱發四氣者何蓋火有二位爲水發之所又大熱發於申未故火鬱之發在四氣也動復則靜陽極反陰濕令迺化迺成火怒爍金陽極過亢畏火求救土中土救熱金發爲飄驟繼爲時雨氣迺和平故萬物由是迺生長化成壯極則反盛亦何長

也華發水凝山川冰雪焰陽午澤怫之先兆也謂君火王時有寒至也故歲君火發亦待時也有怫之應而後報也皆觀其極而乃發也木發無時水隨火也應爲先兆發必後至故先有應而後發也物不可以終壯觀其壯極則怫氣作焉有鬱則發氣之常謹候其時病可與期失時反歲五氣不行生化收藏政無恒也人失其時則候無期準也帝曰水發而雹雪土發而飄驟木發而毀折金發而清明火發而曛昧何氣使然歧伯曰氣有多少發有微甚微者當其氣甚者兼其下徵其下氣而見可知也六氣之下各有承氣也則如火位之下水氣承之水位之下土氣承之土位之下木氣承之木位之下金氣承之金位之下火氣承之君位之下陰精承之各徵其下則象可見矣故發兼其下則與本氣殊異帝曰善五氣之發不當位者何也言不當其正月也歧伯曰命其差謂差四時之正月位也新校正云按至真要大論云勝復之作動不當位或

後時而至其故何也岐伯曰夫氣之生化與其衰盛異也寒暑溫涼盛衰之用其在四維故陽之動始於溫盛於暑陰之動始於清盛於寒春夏秋冬各差其分故大要曰彼春之暖爲夏之暑彼秋之忿爲冬之怒謹按四維斥候皆歸其終可見其始可知彼論勝復之不當位此論五氣之發不當位所論勝復五發之事則異而命其差之義則同也

帝曰差有數乎言日數也岐伯曰後皆三十度而有奇也後謂四時之後也差三十日餘八十七刻半氣猶來去而甚盛也度日也四時之後今常爾　新校正云詳注云八十七刻半當作四十三刻又四十分刻之三十

帝曰氣至而先後者何謂未應至而至太早應至而至反太遲之類也正謂氣至在期前後岐伯曰運太過則其至先運不及則其至後此候之常也帝曰當時而至者何也岐伯曰非太過非不及則至當時非是者眚也當時謂應日刻之期也非應先後至而有先後至者皆爲災眚火也

帝曰善氣有非時而化者何也岐伯曰太過者當其時不及者歸其已勝也冬雨春涼秋熱冬寒之類皆爲歸已勝也帝曰四時之氣

至有早晏高下左右其候何如岐伯曰行有逆順至有遲速故太過者化先天不及者化後天氣有餘故化先氣不足故化後帝曰願聞其行何謂也岐伯曰春氣西行夏氣北行秋氣東行冬氣南行觀萬物生長收藏如斯言故春氣始於下秋氣始於上夏氣始於中冬氣始於標春氣始於左秋氣始於右冬氣始於後夏氣始於前此四時正化之常察物以明之可知也故至高之地冬氣常在至下之地春氣常在高山之巔盛夏冰雪汚下川澤嚴冬草生長在之義足明矣　新校正云按五常政大論云地有高下氣有溫涼高者氣寒下者氣暑必謹察之帝曰善天地陰陽視而可見何必思諸冥昧演法推求智極心勞而無所得邪黃帝問曰五運六氣之應見六化之正六變之紀何如岐伯對曰夫六氣

正紀有化有變有勝有復有用有病不同其候帝欲何乎帝曰願盡聞之歧伯曰請遂言之（遂盡也）夫氣之所至也厥陰所至爲和平（初之氣木之化）少陰所至爲暄（二之氣君火也）太陰所至爲埃溽（四之氣土之化）少陽所至爲炎暑（三之氣相火也）陽明所至爲清勁（五之氣金之化）太陽所至爲寒雰（終之氣水之化）時化之常也（四時氣正化之常候）厥陰所至爲風府爲璺啓（璺微裂也啓開坼也）少陰所至爲火府爲舒榮太陰所至爲雨府爲員盈（物承土化質員盈滿又雨界地緑文見如環爲員化明矣）少陽所至爲熱府爲行出（藏熱者出行也）陽明所至爲司殺府爲庚蒼（庚更也更代也易也）太陽所至爲寒府爲歸藏（物寒故歸藏也）司化之常也厥陰所至爲生爲風摇（木之化也）少陰所至爲榮爲

形見火之化也太陰所至爲化爲雲雨土之化也少陽所至爲長爲蕃鮮火之化也陽明所至爲收爲霧露金之化也太陽所至爲藏爲周密水之化也氣化之常也厥陰所至爲風生終爲肅風化以生則風生也肅靜也　新校正云按六微旨大論云風位之下金氣承之故厥陰爲風生而終爲肅也少陰所至爲熱生中爲寒熱化以生則熱生也陰精承上故中爲寒也　新校正云按六微旨大論云少陰之上熱氣治之中見太陽故爲熱生而中爲寒也又云君位之下陰精承之亦爲寒之義也太陰所至爲濕生終爲注雨濕化以生則濕生也太陰在上故終爲注雨　新校正云按六微旨大論云土位之下風氣承之王注云疾風之後雨乃零濕爲風吹化而爲雨故太陰爲濕生而終爲注雨也矣少陽所至爲火生終爲蒸溽火化以生則火生也陽在上故終爲蒸溽　新校正云按六微旨大論云相火之下水氣承之故少陽爲火生而終爲蒸溽也矣陽明所至爲燥生終爲涼燥化以生則燥生也陰在上故終爲涼　新校正云詳此六氣俱先言本化次言所反之氣而獨陽明之化言燥生終爲涼未見所反之氣再尋上下文義當云陽明所至爲涼生終爲燥方與諸氣之義同

貫蓋以金位之下火氣承之故陽明爲清生而終爲燥也太陽所至爲寒生中爲温寒化以生則寒生也陽在内故中爲温新校正云按五運行大論云太陽之上寒氣治之中見少陰故爲寒生而中爲温德化之常也風生毛形熱生翮形濕生倮形火生羽形燥生介形寒生鱗形六化皆爲主歲及間氣所在而各化生常無替也非德化則無能化生也厥陰所至爲毛化形之有毛者少陰所至爲羽化有羽翼飛行之類也太陰所至爲倮化無毛羽鱗甲之類也少陽所至爲羽化薄明羽翼蜂蟬之類非翎羽之羽也陽明所至爲介化有甲之類太陽所至爲鱗化身有鱗也德化之常也厥陰所至爲生化温化也少陰所至爲榮化暄化也太陰所至爲濡化濕化也少陽所至爲茂化熱化也陽明所至爲堅化凉化也太陽所至爲藏化寒化也布政之常也厥陰所至爲飄怒太凉飄怒木也大凉下承之金氣也少陰所至爲大暄寒太暄君火也寒下承之陰精也太陰所至爲雷霆驟注烈

風雷霆驟注土也烈風下承之水氣也少陽所至爲飄風燔燎霜凝飄風旋轉風也霜凝下承之水氣也陽明所至爲散落溫散落金也溫下承之火氣也太陽所至爲寒雪冰雹白埃霜雪冰雹水也白埃下承之土氣也氣變之常也變謂變常平之氣而爲甚用也用甚不已則下承之氣兼行故皆非本氣也厥陰所至爲撓動爲迎隨風之性也少陰所至爲高明熠爲曛熠陽熠也曛赤黃色也太陰所至爲沈陰爲白埃爲晦暝暗藏不明也少陽所至爲光顯爲彤雲爲曛光顯電也流光也明也彤赤色也少陰氣同陽明所至爲煙埃爲霜爲勁切爲悽鳴殺氣也太陽所至爲剛固爲堅芒爲立寒化也令行之常也令行則庶物無違厥陰所至爲裏急筋緩縮故急少陰所至爲瘍胗身熱火氣生也太陰所至爲積飲否隔土凝也少陽所至爲嚏嘔爲瘡瘍火氣生也陽明所至爲浮虛

浮虛薄腫按之復起也太陽所至爲屈伸不利病之常也厥陰所至爲支痛支柱妨也少陰所至爲驚惑惡寒戰慄譫妄譫亂言也今詳慄字當作慓字太陰所至爲稸滿少陽所至爲驚躁瞀昧暴病陽明所至爲鼽尻陰股膝髀腨䯒足病太陽所至爲腰痛病之常也厥陰所至爲緛戾少陰所至爲悲妄衄衊衊污血亦脂也太陰所至爲中滿霍亂吐下少陽所至爲喉痺耳鳴嘔涌涌謂溢食不下也陽明所至皴揭身皮麬象太陽所至爲寢汗痙寢汗謂睡中汗發於胷嗌頸掖之間也俗誤呼爲盜汗病之常也厥陰所至爲脅痛嘔泄泄謂利也少陰所至爲語笑太陰所至爲重胕腫胕腫謂肉泥按之不起也少陽所至爲暴注瞤瘛暴死陽明所至爲鼽嚏太陽

所至爲流泄禁止病之常也凡此十二變者報德以德報化以化報政以政報令以令氣高則高氣下則下氣後則後氣前則前氣中則中氣外則外位之常也氣報德報化謂天地氣也高下前後中外謂生病所也手之陰陽其氣高足之陰陽其氣下足太陽氣在身後足陽明氣在身前足太陰少陰厥陰氣在身中足少陽氣在身側各隨所在言之氣變生病象也故風勝則動動不寧也　新校正云詳風勝則動至濕勝則濡泄五句與陰陽應象大論文重而兩注不同熱勝則腫熱勝氣則爲丹熛勝血則爲癰膿勝骨肉則爲胕腫按之不起燥勝則乾乾於外則皮膚皴拆乾於內則精血枯涸乾於氣及津液則肉乾而皮著於骨寒勝則浮浮謂浮起按之處見也濕勝則濡泄甚則水閉胕腫濡泄水利也胕腫肉泥按之陷而不起也水閉則逸於皮中也隨氣所在以言其變耳帝曰願聞其用也岐伯曰夫六氣之用各歸不勝而爲化用謂施其化氣故太陰雨化施於太陽太陽

寒化施於少陰新校正云詳此當云少陰少陽少陰熱化施於陽明陽明燥化施於厥陰厥陰風化施於太陰各命其所在以徵之也帝曰自得其位何如歧伯曰自得其位常化也帝曰願聞所在也歧伯曰命其位而方月可知也隨氣所在以定其方六分占之則日及地分无差矣帝曰六位之氣盈虛何如歧伯曰太少異也太者之至徐而常少者暴而亡力強而作不能久長故暴而无也亡無也帝曰天地之氣盈虛何如歧伯曰天氣不足地氣隨之地氣不足天氣從之運居其中而常先也運謂木火土金水各主歲者也地氣勝則歲運上升天氣勝則歲氣下降上升下降運氣常先迁降也惡所不勝歸所同和隨運歸從而生其病也非其位則變生變生則病作故上勝則天氣降而

下下勝則地氣遷而上勝謂多也上多則自降下多則自遷多少相移氣之常也　新校正云按六微旨大論云升已而降降者謂天降已而升升者謂地天氣下降氣流于地地氣上升氣騰于天故高下相召升降相因而變作矣此亦升降之義也矣多少而差其分多則遷降多少則遷降少多少之應有微有甚異之也微者小差甚者大差甚則位易氣交易則大變生而病作矣大要曰甚紀五分微紀七分其差可見此之謂也以其五分七分之所以知天地陰陽過差矣帝曰善論言熱無犯熱寒無犯寒余欲不遠寒不遠熱奈何歧伯曰悉乎哉問也發表不遠熱攻裏不遠寒汗泄故用熱不遠熱下利故用寒不遠寒皆以其不住於中也如是則夏可用熱冬可用寒不發不泄而無畏忌是謂妄遠法所禁也皆謂不獲已而用之也秋冬亦同　新校正云按至真要大論云發不遠熱无犯溫涼帝曰不發不攻而犯寒犯熱何如歧伯曰寒熱內賊其病益甚以水濟水以火濟火適足以更生病豈唯本病之益甚乎帝

曰願聞無病者何如歧伯曰無者生之有者甚之無病者犯禁猶能生病况有病者而未遲減不亦難乎帝曰生者何如歧伯曰不遠熱則熱至不遠寒則寒至寒至則堅否腹滿痛急下利之病生矣食已不飢吐利腥穢亦寒之疾也熱至則身熱吐下霍亂癰疽瘡瘍瞀鬱注下瞤瘛腫脹嘔鼽衄頭痛骨節變肉痛血溢血泄淋閟之病生矣暴瘖冒昧目不識人躁擾狂越妄見妄聞罵詈驚癇亦熱之病帝曰治之柰何歧伯曰時必順之犯者治以勝也春宜涼夏宜寒秋宜溫冬宜熱此時之宜不可不順然犯熱治以寒犯寒治以熱犯春宜用涼犯秋宜用溫是以勝也犯熱治以鹹寒犯寒治以甘熱犯涼治以苦溫犯溫治以辛涼亦勝之道也

黄帝問曰婦人重身毒之何如歧伯曰有故無殞亦無殞也故謂有大堅癥瘕痛甚不堪則治以破積愈癥之藥是謂不救必逝盡死救之蓋存其大也雖服毒不死也上無殞言母必全亦无殞言

子亦不死也帝曰願聞其故何謂也歧伯曰大積大聚其可犯也衰其太半而止過者死衰其太半不足以害生故衰太半則止其藥若過禁待盡毒氣內餘无病可攻以當毒藥毒攻不已則敗損中和故過則死　新校正云詳此婦人身重一節與上下文義不接疑他卷脫簡於此帝曰善鬱之甚者治之柰何天地五行應運有鬱抑不申甚者也歧伯曰木鬱達之火鬱發之土鬱奪之金鬱泄之水鬱折之然調其氣達謂吐之令其條達也發謂汗之令其疎散也奪謂下之令无擁礙也泄謂滲泄之解表利小便也折謂抑之制其衝逆也通是五法乃氣可平調後乃觀其虛盛而調理之也過者折之以其畏也所謂寫之過太過也太過者以其味寫之以鹹寫腎酸寫肝辛寫肺甘寫脾苦寫心過者畏寫故謂寫爲畏也帝曰假者何如歧伯曰有假其氣則無禁也正氣不足臨氣勝之假寒熱温涼以資四正之氣則可以熱犯熱以寒犯寒以温犯温以涼犯涼也所謂主氣不足客氣勝也客氣謂六氣更臨之氣主氣謂五藏應四時正王春夏秋冬也帝曰至哉聖人之道

天地大化運行之節臨御之紀陰陽之政寒暑之令非夫子孰能通之請藏之靈蘭之室署曰六元正紀非齋戒不敢示慎傳也新校正云詳此與氣交變大論末文同

重廣補注黃帝內經素問卷第二十一

六元正紀大論 憒音會 矇音蒙 憹奴董切 融胡董切 痙巨郢切

重廣補注黃帝内經素問卷第二十二

啓玄子次注林億孫奇高保衡等奉敕校正孫兆重改誤

至眞要大論篇第七十四

黃帝問曰五氣交合盈虛更作余知之矣六氣分治司天地者其至何如五行主歲歲有少多故曰盈虛更作也天元紀大論曰其始也有餘而往不足隨之不足而往有餘從之則其義也天分六氣散生太虛三之氣司天終之氣監地天地生化是爲大紀故言司天地者餘四可知矣岐伯再拜對曰明乎哉問也天地之大紀人神之通應也天地變化人神運爲中外雖殊然其通應則一也帝曰願聞上合昭昭下合冥冥奈何岐伯曰此道之所主工之所疑也不知其要流散無窮帝曰願聞其道也岐伯曰厥陰司天其化以風飛揚鼓拆和氣發生萬物榮枯皆因而化變成敗也少陰司天

其化以熱炎蒸鬱燠庶類蕃茂故太陰司天其化以濕雲雨潤澤津液生成少陽司天其化以火炎熾赫烈以爍寒災陽明司天其化以燥乾化以行物無濕敗太陽司天其化以寒對陽之化也新校正云詳注云對陽之化陽字疑誤以所臨藏位命其病者也肝木位東方心火位南方脾土位西南方及四維肺金位西方腎水位北方是五藏定位然六氣御五運所至氣不相得則病相得則和故先以六氣所臨後言五藏之病也帝曰地化柰何岐伯曰司天同候間氣皆然六氣之本自有常性故雖位易而化治皆同帝曰間氣何謂岐伯曰司左右者是謂間氣也六氣分化常以二氣司天地爲上下吉凶勝復客主之事歲中悔吝從而明之餘四氣散居左右也故陰陽應象大論曰天地者萬物之上下左右者陰陽之道路此之謂也帝曰何以異之岐伯曰主歲者紀歲間氣者紀步也歲三百六十五日四分日之一步六十日餘八十七刻半也積步之日而成歲也帝曰善歲主柰何岐伯曰厥陰司天爲風化巳亥之歲風高氣遠雲飛

物揚風之化也在泉爲酸化寅申之歲木司地氣故物化從酸司氣爲蒼化木運之氣丁壬之歲化蒼青也間氣爲動化偏主六十日餘八十七刻半也新校正云詳丑未之歲厥陰爲初之氣子午之歲爲二之氣辰戌之歲爲四之氣卯酉之歲爲五之氣少陰司天爲熱化子午之歲陽光熠燿暄暑流行熱之化也在泉爲苦化卯酉之歲火司地氣故物以苦生不司氣化君不主運新校正云按天元紀大論云君火以名相火以位謂君火不主運也居氣爲灼化六十日餘八十七刻半也居本位君火爲居不當間之也新校正云詳少陰不曰間氣而云居氣者蓋尊君火無所不居不當間之也王注云居本位爲居不當間之則居他位不爲居而可間也寅申之歲爲初之氣丑未之歲爲二之氣巳亥之歲爲四之氣辰戌之歲爲五之氣也太陰司天爲濕化丑未之歲埃鬱曚昧雲雨潤濕之化也在泉爲甘化辰戌之歲也土司地氣故甘化先焉司氣爲黅化土運之氣甲己之歲黅黃也間氣爲柔化濕化行則庶物柔耎新校正云詳太陰卯酉之歲爲初之氣寅申之歲爲二之氣子午之歲爲四之氣巳亥之歲爲五之氣少陽司天爲火化寅申之歲也炎光赫烈燔灼焦然火之化也在泉爲苦化巳亥之歲也火司地氣故苦化先焉司氣爲丹化火運之氣戊癸歲也間氣爲

明化明炳明也亦謂霞燒　新校正云詳少陽辰戌之歲爲初之氣卯酉之歲爲二之氣寅申之歲爲四之氣丑未之歲爲五之氣陽明司天爲燥化卯酉之歲淸切高明霧露蕭瑟燥之化也在泉爲辛化子午之歲也金司地氣故辛化先焉司氣爲素化金運之氣乙庚歲也間氣爲淸化風生高勁草木淸冷淸之化也　新校正云詳陽明巳亥之歲爲初之氣辰戌之歲爲二之氣寅申之歲爲四之氣丑未之歲爲五之氣太陽司天爲寒化辰戌之歲嚴肅峻整慘慄凝堅寒之化也在泉爲鹹化丑未之歲水司地氣故化從鹹司氣爲玄化水運之氣丙辛歲也間氣爲藏化陰凝而冷庶物斂容歲之化也　新校正云詳子午之歲太陽爲初之氣巳亥之歲爲二之氣卯酉之歲爲四之氣寅申之歲爲五之氣也故治病者必明六化分治五味五色所生五藏所宜迺可以言盈虛病生之緒也學不厭備習也帝曰厥陰在泉而酸化先余知之矣風化之行也何如歧伯曰風行于地所謂本也餘氣同法厥陰在泉風行于地少陰在泉熱行于地太陰在泉濕行于地少陽在泉火行于地陽明

在泉燥行于地太陽在泉寒行于地故曰餘氣同法也本謂六氣之上元氣也本乎天者天之氣也本乎地者地之氣也化於天者爲天氣化於地者爲地氣　新校正云按易曰本乎天者親上本乎地者親下此之謂也天地合氣六節分而萬物化生矣萬物居天地之間悉爲六氣所生化陰陽之用未嘗有逃生化出陰陽也故曰謹候氣宜無失病機此之謂也病機下文具矣帝曰其主病何如言采藥之歲也岐伯曰司歲備物則無遺主矣謹候司天地所生化者則其味正當其歲也故彼藥工專司歲氣所收藥物則一歲二歲其所主用無遺略也　今詳前字當作則帝曰先歲物何也岐伯曰天地之專精也專精之氣藥物肥膿又於使用當其正氣味也　新校正云詳先歲疑作司歲帝曰司氣者何如司運氣也岐伯曰司氣者主歲同然有餘不足也五運主歲者有餘不足比之歲物恐有薄有餘之歲藥專精也帝曰非司歲物何謂也岐伯曰散也非專精則散氣散氣則物不純也故質同而異等也形質雖同力用則異故不尚之氣

味有薄厚性用有躁靜治保有多少力化有淺深此之謂也（物與歲不同者何以此爾）帝曰歲主藏害何謂岐伯曰以所不勝命之則其要也（木不勝金金不勝火之類是也）帝曰治之柰何岐伯曰上淫于下所勝平之外淫于内所勝治之（淫謂行所不勝已者也上淫于下天之氣也外淫于内地之氣也隨所制勝而以平治之也制勝謂五味寒熱溫涼隨勝用之下文備矣　新校正云詳天氣生歲雖有淫勝但當平調之故不曰治而曰平也）帝曰善平氣何如（平謂診平和之氣）岐伯曰謹察陰陽所在而調之以平爲期正者正治反者反治（知陰陽所在則知尺寸應與不應不知陰陽所在則以得爲失以逆爲從故謹察之也陰病陽不病陽病陰不病是爲正病則正治之謂以寒治熱以熱治寒也陰位已見陽脉陽位又見陰脉是謂反病則反治之謂以寒治寒以熱治熱也諸方之制咸悉不然故曰反者反治也）帝曰夫子言察陰陽所在而調之論言人迎與寸口相應若引繩小大齊等命曰

平新校正云：詳論言至曰平本靈樞經之文，今出甲乙經云寸口主中，人迎主外，兩者相應，俱往俱來，若引繩小大齊等，春夏人迎微大，秋冬寸口微大者，故名曰平也。陰之所在寸口何如陰之所在，脉沈不應，引繩齊等，其候頗乖，故問以明之。岐伯曰：視歲南北可知之矣。帝曰：願卒聞之。岐伯曰：北政之歲，少陰在泉，則寸口不應木火金水運，面北受氣，凡氣之在泉者，脉悉不見，唯其左右之氣脉可見之。在泉之氣，善則不見，惡者可見，病以氣及客主淫勝名之。在天之氣，其亦然矣。厥陰在泉，則右不應少陰在右故。太陰在泉，則左不應少陰在左故。南政之歲，少陰司天，則寸口不應土運之歲，面南行令，故少陰司天，則二手寸口不應也。厥陰司天，則右不應；太陰司天，則左不應亦左右義也。諸不應者，反其診則見矣不應皆為脉沈，脉沈下者，仰手而沈，覆其手則沈為浮，細為大也。帝曰：尺候何如？岐伯曰：北政之歲，三陰在下，則寸不應；三陰在上，則尺不應司天曰上，在泉曰下。南政之歲，三陰在天則寸不應三陰在泉則尺不應左右同天不應寸左右悉與寸不應義同故曰知其要者一言而終不知其要流散無窮此之謂也要謂知陰陽所在也知則用之不惑不知則尺寸之氣沉浮小大常三歲一差欲求其意猶遶樹問枝雖白首區區尚未知所詣況其旬月而可知乎帝曰善天地之氣内淫而病何如歧伯曰歲厥陰在泉風淫所勝則地氣不明平野昧草迺早秀民病洒洒振寒善伸數欠心痛支滿兩脇裏急飲食不下鬲咽不通食則嘔腹脹善噫得後與氣則快然如衰身體皆重謂甲寅丙寅戊寅庚寅壬寅甲申丙申戊申庚申壬申歲也氣不明謂天圍之際氣色昏暗風行地上故平野皆然昧謂暗也脅謂兩乳之下及胠外也伸謂以欲伸努筋骨也　新校正云按甲乙經洒洒振寒善伸數欠爲胃病食則嘔腹脹善噫得後與氣則快然如衰身體皆重爲脾病飲食不下鬲咽不通邪在胃脘也蓋厥陰在泉之歲木王而尅脾胃故病如是又按脉解云所謂食則嘔者物盛滿而上溢故嘔也所謂得後與氣則快

然如衰者十二月陰氣下衰而陽氣且出故曰得後與氣則快然如衰也歲少陰在泉熱淫所勝則焰浮川澤陰處反明民病腹中常鳴氣上衝胷喘不能久立寒熱皮膚痛目瞑齒痛䪼腫惡寒發熱如瘧少腹中痛腹大蟄蟲不藏謂乙卯丁卯己卯辛卯癸卯乙酉丁酉己酉辛酉癸酉歲也陰處北方也不能久立足無力也腹大謂心氣不足也金火相薄而爲是也　新校正云按甲乙經齒痛䪼腫爲大腸病腹中雷鳴氣常衝胷喘不能久立邪在大腸也蓋少陰在泉之歲火剋金故大腸病也歲太陰在泉草乃早榮新校正云詳此四字疑衍濕淫所勝則埃昏巖谷黃反見黑至陰之交民病飲積心痛耳聾渾渾焞焞嗌腫喉痺陰病血見少腹痛腫不得小便病衝頭痛目似脫項似拔腰似折髀不可以回膕如結腨如別謂甲辰丙辰戊辰庚辰壬辰甲戌丙戌戊戌庚戌壬戌歲也太陰爲土色見應黃於天中而反見於北方黑處也水土同見故曰至陰之交

交合其氣色也衝頭痛謂腦後眉間痛也膕謂膝後曲脚之中也腨䠋後軟肉處也　新校正云按甲乙經耳聾渾渾焞焞嗌腫喉痹爲三焦病爲病衝頭痛

目似脫項似拔腰似折髀不可以回膕如結腨如列爲膀胱足太陽病又少腹腫痛不得小便邪在三焦蓋太陰在泉之歲土正剋太陽故病如是也歲

少陽在泉火淫所勝則焰明郊野寒熱更至民病注

泄赤白少腹痛溺赤甚則血便少陰同候謂乙巳丁巳己巳辛巳癸巳乙

亥丁亥己亥辛亥癸亥歲也處寒之時熱更其氣熱氣既往寒氣後來故云更至也餘候與少陰在泉正同歲陽明在泉燥

淫所勝則霿霧清暝民病喜嘔嘔有苦善大息心脅

痛不能反側甚則嗌乾面塵身無膏澤足外反熱謂甲子丙

子戊子庚子壬子甲午丙午戊午庚午壬午歲也霿霧謂霧暗不分似霧也清薄寒也言霧起霿暗不辨物形而薄寒也心脅痛謂心之傍脅中痛也面塵謂

面上如有觸冒塵土之色也　新校正云按甲乙經病喜嘔嘔有苦善大息心脅痛不能反側甚則面塵身無膏澤足外反熱爲膽病嗌乾面塵爲肝病蓋陽

明在泉之歲金王剋木故病如是又按脈解云少陽所謂心脅痛者言少陽盛也盛者心之所表也九月陽氣盡而陰氣盛故心脅痛所謂不可反側者陰氣

藏物也物藏則不動故不可反側也歲太陽在泉寒淫所勝則凝肅慘慄民病少腹控睾引腰脊上衝心痛血見嗌痛頷腫謂乙丑丁丑己丑辛丑癸丑乙未丁未己未辛未癸未歲也凝肅謂寒氣靄空凝而不動萬物靜肅其儀形也慘慄寒甚也控引也睾陰丸也頷頰車前牙之下也　新校正云按甲乙經嗌痛頷腫爲小腸病又少腹控睾引腰脊上衝心肺邪在小腸也蓋太陽在泉之歲水剋火故病如是帝曰善治之柰何岐伯曰諸氣在泉風淫于內治以辛涼佐以苦以甘緩之以辛散之風性喜溫而惡清故治之涼是以勝氣治之也佐以苦隨其所利也木苦急則以甘緩之苦抑則以辛散之藏氣法時論曰肝苦急急食甘以緩之肝欲散急食辛以散之此之謂也食亦音飼己曰食他曰飼也大法正味如此諸爲方者不必盡用之但一佐二佐病已則止餘氣皆然熱淫于內治以鹹寒佐以甘苦以酸收之以苦發之熱性惡寒故治以寒也熱之大盛甚於表者以苦發之不盡復寒制之寒制不盡復苦發之以酸收之甚者再方微者一方可使必已時發時止亦以酸收之濕淫于內治以苦熱佐以酸淡以苦燥之以淡

泄之濕與燥反故治以苦熱佐以酸淡也燥除濕故以苦燥其濕也淡利竅故以淡滲泄也藏氣法時論曰脾苦濕急食苦以燥之靈樞經曰淡利竅也生氣通天論曰味過於苦脾氣不濡胃氣乃厚明苦燥也　新校正云按天元正紀大論曰下太陰其化下甘溫火淫于內治以鹹冷佐以苦辛以酸收之以苦發之火氣大行心腹心怒之所生也鹹性柔耎故以治之以酸收之大法候其須汗者以辛佐之不必要資苦味令其汗也欲柔耎者以鹹治之藏氣法時論曰心欲耎急食鹹以耎之心苦緩急食酸以收之此之謂也燥淫于內治以苦溫佐以甘辛以苦下之溫利涼性故以苦治之下謂利之使不得也　新校正云按藏氣法時論曰肺苦氣上逆急食苦以泄之用辛寫之酸補之又按下文司天燥淫所勝佐以酸辛此云甘辛者甘字疑當作酸天元正紀大論云下酸熱與苦溫之治又異又云以酸收之而安其下甚則以苦泄之也寒淫于內治以甘熱佐以苦辛以鹹寫之以辛潤之以苦堅之以熱治寒是爲摧勝折其氣用令不滋繁也苦辛之佐通事行之　新校正云按藏氣法時論曰腎苦燥急食辛以潤之腎欲堅急食苦以堅之用苦補之鹹寫之舊注引此在濕淫于內之下無義今移於此矣帝曰善天氣之變何如歧伯曰厥陰司天風

淫所勝則太虛埃昏雲物以擾寒生春氣流水不冰民病胃脘當心而痛上支兩脅鬲咽不通飲食不下舌本強食則嘔冷泄腹脹溏泄瘕水閉蟄蟲不去病本于脾謂乙巳丁巳己巳辛巳癸巳乙亥丁亥己亥辛亥癸亥歲也是歲民病集於中也風自天行故太虛埃起風動飄蕩故雲物擾也埃青塵也不分遠物是爲埃昏土之爲病其善泄利若病水則小便閉而不下若大泄利則經水亦多閉絶也 新校正云按甲乙經舌本強食則嘔腹脹溏泄瘕水閉爲脾病又胃病者腹脹胃脘當心而痛上支兩脇鬲咽不通食飲不下蓋厥陰司天之歲木勝土故病如是也衝陽絶死不治衝陽在足跗上動脉應手胃之氣也衝陽脉微則食飲減少絶則藥食不入亦下嗌還出也攻之不入養之不生邪氣日強真氣内絶故其必死不可復也

少陰司天熱淫所勝怫熱至火行其政民病胷中煩熱嗌乾右胠滿皮膚痛寒熱欬喘大雨且至唾血血泄鼽衄嚏嘔溺色變甚則瘡瘍胕腫肩背臂臑及缺

盆中痛心痛肺䐜腹大滿膨膨而喘欬病本于肺謂甲子丙子戊子庚子壬子甲午丙午戊午庚午壬午歲也怫熱至是火行其政乃爾是歲民病集於右蓋以小腸通心故也病自肺生故曰病本于肺也　新校正云按甲乙經溺色變肩背臂臑及缺盆中痛肺脹滿膨膨而喘欬爲肺病齀衄爲大腸病蓋少陰司天之歲火尅金故病如是又王注民病集於右以小腸通心故按甲乙經小腸附脊左環回腸附脊在環所說不應得非火勝尅金而大腸病歟尺澤絕死不治尺澤在肘內廉大文中動脉應手肺之氣也火爍於金承火之命金氣內絕故必危亡尺澤不至肺氣已絕榮衛之氣宣行無主眞氣內竭生之何有哉太陰司天濕淫所勝則沈陰且布雨變枯槁胕腫骨痛陰痺陰痺者按之不得腰脊頭項痛時眩大便難陰氣不用飢不欲食欬唾則有血心如懸病本于腎謂乙丑丁丑己丑辛丑癸丑乙未丁未己未辛未癸未歲也沈久也腎氣受邪水無能潤下焦枯涸故大便難也　新校正云按甲乙經飢不用食欬唾則有血心懸如飢狀爲腎病又邪在腎則骨痛陰痺陰痺者按之而不得腹脹腰痛大便難肩背頸項強痛時眩蓋太陰司天之歲土尅水故病如是矣太谿絕死不治太谿在足

內踝後跟骨上動脈應手腎之氣也土邪勝水而腎氣內絶邪甚正微故方無所用矣少陽司天火淫所勝則温氣流行金政不平民病頭痛發熱惡寒而瘧熱上皮膚痛色變黄赤傳而爲水身面胕腫腹滿仰息泄注赤白瘡瘍欬唾血煩心胷中熱甚則鼽衄病本于肺謂甲寅丙寅戊寅庚寅壬寅甲申丙申戊申庚申壬申歲也火來用事則金氣受邪故曰金政不平也火炎於上金肺受邪客熱內燔水無能救故化生諸病也制火之客則已矣　新校正云按甲乙經邪在肺則皮膚痛發寒熱蓋少陽司天之歲火剋金故病如是也天府絶死不治天府在肘後彼側上掖下同身寸之三寸動脈應手肺之氣也火勝而金脉絶故死陽明司天燥淫所勝則木迺晚榮草迺晚生筋骨內變民病左胠脇痛寒清于中感而瘧大涼革候欬腹中鳴注泄鶩溏名木斂生菀于下草焦上首心脅暴痛不可反側嗌乾面塵腰

痛丈夫㿗疝婦人少腹痛目眛眥瘍瘡痤癰蟄蟲來見病本于肝謂乙卯丁卯己卯辛卯癸卯乙酉丁酉己酉辛酉癸酉歲也金勝故草木晚生榮也配於人身則筋骨內應而不用也大涼之氣變易時候則人寒清發於中內感寒氣則為痎瘧也大腸居右肺氣通之今肺氣內淫肝居于左故左胠脇痛如刺割也其歲民自注泄則無淫勝之疾也大涼次寒也大涼且甚陽氣不行故木容收斂草榮悉晚生氣已升陽不布令故閉積生氣而稸於下也在人之應則少腹之內痛氣居之發疾於仲夏瘡瘍之疾猶及秋中瘡痤之類生於上癰腫之患生於下瘡色雖赤中心正白物氣之常也　新校正云按甲乙經腰痛不可以俛仰丈夫㿗疝婦人少腹腫甚則嗌乾面塵為肝病又胷滿洞泄為肝病又心脅痛不能反側目銳眥痛缺盆中腫痛掖下腫馬刀挾癭汗出振寒瘧為膽病蓋陽明司天之歲金剋木故病如是又按脉解云厥陰所謂㿗疝婦人少腹腫者厥陰者辰也三月陽中之陰邪在中故曰㿗疝少腹腫也太衝絕死不治太衝在足大指本節後二寸脉動應手肝之氣也金來伐木肝氣內絕真不勝邪死其宜也太陽司天寒淫所勝則寒氣反至水且冰血變于中發為癰瘍民病厥心痛嘔血血泄鼽衄善悲時眩仆運火炎烈雨暴迺雹

胷腹滿手熱肘攣掖衝心澹澹大動胷脇胃脘不安面赤目黄善噫嗌乾甚則色炲渴而欲飲病本于心謂甲辰丙辰戊辰庚辰壬辰甲戌丙戌戊戌庚戌壬戌歲也太陽司天寒氣布化故水且冰而血凝皮膚之間衛氣結聚故為癰也若乘火運而火熱炎烈與水交戰故暴雨半珠形雹也心氣為噫故善噫是歲民病集於心脅之中也陽氣內鬱濕氣下蒸故心厥痛而嘔血血泄鼽衄面赤目黄善噫手熱肘攣掖腫嗌乾甚則寒氣勝陽水行凌火火氣內鬱故渴而欲飲也病始心生為陰凌犯故云病本于心也　新校正云按甲乙經手熱肘攣掖腫甚則胷脇支滿心澹澹大動面赤目黄為手心主病又邪在心則病心痛善悲時眩仆蓋太陽司天之歲水尅火故病如是神門絶死不治神門在手之掌後鋭骨之端動脉應手真心氣也水行乘火而心氣內結神氣已亡不死何待善知其診故不治也所謂動氣知其藏也所以診視而知死者何以皆是藏之經脉動氣知神藏之存亡爾帝曰善治之奈何謂可攻治者岐伯曰司天之氣風淫所勝平以辛涼佐以苦甘以甘緩之以酸寫之厥陰之氣未為盛熱故曰涼藥平之夫氣之用也積涼為寒積溫為熱以熱少之其則溫也以寒少之其則涼也以溫多之其則熱也以

涼多之其六則寒也各當其分則寒寒也溫溫也熱熱也涼涼也方書之用可不務乎故寒熱溫涼商降多少善爲方者意必精通餘氣皆然從其制也 新校正云按本論上文云上淫于下所勝平之外淫于內所勝治之故在泉曰治司天曰平也

熱淫所勝平以鹹寒佐以苦甘以酸收之

熱氣巳退時發動者是爲心虛氣散不斂以酸收之雖以酸收亦兼寒助乃能殄除其源本矣熱見太甚則以苦發之汗巳便涼是邪氣盡勿寒水之汗巳猶熱是邪氣未盡則以酸收之巳又熱則復汗之巳汗復熱是藏虛也則補其心可矣法則合爾諸治熱者亦未必得再三發三治況四變而反覆者乎

濕淫所勝平以苦熱佐以酸辛以苦燥之以淡泄之

濕氣所淫皆爲腫滿但除其濕腫滿自衰因濕生病不腫不滿者亦爾治之濕氣在上以苦吐之濕氣在下以苦泄之以淡滲之則皆燥也泄謂滲泄以利水道下小便爲法然酸雖熱亦用利小便去伏水也治濕之病不下小便非其法也 新校正云按濕淫于內佐以酸淡此云酸辛者辛疑當作淡

濕上甚而熱治以苦溫佐以甘辛以汗爲故而止

身半以上濕氣餘火氣復鬱鬱濕相薄則以苦溫甘辛之藥解表流汗而袪之故云以汗爲除病之故而巳也

火淫所勝平以酸冷佐以苦甘以酸收之以苦發之以酸復之

熱淫同同熱淫義熱亦如此法以酸復其本氣也不復其氣則淫氣空虛招其損燥淫所勝平以苦濕佐以酸辛以苦下之制燥之勝必以苦濕是以火之氣味也宜下必以苦宜補必以酸宜寫必以辛淸甚生寒留而不去則以苦濕下之氣有餘則以辛寫之諸氣同　新校正云按上文燥淫于內治以苦溫此云苦濕者濕當爲溫文注中濕字三並當作溫又按天元正紀大論亦作苦小溫寒淫所勝平以辛熱佐以甘苦以鹹寫之淫散止之不可過也　新校正云按上文寒淫于內治以甘熱佐以苦辛此云平以辛熱佐以甘苦者此文爲誤又按天元正紀大論云太陽之政歲宜苦以燥之也帝曰善邪氣反勝治之奈何不能淫勝於他氣反爲不勝之氣爲邪以勝之岐伯曰風司于地淸反勝之治以酸溫佐以苦甘以辛平之厥陰在泉則風司于地謂五寅歲五申歲邪氣勝盛故先以酸寫佐以苦甘邪氣退則正氣虛故以辛補養而平之熱司于地寒反勝之治以甘熱佐以苦辛以鹹平之少陰在泉則熱司于地謂五卯五酉之歲也先寫其邪而後平其正氣也濕司于地熱反勝之治以苦冷佐以鹹甘以苦平

之太陰在泉則濕司于地謂五辰五戌歲也補寫之義餘氣皆同火司于地寒反勝之治以甘熱佐以苦辛以鹹平之少陽在泉則火司于地謂五巳五亥歲也燥司于地熱反勝之治以平寒佐以苦甘以酸平之以和為利陽明在泉則燥司于地謂五子五午歲也燥之性惡熱亦畏寒故以冷熱和平為方制也寒司于地熱反勝之治以鹹冷佐以甘辛以苦平之太陽在泉則寒司于地謂五丑五未歲也此六氣方治與前淫勝法殊貫云治者寫客邪之勝氣也云佐者皆所利所宜也云平者補巳弱之正氣也帝曰其司天邪勝何如岐伯曰風化於天清反勝之治以酸溫佐以甘苦亥巳歲也熱化於天寒反勝之治以甘溫佐以苦酸辛子午歲也濕化於天熱反勝之治以苦寒佐以苦酸丑未歲也火化於天寒反勝之治以甘熱佐以苦辛寅申歲也燥化於天熱反勝之治以辛寒佐以

苦甘（卯酉歲也）寒化於天，熱反勝之，治以鹹冷，佐以苦辛（辰戌歲也）

帝曰：六氣相勝柰何？（先舉其用爲勝）岐伯曰：厥陰之勝，耳鳴頭眩，憒憒欲吐，胃鬲如寒，大風數舉，倮蟲不滋，胠脇氣并，化而爲熱，小便黃赤，胃脘當心而痛，上支兩脇，腸鳴飧泄，少腹痛，注下赤白，甚則嘔吐，鬲咽不通（五巳五亥歲也。心下臍上，胃之分。胃鬲，謂胃脘之上及大鬲之下，風寒氣生也。氣并，謂偏著一邊。鬲咽，謂食飲入而復出也。新校正云：按《甲乙經》，胃病者，胃脘當心而痛，上支兩脇，鬲咽不通也）。少陰之勝，心下熱，善飢，臍下反動，氣遊三焦，炎暑至，木廼津，草廼萎，嘔逆躁煩，腹滿痛，溏泄，傳爲赤沃（五子五午歲也。沃，沫也）。太陰之勝，火氣內鬱，瘡瘍於中，流散於外，病在胠脇，甚則心痛，熱格頭痛，喉痺項強，獨勝則濕氣內鬱寒迫下焦痛留頂互引眉間胃滿雨數至燥化迺見少腹滿腰脽重強內不便善注泄足下溫頭重足脛胕腫飲發於中胕腫於上五丑五未歲也濕勝於上則火氣內鬱勝於中則寒迫下焦水溢河渠則鱗蟲離水也脽謂臀肉也不便謂腰重內強直屈伸不利也獨勝謂不兼鬱火也胕腫於上謂首面也足脛腫是火鬱所生也　新校正云詳注云水溢河渠則鱗蟲離水也王作此注於經文無所解又按太陰之復云大雨時行鱗見於陸則此文於雨數至下脫少鱗見於陸四字不然則王注無因為解也

少陽之勝熱客於胃煩心心痛目赤欲嘔嘔酸善飢耳痛溺赤善驚譫妄暴熱消爍草萎水涸介蟲迺屈少腹痛下沃赤白五寅五申歲也熱暴甚故草萎水涸陰氣消爍介蟲金化也火氣大勝故介蟲屈伏酸醋水也

陽明之勝淸發於中左胠脇痛溏泄內為嗌塞外發癩疝大涼肅殺華英改容毛蟲迺殃胸中不便嗌塞

而欬五卯五酉歲也大涼肅殺金氣勝木故草木華英爲殺氣損削改易形容而焦其上首也毛蟲木化氣不宜金故金政大行而毛蟲死耗也肝木之氣下主於陰故大涼行而㿉疝發也胷中不便謂呼吸回轉或痛或緩急而不利便也氣太盛故嗌塞而欬也嗌謂喉之下接連胷中肺兩葉之間者也

太陽之勝凝凓且至非時水冰羽廼後化痔瘧發寒厥入胃則內生心痛陰中廼瘍隱曲不利互引陰股筋肉拘苛血脉凝泣絡滿色變或爲血泄皮膚否腫腹滿食減熱反上行頭項囟頂腦戶中痛目如脫寒入下焦傳爲濡寫五辰五戌歲也寒氣凌逼陽不勝之故非寒時而止水冰結也水氣大勝陽火不行故諸羽蟲生化而後也拘急也苛重也絡絡脉也太陽之氣摽在於巔故熱反上行於頭也以其脉起於目內眥上額交巔上入絡腦還出別下項故囟頂及腦戶中痛目如欲脫也濡謂水利也　新校正云按甲乙經痔瘧頭項囟頂腦戶中痛目如脫爲太陽經病

帝曰治之柰何岐伯曰

厥陰之勝治以甘清佐以苦辛以酸寫之少陰之勝

治以辛寒佐以苦鹹以甘寫之太陰之勝治以鹹熱佐以辛甘以苦寫之少陽之勝治以辛寒佐以甘鹹以甘寫之陽明之勝治以酸溫佐以辛甘以苦泄之太陽之勝治以甘熱佐以辛酸以鹹寫之六勝之至皆先歸其不勝已者之故不勝者當先寫之以通其道次寫所勝之氣令其退釋也治諸勝而不寫遣之則勝氣浸盛而內生諸病也　新校正云詳此爲治皆先寫其不勝而後寫其來勝獨太陽之勝治以甘熱爲異疑甘字苦之誤也若云治以苦熱則六勝之治皆一貫也帝曰六氣之復何如復謂報復報其勝也凡先有勝後必有復　新校正云按玄珠云六氣分正化對化厥陰正司於亥對化於巳少陰正司於午對化於子太陰正司於未對化於丑少陽正司於寅對化於申陽明正司於酉對化於卯太陽正司於戌對化於辰正司化令之實對司化令之虛對化勝而有復正化勝而不復此注云凡先有勝後必有復似未然岐伯曰悉乎哉問也厥陰之復少腹堅滿裏急暴痛偃木飛沙倮蟲不榮厥心痛汗發嘔吐飲

食不入入而復出筋骨掉眩清厥甚則入脾食痺而吐裏腹脇之内也木偃沙飛風之大也風爲木勝故土不榮氣厥謂氣衝胷脇而凌及心也胃受逆氣而上攻心痛也痛甚則汗發泄掉謂肉中動也清厥手足冷也食痺謂食已心下痛陰陰然不可名也不可忍也吐出乃止此爲胃氣逆而不下流也食飲不入入而復出肝乘脾胃故令爾也衝陽絶死不治衝陽胃脉氣也

少陰之復燠熱内作煩躁鼽嚏少腹絞痛火見燔焫嗌燥分注時止氣動於左上行於右欬皮膚痛暴瘖心痛鬱冒不知人廼洒淅惡寒振慄譫妄寒已而熱渴而欲飲少氣骨痿隔腸不便外爲浮腫噦噫赤氣後化流水不冰熱氣大行介蟲不復病疿胗瘡瘍癰疽痤痔甚則入肺欬而鼻淵火熱之氣自小腸從齊下之左入大腸上行至左脇甚則上行於右而入肺故動於左上行於右皮膚痛也分注謂大小俱下也骨痿言骨弱而無力也隔腸謂腸如隔絶而不便

也寫也寒熱甚則然陽明先勝故赤氣後化流水不冰少陰之本司於地也在
人之應則冬脉不凝若高山窮谷已是至高之處水亦當冰平下川流則如經
矣火氣內蒸金氣外拒陽熱內鬱故爲疿胗瘡瘍胗甚亦爲瘡也熱少則外生
疿胗熱多則內結癰痤小腸有熱則中外爲痔其復熱之變皆病於身後及外
側也瘡瘍疿胗生於上癰疽痤
痔生於下反其處者皆爲逆也
天府絕死不治
天府肺脉氣也　新校正云
按上文少陰司天熱淫所勝
尺澤絕死不治少陽司天火淫所勝天府絕死不治此云少陰之復天府絕死
不治下文少陽之復尺澤絕死不治文如相反者蓋尺澤天府俱手太陰脉之
所發動故
此互文也
太陰之復濕變廼舉體重中滿食飲不化陰氣上厥胷中不便飲發於中欬喘有聲大雨時行鱗見於陸頭頂痛重而掉瘛尤甚嘔而密默唾吐清液甚則入腎竅寫無度
濕氣內逆寒氣不行太陽上流故爲是病頭項痛重
則腦中掉瘛尤甚腸胃寒濕熱無所行重灼胷府故
胷中不便食飲不化嘔而密默欲靜定也喉中惡冷故唾吐冷水也寒氣易位
上入肺喉則息道不利故欬喘而喉中有聲也水居平澤則魚遊於市頭項囟
痛女人亦兼痛於眉間也　新校正云按上文太陰在泉頭
痛項似拔又太陰司天云頭項痛此云頭項痛頂疑當作項
太谿絕死不

治大谿腎脉氣也少陽之復大熱將至枯燥燔爇介蟲迺耗驚瘛欬衄心熱煩躁便數憎風厥氣上行面如浮埃目乃瞤瘛火氣內發上爲口糜嘔逆血溢血泄發而爲瘧惡寒鼓慄寒極反熱嗌絡焦槁渴引水漿色變黃赤少氣脉萎化而爲水傳爲胕腫甚則入肺欬而血泄火氣專暴枯燥草木燔焫自生故燔爇也爇音焫火內熾故驚瘛欬衄心熱煩躁便數憎風也火炎於上則庶物失色故如塵埃浮於面而目瞤動也火爍於內則口舌糜爛嘔逆及爲血溢血泄風火相薄則爲温瘧氣蒸熱化則爲水病傳爲胕腫胕謂皮肉俱腫按之陷下泥而不起也如是之證皆火氣所生也尺澤絶死不治尺澤肺脉氣也陽明之復清氣大舉森木蒼乾毛蟲迺厲病生胠脇氣歸於左善太息甚則心痛否滿腹脹而泄嘔苦欬噦煩心病在鬲中頭痛甚則入

肝驚駭筋攣殺氣大舉木不勝之故蒼清之葉不及黄而乾燥也厲謂疵厲疾疫死也清甚於内熱鬱於外故也太衝絶死不治太衝肝脉氣也太陽之復厥氣上行水凝雨冰羽蟲廼死心胃生寒胷膈不利心痛否滿頭痛善悲時眩仆食減腰脽反痛屈伸不便地裂冰堅陽光不治少腹控睾引腰脊上衝心唾出清水及爲噦噫甚則入心善忘善悲雨水謂雹也寒而遇雹死亦其宜寒化於地其上復土故地體分裂水積冰堅久而不釋是陽光之氣不治寒凝之物也太陽之復與不相持上濕下寒火無所往心氣内鬱熱由是生火熱内燔故生斯病　新校正云詳注云與不相持不字疑作土神門絶死不治神門真心脉氣帝曰善治之奈何復氣倍勝故先問以治之岐伯曰厥陰之復治以酸寒佐以甘辛以酸寫之以甘緩之不太緩之夏猶不已復重於勝故治以辛寒也　新校正云按别本治以酸寒作治以辛寒也少陰之復治以鹹寒佐以苦辛

以甘寫之，以酸收之，辛苦發之，以鹹耎之。不大發汗，以寒攻之，持至仲秋，熱內伏結而爲心熱，少氣少力而不能起矣。熱伏不散，歸於骨矣。太陰之復，治以苦熱，佐以酸辛，以苦寫之，燥之，泄之。不燥泄之，久而爲身腫腹滿，關節不利，腨及伏兎怫滿，內作膝腰脛內側胕腫病。少陽之復，治以鹹冷，佐以苦辛，以鹹耎之，以酸收之，辛苦發之，發不遠熱，無犯溫涼，少陰同法。不發汗以奪盛陽，則熱內淫於四支而爲解㑊，不可名也。謂熱不甚，謂寒不甚，謂強不甚，謂弱不甚，不可以名言，故謂之解㑊。粗醫呼爲鬼氣惡病也。久久不已，則骨熱髓涸齒乾，乃爲骨熱病也。發汗奪陽，故無留熱，故發汗者雖熱生病，夏月及差亦用熱藥以發之。當春秋時縱火熱勝，亦不得以熱藥發汗，汗不發而藥熱內甚，助病爲瘧，逆伐神靈，故曰無犯溫涼。少陰氣熱，爲療則同，故云與少陰同法也。數奪其汗，則津竭涸，故以酸收，以鹹潤也。新校正云：按天元正紀大論云：發表不遠熱。陽明之復，治以辛溫，佐以苦甘，以苦泄之，以苦下之，以酸補之。泄謂滲泄，汗及小便湯浴皆是也。秋分前後則亦發之，春有勝則依勝法，或不已，亦湯漬和其中外也。怒復之後，其氣皆虛，故補之。

以安全其氣餘復治同太陽之復治以鹹熱佐以甘辛以苦堅之不堅則寒氣內鬱止而復發發而復止綿歷年歲生大寒疾治諸勝復寒者熱之熱者寒之溫者清之清者溫之散者收之抑者散之燥者潤之急者緩之堅者耎之脆者堅之衰者補之強者寫之各安其氣必清必靜則病氣衰去歸其所宗此治之大體也太陽氣寒少陰少陽氣熱厥陰氣溫陽明氣清太陰氣濕有勝復則各倍其氣以調之故可使平也宗屬也調不失理則餘之氣自歸其所屬少之氣自安其所居勝復衰已則各補養而平定之必清必靜無妄撓之則六氣循環五神安泰若運氣之寒熱治之平之亦各歸司天地氣也帝曰善氣之上下何謂也岐伯曰身半以上其氣三矣天之分也天氣主之身半以下其氣三矣地之分也地氣主之以名命氣以氣命處而言其病半所謂天樞也

身之半正謂齊中也或以腰爲身半是以居中爲義過天中也中原之人悉如此矣當伸臂指天舒足指地以繩量之中正當齊也故又曰半所謂天樞也天樞正當齊兩傍同身寸之二寸也其氣三者假如少陰司天則上有熱中有太陽兼之三也六氣皆然司天者其氣三司地者其氣三故身半以上三氣身半以下三氣也以名言其氣以氣言其處以氣處寒熱而言其病之形證也則如足厥陰氣居足及股脛之內側上行於少腹循脅足陽明氣在足之上骭之外股之前上行腹齊之傍循胷乳上面足太陽氣起於目上額絡頭下項背過腰橫過髀樞股後下行入膕貫腨出外踝之後足小指外側足太陰氣循足及股脛之內側上行腹脇之前足少陰同之足少陽氣循脛外側上行腹脇之側循頰耳至目銳眥在首之側此足六氣之部主也手厥陰少陰太陰氣從心胷橫出循臂內側至中指小指大指之端手陽明少陽太陽氣並起手表循臂外側上肩及甲上頭此手六氣之部主也欲知病診當隨氣所在以言之當陰之分冷病歸之當陽之分熱病歸之故勝復之作先言病生寒熱者必依此物理也新校正云按六微旨大論云天樞之上天氣主之天樞之下地氣主之氣交之分人氣從之也**故上勝而下俱病者以地名之下勝而上俱病者以天名之**彼氣既勝此未能復抑鬱不暢而無所行進則困於讎嫌退則窮於怫塞故上勝至則下與俱病下勝至則上與俱病上勝下病地氣鬱也故從地鬱以名地病下勝上病天氣塞也故從天塞以名天病夫以天名者方順天氣爲制逆地氣而攻之以地名者方從天氣爲制則可

假如陽明司天少陰在泉上勝而下俱病者是怫於下而生也天氣正勝天可逆之故順天之氣方同淸也少陰等司天上下勝同法　新校正云按六元正紀大論云上勝則天氣降而下下勝則地氣遷而上此之謂也所謂勝至報氣屈伏而未發也復至則不以天地異名皆如復氣爲法也勝至未復而病生以天地異名爲式復氣以發則所生無問上勝下勝悉皆依復氣爲病寒熱之主也帝曰勝復之動時有常乎氣有必乎岐伯曰時有常位而氣無必也雖位有常而發動有無不必定之也帝曰願聞其道也岐伯曰初氣終三氣天氣主之勝之常也四氣盡終氣地氣主之復之常也有勝則復無勝則否帝曰善復已而勝何如岐伯曰勝至則復無常數也衰迺止耳勝微則復微故復已而又勝勝甚則復甚故復已則少有再勝者也假有勝者亦隨微甚而復之爾然勝復之道雖無常數至其衰謝則勝復皆自止也復已而勝不復則害此傷生也有勝無復是復

氣已衰衰不能復是天真之氣已傷敗甚而生意盡帝曰復而反病何也岐伯曰居非其位不相得也大復其勝則主勝之故反病也捨己宮觀適於他邦已力已衰主不相得怨隨其後唯便是求故力極而復主反襲之反自病者也所謂火燥熱也少陽火也陽明燥也少陰熱也少陰少陽在泉爲火居水位陽明司天爲金居火位金復其勝則火主勝之火復其勝則水主勝之餘氣勝復則無主勝之病氣也故又曰所謂火燥熱也帝曰治之何如岐伯曰夫氣之勝也微者隨之甚者制之氣之復也和者平之暴者奪之皆隨勝氣安其屈伏無問其數以平爲期此其道也隨謂隨之安謂順勝氣以和之也制謂制止平謂平調奪謂奪其盛氣也治此者不以數之多少但以氣平和爲準度爾帝曰善客主之勝復柰何客謂天之六氣主謂五行之位也氣有宜否故各有勝復之者岐伯曰客主之氣勝而無復也客主自有多少以其爲勝與常勝殊帝曰其逆從何如岐伯曰主勝逆客勝從天

之道也（客承天命部統其方主爲之下固宜祗奉天命不順而勝則天命不行故爲逆也客勝於主承天而行理之道故爲順也）帝曰其生病何如歧伯曰厥陰司天客勝則耳鳴掉眩甚則欬主勝則胷脇痛舌難以言（五巳五亥歳也）少陰司天客勝則鼽嚏頸項強肩背瞀熱頭痛少氣發熱耳聾目瞑甚則胕腫血溢瘡瘍欬喘主勝則心熱煩躁甚則脇痛支滿（五子五午歳也）太陰司天客勝則首面胕腫呼吸氣喘主勝則胷腹滿食已而瞀（五丑五未歳也）少陽司天客勝則丹胗外發及爲丹熛瘡瘍嘔逆喉痺頭痛嗌腫耳聾血溢内爲瘛瘲主勝則胷滿欬仰息甚而有血手熱（五寅五申歳也）陽明司天清復内餘則欬衄嗌塞心鬲中熱欬不止

而白血出者死復謂復舊居也白血謂欬出淺紅色血似肉似肺者五卯五酉歲也新校正云詳此不言客勝主勝者以金居火位無客勝之理故不言也太陽司天客勝則胷中不利出清涕感寒則欬主勝則喉嗌中鳴五辰五戌歲也厥陰在泉客勝則大關節不利内爲痙強拘瘛外爲不便主勝則筋骨繇併腰腹時痛五寅五申歲也大關節腰膝也少陰在泉客勝則腰痛尻股膝髀腨䯒足病瞀熱以酸胕腫不能久立溲便變主勝則厥氣上行心痛發熱鬲中衆痺皆作發於胠脇魄汗不藏四逆而起五卯五酉歲也太陰在泉客勝則足痿下重便溲不時濕客下焦發而濡寫及爲腫隱曲之疾主勝則寒氣逆滿食飲不下甚則爲疝五辰五戌歲也隱曲之疾謂隱蔽委曲之處病

也少陽在泉客勝則腰腹痛而反惡寒甚則下白溺白主勝則熱反上行而客於心心痛發熱格中而嘔少陰同候五巳五亥歲也陽明在泉客勝則清氣動下少腹堅滿而數便寫主勝則腰重腹痛少腹生寒下爲鶩溏則寒厥於腸上衝胷中甚則喘不能久立五子五午歲也鶩鴨也言如鴨之後也太陽在泉寒復內餘則腰尻痛屈伸不利股脛足膝中痛五丑五未歲也　新校正云詳此不言客主勝者蓋太陽以水居水位故不言也帝曰善治之柰何岐伯曰高者抑之下者舉之有餘折之不足補之佐以所利和以所宜必安其主客適其寒温同者逆之異者從之高者抑之制其勝也下者舉之濟其弱也有餘折之屈其銳也不足補之全其氣也雖制勝扶弱而客主須安一氣失所則矛

循再作榛棘互興各伺其便不相得志內淫外併而危敗之由作矣同謂寒熱温清氣相比和者異謂水火金木土不比和者氣相得者則逆所勝之氣以治之不相得者則順所不勝氣亦治之治火勝負欲益者以其味欲寫者亦以其味勝與不勝皆折其氣也何者以其性躁動也治熱亦然帝曰治寒以熱治熱以寒氣相得者逆之不相得者從之余以知之矣其於正味何如岐伯曰木位之主其寫以酸其補以辛木位春分前六十一日初之氣也火位之主其寫以甘其補以鹹君火之位春分之後六十一日二之氣也相火之位夏至前後各三十日三之氣也二火之氣則殊然其氣用則一矣土位之主其寫以苦其補以甘土之位秋分前六十一日四之氣也金位之主其寫以辛其補以酸金之位秋分後六十一日五之氣也水位之主其寫以鹹其補以苦水之位冬至前後各三十日終之氣也厥陰之客以辛補之以酸寫之以甘緩之少陰之客以鹹補之以甘寫之以鹹收之新校正云按藏氣法時論

云心苦緩急食酸以收之心欲耎急食鹹以耎之此云以鹹收之者誤也太陰之客以甘補之以苦寫之以甘緩之少陽之客以鹹補之以甘寫之以鹹耎之陽明之客以酸補之以辛寫之以苦泄之太陽之客以苦補之以鹹寫之以苦堅之以辛潤之開發腠理致津液通氣也客之部主各六十一日居無常所隨歲遷移客勝則寫客而補主主勝則寫主而補客應隨當緩當急以治之帝曰善願聞陰陽之三也何謂岐伯曰氣有多少異用也太陰爲正陰太陽爲正陽次少者爲少陰次少者爲少陽又次爲陽明又次爲厥陰厥陰爲盡義具靈樞繫日月論中　新校正云按天元紀大論云何謂氣有多少鬼臾區曰陰陽之氣各有多少故曰三陰三陽也帝曰陽明何謂也岐伯曰兩陽合明也靈樞繫日月論曰辰者三月主左足之陽明巳者四月主右足之陽明兩陽合於前故曰陽明也帝曰厥陰何也岐伯曰兩陰交盡也靈樞繫日月論曰戌者九月主右足之厥陰亥者十月主左足之厥陰兩陰交盡故曰厥

陰也帝曰氣有多少病有盛衰新校正云按天元紀大論曰形有盛衰治有緩急方有大小願聞其約柰何歧伯曰氣有高下病有遠近證有中外治有輕重適其至所爲故也藏位有高下府氣有遠近病證有表裏藥用有輕重調其多少和其緊慢令藥氣至病所爲故勿太過與不及也大要曰君一臣二奇之制也君二臣四偶之制也君二臣三奇之制也君二臣六偶之制也奇謂古之單方偶謂古之複方也單複一制皆有小大故奇方云君一臣二君二臣三偶方云君二臣四君二臣六也病有小大氣有遠近治有輕重所宜故云之制也故曰近者奇之遠者偶之汗者不以奇下者不以偶補上治上制以緩補下治下制以急急則氣味厚緩則氣味薄適其至所此之謂也汗藥不以偶方氣不足以外發泄下藥不以奇制藥毒攻而致過治上補上方迅急則止不住而迫下治下補下方緩慢則滋道路而力又微制急方而氣味薄則力與緩等制緩方而

氣味厚則勢與急同如是爲緩不能緩急不能急厚而不厚薄而不薄則大小非制輕重無度則虛實寒熱藏府紛撓無由致理豈神靈而可望安哉病所遠而中道氣味之者食而過之無越其制度也假如病在腎而心之氣味飼而冷足仍急過之不飼以氣味腎藥凌心心復益衰餘上下遠近例同是故平氣之道近而奇偶制小其服也遠而奇偶制大其服也大則數少小則數多多則九之少則二之湯丸多少凡如此也近遠謂府藏之位也心肺爲近腎肝爲遠脾胃居中三陽胞䐈膽亦有遠近身三分之上爲近下爲遠也或識見高遠權以合宜方奇而分兩偶方偶而分兩奇如是者近而偶制多數服之遠而奇制少數服之則肺服九心服七脾服五肝服三腎服二爲常制矣故曰小則數多大則數少　新校正云詳注云三陽胞䐈膽一本作三陽胞䐈膽再詳三陽無義三陽亦未爲得腸有大小并䐈腸爲三今已云胞䐈則不得去三腸三當作二奇之不去則偶之是謂重方偶之不去則反佐以取之所謂寒熱溫涼反從其病也方與其重也寧輕與其毒也寧善與其大也寧小是以奇方不去偶方主之偶方病在則反一佐以同病之氣而取之也夫熱與寒背寒與熱

違微小之熱爲寒所折微小之冷爲熱所消甚大寒熱則必能與違性者爭雄能與異氣者相格聲不同不相應氣不同不相合如是則且憚而不敢攻之攻之則病氣與聲氣抗行而自爲寒熱以開閉固守矣是以聖人反其佐以同其氣令聲氣應合復令寒熱參合使其終異始同燥潤而敗堅剛必折柔脆自消爾帝曰善病生於本余知之矣生於標者治之奈何岐伯曰病反其本得標之病治反其本得標之方言少陰太陽之二氣餘四氣標本同帝曰善六氣之勝何以候之岐伯曰乘其至也清氣大來燥之勝也風木受邪肝病生焉流於膽也熱氣大來火之勝也金燥受邪肺病生焉流於迴腸大腸新校正云詳注云迴腸大腸按甲乙經迴腸即大腸寒氣大來水之勝也火熱受邪心病生焉流於三焦小腸濕氣大來土之勝也寒水受邪腎病生焉流於膀胱風氣大來木之勝也土濕受邪脾病生焉流於胃所謂感邪

而生病也外有其氣而内惡之中外不喜因而遂病是謂感也乘年之虚則邪甚也年木不足外有清邪年火不足外有寒邪年土不足外有風邪年金不足外有熱邪年水不足外有濕邪是年之虚也歲氣不足外邪湊甚失時之和亦邪甚也六氣臨統與位氣相剋感之而病亦隨所不勝而與内藏相應邪復甚也遇月之空亦邪甚也謂上弦前下弦後月輪中空也重感於邪則病危矣年巳不足邪氣大至是一感也年巳不足天氣剋之此時感邪是重感也内氣召邪天氣不祐病不危可乎有勝之氣其必來復也天地之氣不能相無故有勝之氣其必來復也帝曰其脉至何如岐伯曰厥陰之至其脉弦耎虚而滑端直以長是謂弦實而強則病不實而微亦病不端直長亦病不當其位亦病位不能弦亦病少陰之至其脉鉤來盛去衰如偃帶鉤是謂鉤來不盛去反盛則病來盛去盛亦病來不盛去不盛亦病不偃帶鉤亦病不當其位亦病位不能鉤亦病太陰之至其脉沈沈下也按之乃得下諸位脉也沈甚則病不沈亦病不當其位亦病位不能沈亦病少陽之至大而浮浮高也大謂稍大諸位脉也大浮甚則病浮而不大亦病大而不浮亦病不大不浮亦病不當其位亦病位不能大浮亦病陽明之至短而

濇往來不利是謂濇也往來不遠是謂短也短甚則病濇甚則病不短不濇亦病不當其位亦病位不能短濇亦病太陽之至大而長往來遠是謂長大甚則病長甚則病長而不大亦病大而不長亦病不當其位亦病位不能長大亦病至而和則平去太甚則爲平調不弱不強是爲和也至而甚則病弦似張弓弦滑如連珠沈而附骨浮高於皮濇而止住短如麻黍大如帽簪長如引繩皆謂至而太甚也至而反者病應弦反濇應大反細應沈反浮應浮反沈應短濇反長滑應耎虛反強實應細反大是皆爲氣反常平之候有病乃如此見也至而不至者病氣位已至而脉氣不應也未至而至者病按曆占之凡得節氣當年六位之分當如南北之歲脉象改易而應之氣序未移而脉先變易是先天而至故病陰陽易者危不應天常氣見交錯失其恒位更易見之陰位見陽脉陽位見陰脉是易位而見也二氣之亂故氣危 新校正云按六微旨大論云帝曰其有至而至有至而不至有至而太過何也歧伯曰至而至者和至而不至來氣不及也未至而至來氣有餘也帝曰至而不至未至而至何如歧伯曰應則順否則逆逆則變生變生則病帝曰請言其應歧伯曰物生其應也氣脉其應也所謂脉應即此脉應也帝曰六氣標本所從不同柰何歧伯曰氣有從本者有從標本者有不從標本者也帝

曰願卒聞之岐伯曰少陽太陰從本少陰太陽從本從標陽明厥陰不從標本從乎中也少陽之本火太陰之本濕本末同故從本也少陰之本熱其標陰太陽之本寒其標陽本末異故從本從標陽明之中太陰厥陰之中少陽本末與中不同故不從標本從乎中也從本從標從中皆以其爲化主之用也故從本者化生於本從標本者有標本之化從中者以中氣爲化也化謂氣化之元主也有病以元主氣用寒熱治之新校正云按六微旨大論云少陽之上火氣治之中見厥陰陽明之上燥氣治之中見太陰太陽之上寒氣治之中見少陰厥陰之上風氣治之中見少陽少陰之上熱氣治之中見太陽太陰之上濕氣治之中見陽明所謂本也本之下中之見也見之下氣之標也本標不同氣應異象此之謂也帝曰脈從而病反者其診何如岐伯曰脈至而從按之不鼓諸陽皆然言病熱而脈數按之不動乃寒盛格陽而致之非熱也帝曰諸陰之反其脈何如岐伯曰脈至而從按之鼓甚而盛也形證是寒按之而脈氣鼓擊於手下盛者此爲熱盛拒陰而生病非寒也是

故百病之起有生於本者有生於標者有生於中氣者有取本而得者有取標而得者有取中氣而得者有取標本而得者有逆取而得者有從取而得者反佐取之是爲逆取奇偶取之是爲從取寒病治以寒熱病治以熱是爲逆取從順也逆正順也若順逆也寒盛格陽治熱以熱熱盛拒陰治寒以寒之類皆時謂之逆外雖用逆中乃順也此逆乃正順也若寒格陽而治以寒熱拒寒而治以熱外則雖順中氣乃逆故方若順是逆也故曰知標與本用之不殆明知逆順正行無問此之謂也不知是者不足以言診足以亂經故大要曰粗工嘻嘻以爲可知言熱未已寒病復始同氣異形迷診亂經此之謂也嘻嘻悅也言心意怡悅以爲知道終盡也六氣之用粗之與工得其半也厥陰之化粗以爲寒其乃是溫太陽之化粗以爲熱其乃是寒由此差互用失其道故其學問識用不逹工之道半矣夫太陽少陰各有寒化熱量其標本應用則正反矣何以言之太陽本

爲寒標爲熱少陰本爲熱標爲寒方之用亦如是也厥陰陽明中氣亦爾厥陰
之中氣爲熱陽明之中氣爲濕此二氣亦反其類太陽少陰也然太陽與少陰
有標本用與諸氣不同故曰同氣異形也夫一經之標本寒熱旣殊言本當究
其標論標合尋其本言氣不窮其標本論病未辨其陰陽雖同一氣而生且阻
寒温之候故心迷正理治益
亂經呼曰粗工允膺其稱爾夫標本之道要而博小而大可以
言一而知百病之害言標與本易而勿損察本與標
氣可令調明知勝復爲萬民式天之道畢矣天地變化尚
可盡知況一
人之診而云冥昧得經之要持法之宗爲天下師尚卑其道萬民之式豈曰大
哉 新校正云按標本病傳論云有其在標而求之於標有其在本而求之於
本有其在本而求之於標有其在標而求之於本故治有取標而得者有取本
而得者有逆取而得者有從取而得者故知逆與從正行無問知標本者萬舉
萬當不知標本是爲妄行夫陰陽逆從標本之爲道也小而大言一而知百病
之害少而多淺而博可以言一而知百也以淺而知深察近而知遠言標與本
易而勿及治反爲逆治得爲從先病而後逆者治其本先逆而後病者治其本
先寒而後生病者治其本先熱而後生病者治其本先熱而後生中滿者治其
標先病而後泄者治其本先泄而後生他病者治其本必且調之乃治其他病
先病而後生中滿者治其標先中滿而後煩心者治其本人有客氣有同氣小

大不利治其標小大利治其本病發而有餘本而標之先治其本後治其標病發而不足標而本之先治其標後治其本謹察間甚以意調之間者并行甚者獨行先小大不利而後生病者治其本此經論標本尤詳帝曰：勝復之變，早晏何如？岐伯曰：夫所勝者，勝至已病，病已慍慍，而復已萌也。復心之慍不遠而有夫所復者，勝盡而起，得位而甚，勝有微甚，復有少多，勝和而和，勝虛而虛，天之常也。帝曰：勝復之作，動不當位，或後時而至，其故何也？言陽盛於夏陰盛於冬清盛於秋溫盛於春天之常候然其勝復氣用四序不同其何由哉岐伯曰：夫氣之生，與其化衰盛異也。寒暑溫涼盛衰之用，其在四維。故陽之動，始於溫，盛於暑；陰之動，始於清，盛於寒。春夏秋冬，各差其分。言春夏秋冬四正之氣在於四維之分也即事驗之春之溫正在辰巳之月夏之暑正在午未之月秋之涼正在戌亥之月冬之寒正在寅丑之月春始於仲春夏始於仲夏秋始於仲秋冬始於仲冬故丑之月陰結層冰於厚地，未之月陽焰電掣於天，垂戌之月霜清肅殺而庶物堅，辰之月風扇和舒而陳柯榮秀，此則氣差其分昭然而不可蔽也。然陰陽之氣生發收藏與常法相會，徵其氣化及在人之應，則四時每差其日數與常法相違，從差法乃正當之也。故大要曰：彼春之暖，爲夏之暑；彼秋之忿，爲冬之怒。謹按四維，斥候皆歸，其終可見，其始可知。此之謂也。言氣之少壯也。陽之少爲暖，其壯也爲暑；陰之少爲忿，其壯也爲怒。此悉謂少壯之異氣，證用之盛衰，但立盛衰於四維之位，則陰陽終始應用皆可知矣。帝曰：差有數乎？岐伯曰：又凡三十度也。度者，日也。新校正云：按六元正紀大論曰：差有數乎？曰：後皆三十度而有奇也。此云三十度也者，此文爲略。帝曰：其脉應皆何如？岐伯曰：差同正法，待時而去也。脉亦差以隨氣應也。待差曰足，應王氣至而乃去也。脉要曰：春不沉，夏不弦，冬不濇，秋不數，是謂四塞。天地四時之氣閉塞而無所運行也。沉甚曰病，弦甚曰病，濇甚曰病，數甚曰病。但應天和氣，是則爲平；形見太甚，則爲力致，以力而致，安能久乎？故甚皆病。參見曰病復見曰病未去而去曰病去而不去曰病謂參參和諸氣來見復見謂再見已衰已死之氣也去謂王已而去者也日行之度未出於差是爲天氣未出日度過差是謂天氣已去而脉尚在既非得應故曰病反者死夏見沈秋見數冬見緩春見濇是謂反也犯違天命生其能久乎也新校正云詳上文秋不數是謂四塞此注云秋見數是謂反蓋以脉差只在仲月差之度盡而數不去謂秋之季月而脉尚數則爲反也故曰氣之相守司也如權衡之不得相失也權衡秤也天地之氣寒暑相對溫清相望如持秤也高者否下者否兩者齊等無相奪倫則清靜而生化各得其分也夫陰陽之氣清靜則生化治動則苛疾起此之謂也動謂變動常平之候而爲災眚也苛重也新校正云按六微旨大論云成敗倚伏生乎動動而不已則變作矣帝曰幽明何如岐伯曰兩陰交盡故曰幽兩陽合明故曰明幽明之配寒暑之異也兩陰交盡於戌亥兩陽合明於辰巳靈樞繫日月論云亥十月左足之厥陰戌九月右足之厥陰此兩陰交盡故曰厥陰辰三月左足之陽明巳四月右足之陽明此兩陽合於前故曰陽明然陰交則幽陽合則明幽明之象當由是也寒暑位西南東北幽明位西

北東南幽明之配寒暑之位誠斯異也　新校正云按太始天元冊文去幽明既位寒暑弛張　帝曰分至何如岐伯曰氣至之謂至氣分之謂分至則氣同分則氣異所謂天地之正紀也因幽明之問而形斯義也言冬夏二至是天地氣主歲至其所在也春秋二分是間氣初二四五四氣各分其政於主歲左右也故曰至則氣同分則氣異也所言二至二分之氣配者此所謂是天地氣之正紀也　帝曰夫子言春秋氣始于前冬夏氣始于後余已知之矣然六氣往復主歲不常也其補寫奈何以分至明六氣分位則初氣四氣始於立春立秋前各一十五日爲紀法三氣六氣始於立夏立冬後各一十五日爲紀法由是四氣前後之紀則三氣六氣之中正當二至日也故曰春秋氣始于前冬夏氣始于後也然以三百六十五日易一氣一歲已往氣則改新新氣既來舊氣復去所宜之味天地不同補寫之方應知先後故復以問之也　岐伯曰上下所主隨其攸利正其味則其要也左右同法大要曰少陽之主先甘後鹹陽明之主先辛後酸太陽之主先

鹹後苦厥陰之主先酸後辛少陰之主先甘後鹹太陰之主先苦後甘佐以所利資以所生是謂得氣主謂三主咸得謂得其性用也得其性用則舒卷由人不得性用則動生乖忤豈祛邪之可望乎適足以伐天真之妙氣爾如是先後之味皆謂有病先寫之而後補之也帝曰善夫百病之生也皆生於風寒暑濕燥火以之化之變也風寒暑濕燥火天之六氣也靜而順者為化動而變者為變故曰之化之變也經言盛者寫之虛者補之余錫以方士而方士用之尚未能十全余欲令要道必行桴鼓相應猶拔刺雪汙工巧神聖可得聞乎鍼曰工巧藥曰神聖　新校正云按難經云望而知之謂之神聞而知之謂之聖問而知之謂之工切脈而知之謂之巧以外知之曰聖以內知之曰神岐伯曰審察病機無失氣宜此之謂也得其機要則動小而功大用淺而功深也帝曰願聞病機何如岐伯曰諸風掉眩皆屬於

肝風性動木氣同之 諸寒收引皆屬於腎收謂斂也引謂急也寒物收縮水氣同也 諸氣膹鬱皆屬於肺高秋氣涼霧氣煙集涼至則氣熱復甚則氣殫微其物象屬可知也膹謂膹滿鬱謂奔迫也氣之爲用金氣同之 諸濕腫滿皆屬於脾土薄則水淺土厚則水深土平則乾土高則濕濕氣之有土氣同之 諸熱瞀瘛皆屬於火炎象徵 諸痛痒瘡皆屬於心心寂則痛微心躁則痛甚百端之起皆自心生痛痒瘡瘍生於心也 諸厥固泄皆屬於下下謂下焦肝腎氣也夫守司於下腎之氣也門戶束要肝之氣也故厥固泄皆屬下也厥謂氣逆也固謂禁固也諸有氣逆上行及固不禁出入無度燥濕不恒皆由下焦之主守也 諸痿喘嘔皆屬於上上謂上焦心肺氣也炎熱薄爍心之氣也承熱分化肺之氣也熱鬱化上故病屬上焦 新校正云詳痿之爲病似非上病王注不解所以屬上之由使後人疑議今按痿論云五藏使人痿者因肺熱葉焦發爲痿躄故云屬於上也痿又謂肺痿也 諸禁鼓慄如喪神守皆屬於火熱之內作 諸痙項強皆屬於濕太陽傷濕 諸逆衝上皆屬於火炎上之性用也 諸脹腹大皆屬於熱熱鬱於內肺脹所生 諸躁狂越皆屬於火熱盛於胃及四末也

諸暴強直皆屬於風陽内鬱而陰行於外諸病有聲鼓之如鼓皆屬於熱謂有聲也諸病胕腫疼酸驚駭皆屬於火熱氣多也諸轉反戾水液渾濁皆屬於熱反戾筋轉也水液小便也諸病水液澄澈清冷皆屬於寒上下所出及吐出溺出也諸嘔吐酸暴注下迫皆屬於熱酸酸水及味也故大要曰謹守病機各司其屬有者求之無者求之盛者責之虛者責之必先五勝疏其血氣令其調達而致和平此之謂也深乎聖人之言理宜然也有無求之虛盛責之言悉由也夫如大寒而甚熱之不熱是無火也熱來復去晝見夜伏夜發晝止時節而動是無火也當助其心又如大熱而甚寒之不寒是無水也熱動復止倏忽往來時動時止是無水也當助其腎内格嘔逆食不得入是有火也病嘔而吐食久反出是無火也暴速注下食不及化是無水也溏泄而久止發無恒是無水也故心盛則生熱腎盛則生寒腎虛則寒動於中心虛則熱收於内又熱不得寒是無火也寒不得熱是無水也夫寒之不寒責其無水熱之不熱責其無火熱之不久責心之虛寒之不久責腎之

少有者寫之，無者補之，虛者補之，盛者寫之，居其中間，踈者壅塞，令上下無礙，氣血通調，則寒熱自和，陰陽調達矣。是以方有治熱以寒，寒之而水食不入，攻寒以熱，熱之而昏躁以生，此則氣不踈通，壅而為是也。紀於水火，餘氣可知。故曰有者求之，無者求之，盛者責之，虛者責之，令氣通調，妙之道也。五勝，謂五行更勝也。先以五行寒暑溫涼濕酸鹹甘辛苦相勝為法也。帝曰：善。五味陰陽之用何如？岐伯曰：辛甘發散為陽，酸苦涌泄為陰，鹹味涌泄為陰，淡味滲泄為陽。六者或收或散，或緩或急，或燥或潤，或耎或堅，以所利而行之，調其氣使其平也。涌，吐也。泄，利也。滲泄，小便也。言水液自迴腸泌別汁滲入膀胱之中，自胞氣化之，而為溺以泄出也。新校正云：按《藏氣法時論》云：辛散，酸收，甘緩，苦堅，鹹耎。又云：辛酸甘苦鹹，各有所利，或散或收，或緩或急，或堅或耎，四時五藏，病隨五味所宜也。帝曰：非調氣而得者，治之柰何？有毒無毒，何先何後？願聞其道。夫病生之類，其有四焉：一者始因氣動而內有所成，二者不因氣動而外有所成，三者始因氣動而病生於內，四者不因氣動而病生於外。夫因氣動而內成者，謂積聚癥瘕瘤氣癭起結核癲癇之類也。外成者，謂癰腫瘡瘍痂疥疽痔掉瘜浮腫目赤瘰胗胕腫痛癢之類也不因氣動而病生於內者謂留飲澼食飢飽勞損宿食霍亂悲恐喜怒想慕憂結之類也生於外者謂瘴氣賊魅蟲蛇蠱毒蜚尸鬼擊衝薄墜墮風寒暑濕斫射刺割棰朴之類也如是四類有獨治內而愈者有兼治內而愈者有獨治外而愈者有兼治外而愈者有先治內後治外而愈者有先治外後治內而愈者有須齊毒而攻擊者有須無毒而調引者凡此之類方法所施或重或輕或緩或急或收或散或潤或燥或耎或堅方士之用見解不同各擅己心好丹非素故復問之者也岐伯曰有毒無毒所治爲主適大小爲制也言但能破積愈疾解急脫死則爲良方非必要言以先毒爲是後毒爲非無毒爲非有毒爲是必量病輕重大小制之者也帝曰請言其制岐伯曰君一臣二制之小也君一臣三佐五制之中也君一臣三佐九制之大也寒者熱之熱者寒之微者逆之甚者從之夫病之微小者猶水火也遇草而焫得水而燔可以濕伏可以水滅故逆其性氣以折之攻之病之大甚者猶龍火也得濕而焰遇水而燔不知其性以水濕折之適足以光焰詣天物窮方止矣識其性者反常之理以火逐之則燔灼自消焰光撲滅然逆之謂以寒攻熱以熱攻寒從之謂攻以寒熱雖從其性用不必皆同是以下文曰逆者正治從者反治從少從多

觀其事也此之謂平　新校正云按神農云藥有君臣佐使以相宣攝合和宜用一君二臣三佐五使又可一君三臣九佐使也堅者削之客者除之勞者溫之結者散之留者攻之燥者濡之急者緩之散者收之損者溫之逸者行之驚者平之上之下之摩之浴之薄之劫之開之發之適事爲故量病證候適事用之帝曰何謂逆從岐伯曰逆者正治從者反治從少從多觀其事也言逆者正治也從者反治也逆病氣而正治則以寒攻熱以熱攻寒雖從順病氣乃反治法也從少謂一同而二異從多謂二同而三異也言盡同者是奇制也帝曰反治何謂岐伯曰熱因寒用寒因熱用塞因塞用通因通用必伏其所主而先其所因其始則同其終則異可使破積可使潰堅可使氣和可使必已夫大寒內結稸聚疝瘕以熱攻除除寒格熱反縱反縱之則痛發尤甚攻之則熱不得前方以蜜

前爲頭佐之以熱容多其藥服已便消是則張公從此而以熱因寒用也有火氣動服冷已過熱爲寒格而身冷嘔噦嗌乾口苦惡熱好寒衆議攸同咸呼爲熱冷治則甚其如之何逆其好則拒治順其心則加病若調寒熱逆冷熱必行則熱物冷服下嗌之後冷體既消熱性便發由是病氣隨愈嘔噦皆除情且不違而致大益醇酒冷飲則其類矣是則以熱因寒用也所謂惡熱者凡諸食餘氣主於生者　新校正云詳王字疑悞上見之已嘔也又病熱者寒攻不入惡其寒勝熱乃消除從其氣則熱增寒攻之則不入以豉豆諸冷藥酒漬或煴而服之酒熱氣同固無違忤酒熱既盡寒藥已行從其服食熱便隨散此則寒因熱用也或以諸冷物熱齊和之服之食之熱復圖解是亦寒因熱用也又熱食猪肉及粉葵乳以椒薑橘熱齊和之亦其類也又熱在下焦治亦然假如下氣虛乏中焦氣擁胠脇滿甚食已轉增粗工之見無能斷也欲散滿則恐虛其下補下則滿甚於中散氣則下焦轉虛補虛則中滿滋甚醫病參議言意皆同不救其虛且攻其滿藥入則減藥過依然故中滿下虛其病常在乃不知疏啓其中峻補於下少服則資壅多服則宣通由是而療中滿自除下虛斯實此則塞因塞用也又大熱内結注泄不止熱宜寒療結復須除以寒下之結散利止此則通因通用也又大熱凝内久利溏泄愈而復發綿歷歲年以熱下之寒去利止亦其類也投寒以熱涼而行之投熱以寒温而行之始同終異斯之謂也諸如此等其徒寔繁略舉宗兆猶是反治之道斯其類也　新校正云按五常政大論云治熱以寒温而行之治寒以熱涼而行之亦熱因寒用寒因熱用之義也

帝曰善氣調而得者何如

歧伯曰逆之從之逆而從之從而逆之疏氣令調則其道也逆謂逆病氣以正治從謂從病氣而反療逆其氣以正治使其從順從其病以反取令彼和調故曰逆從也不疏其氣令道路開通則氣感寒熱而爲變始生化多端也帝曰善病之中外何如歧伯曰從內之外者調其內從外之內者治其外各絶其源從內之外而盛於外者先調其內而後治其外從外之內而盛於內者先治其外而後調其內皆謂先除其根屬後削其枝條也中外不相及則治主病中外不相及自各一病也帝曰善火熱復惡寒發熱有如瘧狀或一日發或間數日發其故何也歧伯曰勝復之氣會遇之時有多少也陰氣多而陽氣少則其發日遠陽氣多而陰氣少則其發日近此勝復相薄盛衰之

節瘧亦同法陰陽齊等則一日之中寒熱相半陽多陰少則一日一發而但熱不寒陽少陰多則隔日發而先寒後熱雖復勝之氣若氣微則一發後六七日乃發時謂之愈而復發或頻三日發而六七日止或隔十日發而四五日止者皆由氣之多少會遇與不會遇也俗見不遠乃謂鬼神暴疾而又祈禱避匿病勢已過旋至其斃病者殞歿自謂其分致令寃魂寘於冥路夭死盈於曠野仁愛鑒茲能不傷楚習俗既久難卒釐革非復可改末如之何悲哉悲哉帝曰論言治寒以熱治熱以寒而方士不能廢繩墨而更其道也有病熱者寒之而熱有病寒者熱之而寒二者皆在新病復起奈何治謂治之而病不衰退反因藥寒熱而隨生寒熱病之新者也亦有止而復發者亦有藥在而除藥去而發者亦有全不息者方士若廢此繩墨則無更新之法欲依標格則病勢不除捨之則阻彼凡情治之則藥無能驗心迷意惑無由通悟不知其道何恃而爲因藥病生新舊相對欲求其愈安可奈何岐伯曰諸寒之而熱者取之陰熱之而寒者取之陽所謂求其屬也言益火之源以消陰翳壯水之生以制陽光故曰求其屬也夫粗工褊淺學未精深以熱攻寒以寒療熱治熱未已而冷疾已生攻寒日深而熱病更起熱起而中

寒尚在寒生而外熱不除欲攻寒則懼熱不前欲療熱則思寒又止進退交戰危亟已臻豈知藏府之源有寒熱溫涼之主哉取心者不必齊以熱取腎者不必齊以寒但益心之陽寒亦通行強腎之陰熱之猶可觀斯之故或治熱以熱治寒以寒萬舉萬全孰知其意思方智極理盡辭窮嗚呼人之死者豈謂命不謂方士愚昧而殺之耶

帝曰：善。服寒而反熱，服熱而反寒，其故何也？岐伯曰：治其王氣，是以反也。物體有寒熱氣性有陰陽觸王之氣則強其用也夫肝氣溫和心氣暑熱肺氣清涼腎氣寒冽脾氣兼并之故也春以清治肝而反溫夏以冷治心而反熱秋以溫治肺而反清冬以熱治腎而反寒蓋由補益王氣太甚也補王太甚則藏之寒熱氣自多矣

帝曰：不治王而然者何也？岐伯曰：悉乎哉問也！不治五味屬也。夫五味入胃，各歸所喜攻，酸先入肝，苦先入心，甘先入脾，辛先入肺，鹹先入腎，新校正云按宣明五氣篇云五味所入酸入肝辛入肺苦入心鹹入腎甘入脾是謂五入也久而增氣，物化之常也。氣增而久，夭之由也。夫入肝為溫入心為熱入肺為清入腎為寒入脾為至陰而四氣兼之皆為增其味而益其氣故各從本藏之

氣用爾故久服黃連苦參而反熱者此其類也餘味皆然但人踈忽不能精候矣故曰久而增氣物化之常也氣增不已益歲年則藏氣偏勝氣有偏勝則有偏絶藏有偏絶則有暴夭者故曰氣增而久夭之由也是以正理觀化藥集商較服餌曰藥不具五味不備四氣而久服之雖且獲勝益久必致暴夭此之謂也絶粒服餌則不暴亡斯何由哉無五穀味資助故也復令食穀其亦夭焉

帝曰善方制君臣何謂也岐伯曰主病之謂君佐君之謂臣應臣之謂使非上下三品之謂也上藥爲君中藥爲臣下藥爲佐使所以異善惡之名位服餌之道當從此爲法治病之道不必皆然以主病者爲君佐君者爲臣應臣之用者爲使皆所以贊成方用也

帝曰三品何謂岐伯曰所以明善惡之殊貫也三品上中下品此明藥善惡不同性用也 新校正云按神農云上藥爲君主養命以應天中藥爲臣養性以應人下藥爲佐使主治病以應地也

帝曰善病之中外何如前問病之中外謂調氣之法今此未盡故復問之此下對當次前求其屬也之下應古之錯簡也

岐伯曰調氣之方必别陰陽定其中外各守其鄉内者内治外者外治微者調之其次平之盛

者奪之汗者下之寒熱溫涼衰之以屬隨其攸利病者中外治有表裏在內者以內治法和之在外者以外治法和之氣微不和以調氣法調之其次大者以平氣法平之盛甚不巳則奪其氣令甚衰也假如小寒之氣溫以和之大寒之氣熱以取之甚寒之氣則下奪之奪之不巳則逆折之折之不盡則求其屬以衰之小熱之氣涼以和之大熱之氣寒以取之甚熱之氣則汗發之發不盡則逆制之制之不盡則求其屬以衰之故曰汗之下之寒熱溫涼衰之以屬隨其攸利攸所也謹道如法萬舉萬全氣血正平長有天命守道以行舉無不中故能驅役草石召遣神靈調御陰陽蠲除衆疾血氣保平和之候天真無耗竭之由夫如是者蓋以舒卷在心去留從意故精神內守壽命靈長帝曰善

重廣補注黃帝內經素問卷第二十二

至真要大論熠羊入切焞七渾切膨普盲切痤狙禾切爇如悅切熛匹摇切膭之力切脆須醉切

重廣補注黃帝內經素問卷第二十三

啓玄子次注林億孫奇高保衡等奉敕校正孫兆重改誤

著至教論　示從容論

䟽五過論　徵四失論

著至教論篇第七十五 新校正云按全元起本在四時病類論篇末

黃帝坐明堂召雷公而問之曰子知醫之道乎 明堂布政之宮也八窻四闥上圓下方在國之南故稱明堂夫求民之瘼恤民之隱大聖之用心故召引雷公問拯濟生靈之道也 雷公對曰誦而頗能解解而未能別別而未能明明而未能彰 言所知解但得法守數而已猶未能深盡精微之妙用也 新校正云按楊上善云習道有五一誦二解三別四明五彰 足以治群僚不足至侯王 公不敢自高其道然則布衣與血食主療亦殊矣 願得受樹天之度四時

陰陽合之別星辰與日月光以彰經術後世益明樹天之度言高遠不極四時陰陽合之言順氣序也別星辰與日月光言別學者二明大小異也　新校正云按太素別作列字上通神農著至教疑於二皇公欲其經法明著通於神農使後世見之疑是二皇並行之教　新校正云按全元起本及太素疑作擬帝曰善無失之此皆陰陽表裏上下雌雄相輸應也而道上知天文下知地理中知人事可以長久以教衆庶亦不疑殆醫道論篇可傳後世可以爲寶以明著故雷公曰請受道諷誦用解誦亦諭也諷諭者所以比切近而令解也帝曰子不聞陰陽傳乎曰不知曰夫三陽天爲業天爲業言三陽之氣在人身形所行居上也陰陽傳上古書名也　新校正云按太素天作太上下無常合而病至偏害陰陽上下無常言氣乖通不定在上下也合而病至謂手足三陽氣相合而爲病至也陽并至則精氣微故偏損害陰陽之用也雷公曰三陽莫當請

聞其解莫當言氣并至而不可當帝曰三陽獨至者是三陽并至并至如風雨上爲巔疾下爲漏病并至謂手三陽足三陽氣并合而至也足太陽脉起於目内眥上額交巔上其支別者從巔至耳上角其直行者從巔入絡腦還出別下項從肩髆内夾脊抵腰中入循膂絡腎屬膀胱手太陽脉起於手循臂上行交肩上入缺盆絡心循咽下鬲抵胃屬小腸故上爲巔疾下爲漏病也漏血膿出所謂并至如風雨者言無常準也故下文曰　新校正云按楊上善云漏病謂膀胱漏泄大小便數不禁守也外無期内無正不中經紀診無上下以書別言三陽并至上下無常外無色氣可期内無正經常爾所至之時皆不中經脉綱紀所病之證又復上下無常以書記銓量乃應分別爾雷公曰臣治踈愈說意而已雷公言臣之所治稀得痊愈請言深意而已疑心已止也謂得說則疑心乃止帝曰三陽者至陽也六陽并合故曰至盛之陽也積并則爲驚病起疾風至如礔礰九竅皆塞陽氣滂溢乾嗌喉塞積謂重也言六陽重并洪盛莫當陽憤鬱惟盛是爲滂溢無涯故乾竅塞也并於陰則上下無常薄爲腸澼陰謂藏也然陽薄於藏爲病亦上下無常定之診若在下爲病

便數赤白此謂三陽直心坐不得起卧者便身全三陽之病足太陽脉循肩下至腰故坐不得起卧便身全也所以然者起則陽盛鼓故常欬得卧卧則經氣均故身安全　新校正云按甲乙經便身全作身重也且以知天下何以別陰陽應四時合之五行言知未備也雷公曰新校正云按自此至篇末全元起本別爲一篇名方盛衰也陽言不別陰言不理請起受解以爲至道帝未許爲深知故重請也帝曰子若受傳不知合至道以惑師教語子至道之要不知其要流散無窮後世相習去聖久遠而學者各自是其法則惑亂於師氏之教旨矣病傷五藏筋骨以消子言不明不別是世主學盡矣言病之深重尚不明別然輕微者亦何開愈令得徧知耶然由是不知明世主學教之道從斯盡矣腎且絕惋惋日暮從容不出人事不殷畢藏之易知者也然腎脉且絕則心神内爍筋骨脉肉日晚酸空也暮晚也若以此之類諸藏氣俱少不出者當人事萎弱不復殷多所以爾者是則腎不足非傷損故也　新校正云按太素作腎且絕死死日暮也

示從容論篇第七十六（新校正云按全元起本在第八卷名從容別白黑）

黃帝燕坐召雷公而問之曰汝受術誦書者若能覽觀雜學及於比類通合道理爲余言子所長五藏六府膽胃大小腸脾胞膀胱腦髓涕唾哭泣悲哀水所從行此皆人之所生治之過失（五藏別論黃帝問曰余聞方士或以髓腦爲藏或以腸胃爲藏或以爲府敢問更相反皆自謂是不知其道願聞其說岐伯曰腦髓骨脉膽女子胞此六者地氣所生也皆藏於陰而象於地故藏而不寫名曰奇恒之府夫胃大腸小腸三焦膀胱此五者天氣之所生也其氣象天寫而不藏此受五藏濁氣故名曰傳化之府是以古之治病者以爲過失也）子務明之可以十全即不能知爲世所怨（不能知之動傷生者故人聞議論多有怨咎之心焉）雷公曰臣請誦脉經上下篇甚衆多矣別異比類猶未能以十全又安足以明之（言臣所請誦脉經兩篇衆多別異比類例猶未能以義而會見十全又何

足以心明至理乎安猶何也帝曰子別試通五藏之過六府之所不和鍼石之敗毒藥所宜湯液滋味具言其狀悉言以對請問不知過謂過失所謂不率常候而生病者也毒藥攻邪滋味充養試公之問知與不知爾　新校正云按太素別試作誠別而已

雷公曰肝虛腎虛脾虛皆令人體重煩寃當投毒藥刺灸砭石湯液或已或不已願聞其解公以帝問使言五藏之過毒藥湯液滋味故問此病也

帝曰公何年之長而問之少余眞問以自謬也言問之不相應也以問不相應故言余眞發問以自招謬誤之對也吾問子窈冥子言上下篇以對何也窈冥謂不可見者則形氣榮衛也八正神明論岐伯對黃帝曰觀其冥冥者言形氣榮衛之不形於外而工獨知之以日之寒溫月之虛盛四時氣之浮沈參伍相合而調之工常先見之然而不形於外故曰觀於冥冥焉由此帝故曰吾問子窈冥也然肝虛腎虛脾虛則上下篇之旨帝故曰子言上下篇以對何也耳夫脾虛浮似肺腎小浮似脾肝急沈散似腎

此皆工之所時亂也然從容得之（脾虛脉浮候則似肺腎小浮上候則似脾肝急沈散候則似腎者何以然以三藏相近故脉象參差而相類也是以工惑亂之爲治之過失矣雖爾乎猶宜從容安緩審比類之而得三藏之形候矣何以取之然浮而緩曰脾浮而短曰肺小浮而滑曰心急緊而散曰肝搏沈而滑曰腎不能比類則疑亂彌甚）若夫三藏土木水參居此童子之所知問之何也（脾合土肝合木腎合水三藏皆在鬲下居止相近也）雷公曰於此有人頭痛筋攣骨重怯然少氣噦噫腹滿時驚不嗜臥此何藏之發也脉浮而弦切之石堅不知其解復問所以三藏者以知其比類也（脉有浮弦石堅故云問所以三藏者以知其比類也）帝曰夫從容之謂也（言比類也）夫年長則求之於府年少則求之於經年壯則求之於藏（年之長者甚於味年之少者勞於使年之壯者過於內過於內則耗傷精氣勞於使則經中風邪恣於求則傷於府故求之異也）今子所言皆失八風菀熟五藏消爍傳

邪相受夫浮而弦者是腎不足也（脈浮爲虚弦爲肝氣以腎氣不足故脈浮弦也）沈而石者是腎氣内著也（石之言堅也著謂腎氣内薄著而不行也）怯然少氣者是水道不行形氣消索也（腎氣不足故水道不行肺藏被衝故形氣消散索盡也）欬嗽煩寃者是腎氣之逆也（腎氣内著上歸於母也）一人之氣病在一藏也若言三藏俱行不在法也（經不然也）雷公曰於此有人四支解墮喘欬血泄而愚診之以爲傷肺切脈浮大而緊愚不敢治粗工下砭石病愈多出血血止身輕此何物也帝曰子所能治知亦衆多與此病失矣（以爲傷肺而不敢治是乃狂見法所失也）譬以鴻飛亦沖於天（鴻飛沖天偶然而得豈其羽翮之所能哉粗工下砭石亦猶是矣）夫聖人之治病循法守度援物比類化之冥冥循上及下何必

守經經謂經脈非經法也今夫脈浮大虛者是脾氣之外絕去胃外歸陽明也足太陰絡支別者入絡腸胃是以脾氣外絕不至胃外歸陽明也夫二火不勝三水是以脈亂而無常也二火謂二陽藏三水謂三陰藏二陽藏者心肺也以在鬲上故三陰藏者肝脾腎也以在鬲下故然三陰之氣上勝二陽陽不勝陰故脈亂而無常也四支解墮此脾精之不行也土主四支故四支解墮脾精不化故使之然喘欬者是水氣并陽明也腎氣逆入於胃故水氣并於陽明血泄者脈急血無所行也泄謂泄出也然脈氣數急血溢於中血不入經故爲血泄以脈奔急而血溢故曰血無所行也若夫以爲傷肺者由失以狂也不引比類是知不明也言所識不明不能比類以爲傷肺猶失狂言耳夫傷肺者脾氣不守胃氣不清經氣不爲使眞藏壞決經脈傍絕五藏漏泄不衄則嘔此二者不相類也肺氣傷則脾外救故云脾氣不守肺藏損則氣不行不行則胃滿故云胃氣不清肺者主行榮衛陰陽故肺傷則經脈不能爲

之行使也真藏謂肺藏也若肺藏損壊皮膜決破經脉傍絶而不流行五藏之氣上溢而漏泄者不衄血則嘔血也何者肺主鼻胃應口也然口鼻者氣之門戸也今肺藏已損胃氣不清不上衄則血下流於胃中故不衄出則嘔出也然傷肺傷脾衄血泄血摽出且異本歸亦殊故此二者不相類也譬如天之無形地之無理白與黑相去遠矣言傷肺傷脾形證懸別譬天地之相遠如黑白之異象也是失吾過矣以子知之故不告子是猶此也言雷公子之此見病跡者是吾不告子比類之道故自謂過也明引比類從容是以名曰診輕新校正云按太素輕作經是謂至道也明引形證比量類例今從容之旨則輕微之者亦不失矣所以然者何哉以道之至妙而能尔也從容上古經篇名也何以明之陰陽類論雷公曰目悉盡意受傳經脉頌得從容之道以合從容明古文有從容矣

疏五過論篇第七十七新校正云按全元起本在第八卷名論過失

黃帝曰嗚呼遠哉閔閔乎若視深淵若迎浮雲視深淵尚可測迎浮雲莫知其際嗚呼遠哉歎至道之不極也閔閔乎言妙用之不窮也深淵清澄見之必

定故可測浮雲漂寓際不守常故莫知新校正云詳此文與六微旨論文重聖人之術爲萬民式論裁志意必有法則循經守數按循醫事爲萬民副故事有五過四德汝知之乎愼五過則敬順四時之德氣矣然德者道之用生之主故不可不敬順之也上古天真論曰所以能年皆度百歲而動作不衰者以其德全不危故也靈樞經曰天之在我者德也由此則天降德氣人賴而生主氣抱神上通於天生氣通天論曰夫自古通天者生之本此之謂也　新校正云按爲萬民副楊上善云副助也雷公避席再拜曰臣年幼小蒙愚以惑不聞五過與四德比類形名虛引其經心無所對經未師受心匪生知功業微薄故卑辭也帝曰凡未診病者必問嘗貴後賤雖不中邪病從内生名曰脫營神屈故也貴之尊榮賤之屈辱心懷眷慕志結憂惶故雖不中邪而病從内生血脉虛減故曰脫營嘗富後貧名曰失精五氣留連病有所并富而從欲貧奪豐財内結憂煎外悲過物然則心從想慕神隨往計榮衛之道閉以遲留氣血不行積并爲病醫工診之不在

藏府不變軀形診之而疑不知病名言病之初也病由想戀所爲故未居藏府事因情念所起故不變軀形醫不悉之故診而疑也身體日減氣虛無精言病之次也氣血相逼形肉消爍故身體日減陰陽應象大論曰氣歸精精食氣今氣虛不化精無所滋故也病深無氣洒洒然時驚言病之深也病氣深穀氣盡陽氣內薄故惡寒而驚洒洒寒貌病深者以其外耗於衛內奪於榮血爲憂煎氣隨悲減故外耗於衛內奪於榮病深者何以此耗奪故爾也新校正云按太素病深者以其作病深以甚也良工所失不知病情此亦治之一過也失謂失問其所始也

凡欲診病者必問飲食居處飲食居處其有不同故問之也異法方宜論曰東方之域天地之所先生魚鹽之地海濵傍水其民食魚而嗜鹹皆安其處美其食西方者金玉之域沙石之處天地之所收引其民陵居而多風水土剛強其民不衣而褐薦其民華食而脂肥北方者天地所閉藏之域其地高陵居風寒冰列其民樂野處而乳食南方者天地所長養陽之所盛處其地下水土弱霧露之所聚其民嗜酸而食胕中央者其地平以濕天地所以生萬物也衆其民食雜而不勞由此則診病之道當先問焉故聖人雜合以法各得其所宜此之謂矣暴樂暴苦始樂後苦新校正云按太素作始苦皆傷

精氣精氣竭絶形體毁沮喜則氣緩悲則氣消然悲哀動中者竭絶而失生故精氣竭絶形體殘毁心神沮喪矣暴怒傷陰暴喜傷陽怒則氣逆故傷陰喜則氣緩故傷陽厥氣上行滿脉去形厥氣逆也逆氣上行滿於經絡則神氣憚散去離形骸矣愚醫治之不知補寫不知病情精華日脱邪氣乃并此治之二過也不知喜怒哀樂之殊情槩爲補寫而同貫則五藏精華之氣日脱邪氣薄蝕而乃并於正眞之氣矣善爲脉者必以比類奇恒從容知之爲工而不知道此診之不足貴此治之三過也奇恒謂氣候奇異於恒常之候也從容謂分別藏氣虛實脉見高下幾相似也示從容論曰脾虛浮似肺腎小浮似脾肝急沈散似腎此皆工之所時亂然從容分別而得之矣診有三常必問貴賤封君敗傷及欲侯王貴則形樂志樂賤則形苦志苦苦樂殊貫故先問也封君敗傷降君之位封公卿也及欲侯王謂情慕尊貴而妄爲不已也　新校正云按太素欲作公故貴脱勢雖不中邪精神内傷身必敗亡憂惶煎迫怫結所爲始富後貧雖不

傷邪皮焦筋屈痿躄爲攣（以五藏氣留連病有所并而爲是也）醫不能嚴不能動神外爲柔弱亂至失常病不能移則醫事不行此治之四過也（嚴謂戒所以禁非也所以令從命也外爲柔弱言委隨而順從也然戒不足以禁非動不足以從令委隨任物乱失天常病且不移何醫之有）凡診者必知終始有知餘緒切脉問名當合男女（終始謂氣色也脉要精微論曰知外者終而始之明知五氣色象終而復始也餘緒謂病發端之餘緒也切謂以指按脉也問名謂問病證之名也男子陽氣多而左脉大爲順女子陰氣多而右脉大爲順故宜以候常先合之也）離絶菀結憂恐喜怒五藏空虛血氣離守工不能知何術之語（離謂離間親愛絶謂絶念所懷菀謂菀積思慮結謂結固餘怨夫間親愛者魂遊絶所懷者意喪積所慮者神勞結餘怨者志苦憂愁者閉塞而不行恐懼者蕩憚而失守盛忿者迷惑而不治喜樂者憚散而不藏由是八者故五藏空虛血氣離守工不思曉又何言哉 新校正云按蕩憚而失守甲乙經作不收）嘗富大傷斬筋絶脉身體復行令澤不息（斬筋絶脉言非分之過損也身體雖以復舊而行且令津液不爲滋息也何者精氣耗減也澤

者液也故傷敗結留薄歸陽膿積寒炅陽謂諸陽脉及六府也炅謂熱也言非分傷敗筋脉之氣血氣内結留而不去薄於陽脉則化爲膿久積腹中則外爲寒熱也粗工治之亟刺陰陽身體解散四支轉筋死日有期不知寒熱爲膿積所生以爲常熱之疾槩施其法數刺陰陽經脉氣奪病甚故身體解散而不用四支廢運而轉筋如是故知死日有期豈謂命不謂醫耶醫不能明不問所發唯言死日亦爲粗工此治之五過也言粗工不必謂解不備學者縱備盡三世經法診不備三常療不慎五過不求餘緒不問特身亦足爲粗略之醫爾凡此五者皆受術不通人事不明也言是五者但名受術之徒未足以通悟精微之理人間之事尚猶懵然故曰聖人之治病也必知天地陰陽四時經紀五藏六府雌雄表裏刺灸砭石毒藥所主從容人事以明經道貴賤貧富各異品理問年少長勇怯之理審於分部知病本始八正九候診必副

矣聖人之備識也加此工宜勉之治病之道氣內爲寶循求其理求之不得過在表裏工之治病必在於形氣之內求有過者是爲聖人之寶也求之不得則以藏府之氣陰陽表裏而察之 新校正云按全元起本及太素作氣內爲實楊上善云天地間氣爲外氣人身中氣爲內氣外氣裁成萬物是爲外實內氣榮衛裁生故爲內實治病能求內氣之理是治病之要也守數據治無失俞理能行此術終身不殆守數謂血氣多少及刺深淺之數也據治謂據穴俞所治之旨而用之也但守數據治而用之則不失穴俞之理矣殆者危也不知俞理五藏菀熟癰發六府菀積也熟熱也五藏積熱六府受之陽熱相薄熱之所過則爲癰矣診病不審是謂失常謂失常經術正用之道也謹守此治與經相明謂前氣內循求俞會之理也上經下經揆度陰陽奇恒五中決以明堂審於終始可以橫行所謂上經者言氣之通天也下經者言病之變化也言此二經揆度陰陽之氣奇恒五中皆決於明堂之部分也揆度者度病之深淺也奇恒者言奇病也五中者謂五藏之氣色也夫明堂者所以視萬物別白黑審長短故曰決以明堂也審於終始者謂審察五色囚王終而復始也夫道循如是應用不窮目牛無全萬舉萬當由

斯高遠故可以橫行於世間矣

徵四失論篇第七十八

新校正云按全元起本在第八卷名方論得失明著

黃帝在明堂雷公侍坐黃帝曰夫子所通書受事衆多矣試言得失之意所以得之所以失之雷公對曰循經受業皆言十全其時有過失者請聞其事解也言循學經師受傳事業皆謂十全於人庶及乎施用正術宜行至道或得失之於世中故請聞其解說也帝曰子年少智未及邪將言以雜合耶言謂年少智未及而不得十全耶爲復且以言而雜合衆人之用耶帝疑先知而反問也夫經脉十二絡脉三百六十五此皆人之所明知工之所循用也謂循學而用也所以不十全者精神不專志意不理外內相失故時疑殆外謂色內謂脉也然精神不專於循用志意不從於條理所謂粗略揆度失常故色脉相失而

時自疑殆也診不知陰陽逆從之理此治之一失矣脉要精微論曰冬至四十五日陽氣微上陰氣微下夏至四十五日陰氣微上陽氣微下陰陽有時與脉爲期又曰微妙在脉不可不察察之有紀從陰陽始由此故診不知陰陽逆從之理爲一失矣受師不卒妄作雜術謬言爲道更名自功新校正云按太素功作巧妄用砭石後遺身咎此治之二失也不終師術惟妄是爲易古變常自功循已遺身之咎不亦宜乎故爲失二也老子曰无遺身殃是謂襲常盖嫌其妄也不適貧富貴賤之居坐之薄厚形之寒溫不適飲食之宜不別人之勇怯不知比類足以自亂不足以自明此治之三失也貧賤者勞富貴者佚佚則邪不能傷易傷以勞勞則易傷以邪其於勞也則富者處貴者之半其於邪也則貧者居賤者之半例率如此然世祿之家或此殘矣夫勇者難感怯者易傷二者不同盖以其神氣有壯弱也觀其貧賤富貴之義則坐之薄厚形之寒溫飲食之宜理可知矣不知比類用必乖衰則適足以汨亂心緒豈其謂明之可妄乎故爲失三也診病不問其始憂患飲食之失節起居之過度或

傷於毒不先言此卒持寸口何病能中妄言作名爲粗所窮此治之四失也憂謂憂懼也患謂患難也飲食失節言甚飽也起居過度言潰耗也或傷於毒謂病不可拘於藏府相乘之法而爲療也卒持寸口謂不先持寸口之脉和平與不和平也然工巧備識四術猶疑故診不能中病之形名言不能合經而妄作粗略醫者尚能窮妄謬之違背況深明者見而不謂非乎故爲失四也是以世人之語者馳千里之外不明尺寸之論診無人事言工之得失毀譽在世人之言語皆可至千里之外然其不明尺寸之診論當以何事知見於人耶治數之道從容之葆治王也葆平也言診數當王之氣皆以氣高下而爲比類之原本也故下文曰坐持寸口診不中五脉百病所起始以自怨遺師其咎自不能深學道術而致診差違始上申怨謗之詞遺過咎於師氏者未之有也是故治不能循理棄術於市妄治時愈愚心自得不能修學至理乃衒賣於市廛人不信之謂乎虛謬故云棄術於市也然愚者百慮而一得何自功之有耶　新校正云按全元起本自作巧太素作自功嗚呼窈窈冥冥熟知其道今詳熟當作孰

道之大者擬於天地配於四海汝不知道之諭受以明爲晦嗚呼歎也窈窈冥冥言玄遠也至道玄遠誰得知之孰誰也擬於天地言高下之不可量也配於四海言深廣之不可測也然不能曉諭於道則授明道而成暗昧也晦暗也

重廣補注黃帝內經素問卷第二十三

著至教論 恤音戌 示從容論 砭方驗切 疏五過論 沮七余反 憚音但 佚音逸 葆音保 徵四失論 徇

重廣補注黄帝内經素問卷第二十四

啓玄子次注林億孫奇高保衡等奉敕校正孫兆重改誤

陰陽類論　方盛衰論

解精微論

陰陽類論篇第七十九 新校正云按全元起本在第八卷

孟春始至黄帝燕坐臨觀八極正八風之氣而問雷公曰陰陽之類經脉之道五中所主何藏最貴 孟春始至謂立春之日也燕安也觀八極謂視八方遠際之色正八風謂候八方所至之風朝會於太一者也五中謂五藏　新校正云詳八風朝太一具天元玉冊中又按楊上善云夫天爲陽地爲陰人爲和陰無其陽衰殺無已陽無其陰生長不止生長不止則傷於陰陰傷則陰災起衰殺不已則傷於陽陽傷則陽禍生矣故須聖人在天地間和陰陽氣令萬物生也和氣之道謂先脩身爲德則陰陽氣和陰陽氣和則八節風調八節風調則八虚風止於是疵癘不起嘉祥集此

亦不知所以然而然也故黄帝問身之經脉貴賤依之調攝修德於身以正八風之氣 雷公對曰春甲乙青中主肝治七十二日是脉之主時臣以其藏最貴 東方甲乙春氣主之自然青色内通肝也金匱眞言論曰東方青色入通於肝故曰青中主肝也然五行之氣各王七十二日五積而乘之則終一歳之數三百六十日故云治七十二日也夫四時之氣以春爲始五藏之應肝藏合之公故以其藏爲最貴藏或爲道非也 帝曰却念上下經陰陽從容子所言貴最其下也 從容謂安緩比類也帝念脉經上下篇陰陽比類形氣不以肝藏爲貴故謂公之所貴最其下也 雷公致齋七日旦復侍坐 悟非故齋以洗心願益故坐而復請 帝曰三陽爲經二陽爲維一陽爲游部 經謂經綸所以濟成務維謂維持所以繫天眞游謂游行部謂身形部分也故主氣者濟成務化穀者繫天眞主色者散布精微游行諸部也 新校正云按楊上善云三陽足太陽脉也從目内眥上頭分爲四道下項并正別脉上下六道以行於背與身爲經二陽足陽明脉也從鼻而起下咽分爲四道并正別脉六道上下行腹綱維於身一陽足少陽脉也起目外眥絡頭分爲四道下缺盆并正別脉六道上下生經營百節流氣三部故曰游部 此知五藏終始 觀其經綸維繫游部之義則五

藏之終始可謂知矣三陽爲表二陰爲裏三陽太陽二陰少陰也少陰與太陽爲表裏故曰三陽爲表二陰爲裏一陰至絶作朔晦却具合以正其理一陰厥陰也厥猶盡也靈樞經曰亥爲左足之厥陰戌爲右足之厥陰兩陰俱盡故曰厥陰夫陰盡爲晦陰生爲朔厥陰者以陰盡爲義也徵其氣王則朔適言其氣盡則晦既見其朔又當其晦故曰一陰至絶作朔晦也然徵彼俱盡之陰合此發生之木以正應五行之理而無替循環故云却具合以正其理也　新校正云按注言陰盡爲晦陰生爲朔疑是陽生爲朔雷公曰受業未能明言未明氣候之應見帝曰所謂三陽者太陽爲經陽氣盛大故曰太陽三陽脉至手太陰弦浮而不沈決以度察以心合之陰陽之論太陰爲寸口也寸口者手太陰也脉氣之所行故脉皆至於寸口也太陽之脉洪大以長今弦浮不沈則當約以四時高下之度而斷決之察以五藏異同之候而參合之以應陰陽之論知其臧否耳所謂二陽者陽明也靈樞經曰辰爲左足之陽明巳爲右足之陽明兩陽合明故曰二陽者陽明也至手太陰弦而沈急不鼓炅至以病皆死鼓謂鼓動炅熱也陽明之脉浮大而短今弦而沈急不鼓者是陰氣勝陽木來乘土也然陰氣勝陽木來乘土而反熱病至者

是陽氣之衰敗也猶燈之焰欲滅反明故皆死也一陽者少陽也陽氣未大故曰少陽至手太陰上連人迎弦急懸不絕此少陽之病也人迎謂結喉兩傍同身寸之一寸五分脉動應手者也弦爲少陽之脉今急懸不絕是經氣不足故曰少陽之病也懸者謂如懸物之動搖也專陰則死專獨也言其獨有陰氣而無陽氣則死三陰者六經之所主也三陰者太陰也言所以諸脉皆至手太陰者何耶以是六經之主故也六經謂三陰三陽之經脉也所以至手太陰者何以肺朝百脉之氣皆交會於氣口也故下文曰交於太陰此正發明肺朝百脉之義也經脉別論曰肺朝百脉伏鼓不浮上空志心脉伏鼓擊而不上浮者是心氣不足故上控引於心而爲病也志心謂小心也刺禁論曰七節之傍中有小心此之謂也　新校正云按楊上善云肺脉浮濇此爲平也今見伏鼓是腎脉也足少陰脉貫脊屬腎上入肺中從肺出絡心肺氣下入腎志上入心神也王氏謂志心爲小心義未通二陰至肺其氣歸膀胱外連脾胃二陰謂足少陰腎之脉少陰之脉別行者入跟中以上至股內後廉貫脊屬腎絡膀胱其直行者從腎上貫肝鬲入肺中故上至於肺其氣歸於膀胱外連於脾胃一陰獨至經絕氣浮不鼓鉤而滑若一陰獨至肺經氣內絕則氣浮不鼓於手若經不內絕則鉤而滑　新校正云按楊上善云一陰

厥陰也此六脉者乍陰乍陽交屬相并繆通五藏合於陰陽或陰見陽脉陽見陰脉故云乍陰乍陽也所以然者以氣交會故爾當審比類以知陰陽也先至爲主後至爲客脉氣乍陰見陽乍陽見陰何以別之當以先至爲主後至爲客也至謂至寸口也雷公曰臣悉盡意受傳經脉須得從容之道以合從容不知陰陽不知雌雄頌今爲誦也公言臣所頌誦今從容之妙道以合上古從容而比類形名猶不知陰陽尊卑之次不知雌雄殊目之義請言其旨以明著至教陰陽雌雄相輸應也帝曰三陽爲父父所以督濟群小言高尊也二陽爲衛衛所以却禦諸邪言扶生也一陽爲紀紀所以綱紀形氣言其平也三陰爲母母所以育養諸子言滋生也二陰爲雌雌者陰之目也一陰爲獨使一陰之藏外合三焦三焦主謁導諸氣名爲使者故云獨使也二陽一陰陽明主病不勝一陰耎而動九竅皆沈一陰厥陰肝木氣也二陽陽明胃土氣也木土相薄故陽明主病也木伐其土土不勝木故云不勝一陰脉耎而動者耎爲胃氣動謂木形土木相持則胃氣不轉故九竅沈滯而不通利也三陽一陰

太陽脉勝一陰不能止内亂五藏外爲驚駭三陽足太陽之氣故曰太陽勝也木生火今盛陽燔木木復受之陽氣洪盛内爲狂熱故内亂五藏也肝主驚駭故外形驚駭之狀也二陰二陽病在肺少陰脉沉勝肺傷脾外傷四支二陰謂手少陰心之脉也二陽亦胃脉也心胃合病邪上下并故内傷脾外勝肺也所以然者胃爲脾府心火勝金故爾脾主四支故脾傷則外傷於四支矣少陰脉謂手掌後同身寸之五分當小指神門之脉也新校正云詳此二陽乃手陽明大腸肺之府也少陰心火勝金之府故云病在肺王氏以二陽爲胃義未甚通況又以見胃病腎之説此乃是心病肺也又全元起本及甲乙經太素等並云二陰一陽二陰二陽皆交至病在腎罵詈妄行巔疾爲狂二陰爲腎水之藏也二陽爲胃土之府也土氣刑水故交至而病在腎也以水腎不勝故胃盛而巔爲狂二陰一陽病出於腎陰氣客遊於心脘下空竅堤閉塞不通四支別離一陽謂手少陽三焦心主火之府也水上干火故火病出於腎陰氣客遊於心也何者腎之脉從腎上貫肝鬲入肺中其支別者從肺中出絡心注胷中故如是也然空竅陰客上游胃不能制胃不能制是土氣衰故脘下空竅皆不通也言堤者謂如堤堰不容泄漏胃脉循足心脉絡

手故四支如別離而不用也新校正云按王氏云胃脈循足按此二陰一陽病出於腎胃當作腎一陰一陽代絶此陰氣至心上下無常出入不知喉咽乾燥病在土脾一陰厥陰脈一陽少陽脈並木之氣也代絶者動而中止也以其代絶故爲病也木氣生火故病生而陰氣至心也夫肝膽之氣上至頭首下至腰足中主腹脇故病發上下無常處也若受納不知其味竅寫不知其度而喉咽乾燥者喉嚨之後屬咽爲膽之使故病則咽喉乾燥雖病在脾土之中蓋由肝膽之所爲爾二陽三陰至陰皆在陰不過陽陽氣不能止陰陰陽並絶浮爲血瘕沈爲膿胕二陽陽明三陰手太陰至陰脾也故曰至陰皆在也然陰氣不能過越於陽陽氣不能制心令陰陽相薄故脈並絶斷而不相連續也脈浮爲陽氣薄陰故爲血瘕脈沈爲陰氣薄陽故爲膿聚而胕爛也陰陽皆壯下至陰陽若陰陽皆壯而相薄不已者漸下至於陰陽之内爲大病矣陰陽者男子爲陽道女子爲陰器者以其能盛受故而也上合昭昭下合冥冥昭昭謂陽明之上冥冥謂至陰之内幽暗之所也診決死生之期遂合歲首謂下短期之旨雷公曰請問短期黄帝不應欲其復問而實之也

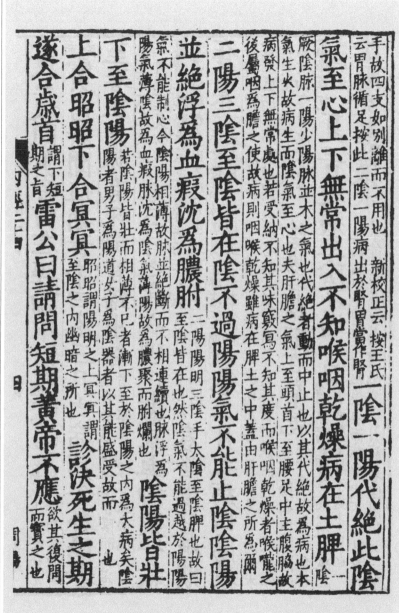

雷公復問黃帝曰在經論中上古經之中也新校正云據全元起本自雷公已下別爲一篇名四時病類

雷公曰請聞短期黃帝曰冬三月之病病合於陽者至春正月脉有死徵皆歸出春病合於陽謂前陰合陽而爲病者也雖正月脉有死徵陽已發生至王一不死故出春三月而至夏初也

冬三月之病在理已盡草與柳葉皆殺裏謂二陰腎之氣也然腎病而正月脉有死徵者以枯草盡青柳葉生出而皆死也理裏也已以也古用同

春陰陽皆絕期在孟春立春之後而脉陰陽皆懸絕者期死不出正月新校正云太素無春字

春三月之病曰陽殺陽病不謂傷寒溫熱之病謂非時病熱脉洪盛數也然春三月中陽氣尚少未當全盛而反病熱脉應夏氣者經云脉不再見夏脉當洪數無陽外應故必死於夏至也以死於夏至陽氣殺物之時故云陽殺也

陰陽皆絕期在草乾若不陽病但陰陽之脉皆懸絕者死在於霜降草乾之時也

夏三月之病至陰不過十日謂熱病也脾熱病則五藏危土成數十故不過十日也

陰陽交期在㵩水評熱病論曰溫病而汗出輒復熱而脉躁疾不爲汗衰狂言不能食者病名曰陰陽交六月病暑陰陽復交二氣

相持故乃死於立秋之候也　新校正云按全元起本云溓水者七月也建申水生於申陰陽逆也楊上善云溓廉檢反水靜也七月水生時也

秋三月之病三陽俱起不治自已秋陽氣衰陰氣漸出陽不勝陰故自已也陰陽交合者立不能坐坐不能起以氣不由其正用故爾三陽獨至期在石水有陽無陰故云獨至也著至教論曰三陽獨至者是三陽并至由此則但有陽而無陰也石水者謂冬月水氷如石之時故云石水也火墓於戌冬陽氣微故石水而死也　新校正云詳石水之解本全元起之說王氏取之二陰獨至期在盛水亦所謂并至而無陽也盛水謂雨雪皆解為水之時則止謂正月中氣也　新校正云按全元起本二陰作三陰

方盛衰論篇第八十

新校正云按全元起本在第八卷

雷公請問氣之多少何者為逆何者為從黃帝荅曰陽從左陰從右陽氣之多少皆從左陰氣之多少皆從右從者為順反者為逆陰陽應象大論曰左右者陰陽之道路也老從上少從下老者穀衰故從上為順少者欲甚故從下為順是以春夏歸陽為生歸秋

冬爲死歸秋冬謂反歸陰也歸陰則順殺伐之氣故也反之則歸秋冬爲生反之謂秋冬秋冬則歸陰爲生
也是以氣多少逆皆爲厥陽氣之多少反從右陰氣之多少反從左是爲不順故曰氣少多逆也如是從
左從右之不順者皆爲厥厥謂氣逆故曰皆爲厥也問曰有餘者厥耶言少之不順者爲逆有餘者則成厥逆之病乎答
曰一上不下寒厥到膝少者秋冬死老者秋冬生一經之氣厥逆
上而陽氣不下者何以別之寒厥到膝是也四支者諸陽之本當温而反寒上故曰寒厥也秋冬謂歸陰歸陰則從右發生其病也少者以陽氣用事故秋冬
死老者以陰氣用事故秋冬生 新校正云按楊上善云虛者厥也陽氣一上於頭不下於足足脛虛故寒厥至膝氣上不下頭痛
巔疾巔謂身之上巔疾則頭首之疾也求陽不得求陰不審五部隔無徵若
居曠野若伏空室緜緜乎屬不滿日謂之陽乃脉似陰盛謂之陰又脉似陽盛故曰
求陽不得求陰不審也五部謂五藏之部隔謂隔遠无徵无徵猶无可信驗也然求陽不得其熱求陰不審是寒五藏部分又隔遠而无可信驗故曰求陽不
得求陰不審五部隔无徵也夫如是者乃從氣久逆所作非由陰陽寒熱之氣所爲也若居曠野言心神散越若伏空室謂志意沉潛散越以氣逆而痛甚未

（止沉潛以痛定而復恐再來也緜緜乎謂動息微也身雖緜緜乎且存然其心所屬望將不得終其盡日也故曰緜緜乎屬不滿日也　新校正云按太素云若伏空室爲陰陽之有此五字疑此脫漏）是以少氣之厥令人妄夢其極至迷（氣之少有厥逆則令人妄爲夢寐其厥之盛極則令人夢至迷亂）三陽絕三陰微是爲少氣（三陽之脉懸絕三陰之診細微是爲少氣之候也　新校正云按太素云至陽絕陰是爲少氣）是以肺氣虛則使人夢見白物見人斬血藉藉（白物是象金之色也斬者金之用也藉藉夢死狀也）得其時則夢見兵戰（得時謂秋三月也金爲兵革故夢見兵戰也）腎氣虛則使人夢見舟船溺人（舟船溺人皆水之用腎象水故夢形之）得其時則夢伏水中若有畏恐（冬三月也）肝氣虛則夢見菌香生草（菌香草生草木之類也肝合草木故夢見之　新校正云按全元起本云菌香是桂）得其時則夢伏樹下不敢起（春三月也）心氣虛則夢救火陽物（心合火故夢之陽物亦火之類）得其時則夢燔灼（夏三月也）脾氣虛則夢飲

食不足脾納水穀故夢飲食不足得其時則夢築垣蓋屋得其時謂辰戌丑未之月各王十八日築垣蓋屋皆土之用也此皆五藏氣虛陽氣有餘陰氣不足府者陽氣藏者陰氣合之五診調之陰陽以在經脉靈樞經備有調陰陽合五診故引之曰以在經脉也經脉則靈樞之篇目也診有十度度人脉度藏度肉度筋度俞度度各有其二故二五爲十度也陰陽氣盡人病自具診備蓋陰陽虛盛之理則人病自具知之脉動無常散脉動無常數者是陰散而陽頗調理也若脉診脫略而不具備者無以常行之診也察候之則當度量民及君卿三者調養之殊異爾何者憂樂苦分不同其秩故也陰頗陽脉脫不具診無常行診必上下度民君卿受師不卒使術不明不察逆從是爲妄行持雌失雄棄陰附陽不知并合診故不明皆謂學不該備傳之後世反論自章章露也以不明而授與人反古之迹自然章露也至陰虛天氣絕至陽盛地氣不

是至陰虛天氣絕而不降至陽盛地氣微而不升是所謂不交通也至謂至盛也陰陽並交至人之所行交謂交通也唯至人乃能調理使行也陰陽並交者陽氣先至陰氣後至陰陽之氣並行而交通於一處者則當陽氣先至陰氣後至何者陽速而陰遲也靈樞經曰所謂交通者並行一數也由此則二氣亦交會於一處也是以聖人持診之道先後陰陽而持之奇恒之勢乃六十首診合微之事追陰陽之變章五中之情其中之論取虛實之要定五度之事知此乃足以診奇恒勢六十首今世不傳是以切陰不得陽診消亡得陽不得陰守學不湛知左不知右知右不知左知上不知下知先不知後故治不久知醜知善知病知不病知高知下知坐知起知行知止用之有紀診道乃具萬世不殆聖人持診之明誡也起所有

餘知所不足寶命全形論曰内外相得無以形先言起已身之有餘則當知病人之不足也度事上下脉事因格度事上下之宜脉事因而至於微妙矣格至也是以形弱氣虚死中外俱不足也形氣有餘脉氣不足死藏衰故脉不足也脉氣有餘形氣不足生藏盛故脉氣有餘是以診有大方坐起有常坐起有常則息力調適故診之方法必先用之出入有行以轉神明言所以貴坐起有常者何以出入行運皆神明隨轉也必清必淨上觀下觀司八正邪別五中部按脉動靜上觀謂氣色下觀謂形氣也八正謂八節之正候五中謂五藏之部分然後按寸尺之動静而定死生矣循尺滑濇寒温之意視其大小合之病能逆從以得復知病名診可十全不失人情故診之或視息視意故不失條理數息之長短候脉之至數故胗之法或視喘息也知息合脉病處必知聖人察候條理斯皆合也道甚明察故能長久不知此道失經絕

理之言妄期此謂失道（謂失精微至妙之道也）

解精微論篇第八十一（新校正云按全元起本在第八卷名方論解）

黃帝在明堂雷公請曰臣授業傳之行教以經論從容形法陰陽刺灸湯藥所滋行治有賢不肖未必能十全（言所自授用可十全然傳所教習未能必爾也賢謂心明智遠不肖謂擁造不法）若先言悲哀喜怒燥濕寒暑陰陽婦女請問其所以然者卑賤富貴人之形體所從群下通使臨事以適道術謹聞命矣（皆以先聞聖旨猶未究其意端）請問有毚愚仆漏之問不在經者欲聞其狀（言不智狡見頻問多也漏脫漏也謂經有所未解者也毚狡也愚不智見也仆猶頓也猶不漸也　新校正云按全元起本仆作朴）帝曰大矣（人之所大要也）公請問哭泣而淚不出者若出而少涕其

故何也（言何藏之所爲而致是乎）帝曰在經有也（靈樞經有悲哀涕泣之義）復問不知水所從生涕所從出也（復問謂重問也欲知水涕所生之由也）帝曰若問此者無益於治也工之所知道之所生也（言涕水者皆道氣之所生問之何也）夫心者五藏之專精也（專任也言五藏精氣任心之所使以爲神明之府是故能焉）目者其竅也（神內守明外鑒故目其竅也）華色者其榮也（華色其神明之外飾）是以人有德也則氣和於目有亡憂知於色（德者道之用人之生也老子曰道生之德畜之氣者生之主神之舍也天布德地化氣故人因之以生也氣和則神安神安則外鑒明矣氣不和則神不守神不守則外榮滅矣故曰人有德也氣和於目有亡也憂知於色也　新校正云按太素德作得）是以悲哀則泣下泣下水所由生水宗者積水也（新校正云按甲乙經水宗作衆精）積水者至陰也至陰者腎之精也宗精之水所以不出者是精持之也輔之裹之故水不行

也夫水之精爲志火之精爲神水火相感神志俱悲是以目之水生也（目爲上液之道故水火相感神志俱悲水液上行方生於目）故諺言曰心悲名曰志悲志與心精共湊於目也（水火相感故曰心悲名曰志悲神志俱升故志與心神共奔湊於目）是以俱悲則神氣傳於心精上不傳於志而志獨悲故泣出也泣涕者腦也腦者陰也（五藏別論以腦爲地氣所生皆藏於陰而象於地故言腦者陰陽上鑠也鑠則消也　新校正云按全元起本及甲乙經太素陰作陽）髓者骨之充也（充滿也言髓塡於骨充而滿也）故腦滲爲涕（鼻竅通腦故腦滲爲涕流於鼻中矣）志者骨之主也是以水流而涕從之者其行類也（類謂同類）夫涕之與泣者譬如人之兄弟急則俱死生則俱生（同源故生死俱　新校正云按太素生則俱生作出則俱亡）其志以早悲是以涕泣俱出而横行也（行恐當爲流）夫

人涕泣俱出而相從者所屬之類也所屬謂於腦也何者上文云涕泣者腦也雷公曰大矣請問人哭泣而淚不出者若出而少涕不從之何也怪其所屬同而行出異也帝曰夫泣不出者哭不悲也不泣者神不慈也神不慈則志不悲陰陽相持泣安能獨來泣不出者謂淚也不泣者泣謂哭也水之精爲志火之精爲神水爲陰火爲陽故曰陰陽相持安能獨來也夫志悲者惋惋則沖陰沖陰則志去目志去則神不守精精神去目涕泣出也惋謂內爍也沖猶升也神志相感泣由是生故內爍則陽氣升於陰也陰腦也去目謂陰陽不守目也志去於目故神亦浮游夫志去目則光無內照神失守則精不外明故曰精神去目涕泣出也且子獨不誦不念夫經言乎厥則目無所見夫人厥則陽氣并於上陰氣并於下并謂各并於本位也陽并於上則火獨光也陰并於下則

足寒足寒則脹也夫一水不勝五火故目眥盲眥視也一水目也五火謂五藏之厥陽也新校正云按甲乙經無盲字是以衝風泣下而不止夫風之中目也陽氣內守於精是火氣燔目故見風則泣下也風迫陽伏不發故內燔也有以比之夫火疾風生乃能雨此之類也故陽并則火獨光盛於上不明於下是故目者陽之所生系於藏故陰陽和則精明也陽厥則光不上陰厥則足冷而脹也言一水不可勝五火者是手足之陽爲五火下一陰者肝之氣也衝風泣下而不止者言風之中於目也是陽氣內守於精故陽氣盛而火氣燔於目風與熱交故泣下是故火疾而風生乃能雨以陽火之熱而風生於泣以此譬之類也　新校正云按甲乙經無火字太素云天之疾風乃能雨無生字

重廣補注黃帝內經素問卷第二十四

釋音

陰陽類論　溓（音廉）　方盛衰論　菌（祛倫切）　解精微論　毚（士銜切）

湊（麄勾切）

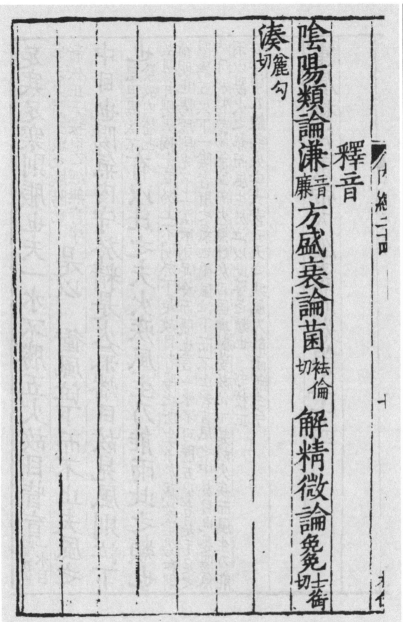